애착장애로서의 중독

애착장애로서의 중독

Addiction as an Attachment Disorder

필립 플로레스 지음 | 김갑중·박춘삼 옮김

애착장애로서의 중독

Addiction as an Attachment Disorder

1판 1쇄 2010년 5월 15일
7쇄 2025년 7월 14일

지은이 | 필립 플로레스
옮긴이 | 김갑중 외

펴낸이 | 김영남
편집 | 공윤조
펴낸곳 | (주)눈출판그룹

출판등록 | 2015년 7월 31일 제399-2015-000017호
주소 | 경기도 남양주시 수동면 외방로 135번길 24
전화 | 1661-4310
팩스 | 031-511-4749
이메일 | nungroup@daum.net
홈페이지 | www.nungroup.co.kr

값 35,000원
ISBN 978-89-94347-01-1 (93180)

파본이나 잘못된 책은 바꿔드립니다.

이 도서의 국립중앙도서관 출판시도서목록 CIP은 e-CIP 홈페이지 www.nl.go.kr/ecip에서 이용하실 수 있습니다.
CIP 제어번호 : 2010001584

목차

추천사

중독은 자기조절 장애이다.

중독 물질에 의존하는 사람들은 자신의 감정, 자존감, 인간관계 등을 조절할 수 없다. 이렇게 되는 원인을 필립 플로레스는 계몽적이고 기념비적인 이 책에서 모두 밝히고 있다. 그는 물질사용장애SUD에 취약한 사람들이 특히 물질에 취약한 이유를 대인관계interpersonal relations의 측면에서 설명한다. 애착장애 이론으로 중독을 설명하고자 하는 그의 주장에는 기존의 약물치료chemical solutions 효과와 인간 상호 작용의 관점을 대체할 만큼 강력한 학문적 임상적 통찰을 제공한다는 점에서 중요한 시사점이 있다.

플로레스 박사가 말한 바로는, 인간 피조물은 중독에 관한 초기 정신역동이론도 설명하듯이 본능과 쾌락이라는 욕구에 지배되기보다는 애착attachment과 위안comfort이라는 욕구에 지배된다. 물질중독에 취약한 사람들을 설명하면서 플로레스는 반복적으로 애착이론을 언급하지만 그의 주장은 그리 간단하지 않다. 그는 중독장애에 관한 논쟁을 다룰 때 단선적/양자택일적인 의견에 쉽게 편승하지 않고, 여러 유용한 패러다임을 고려하면서 통합적으로 사고하고 저술하려고 끊임없이 시도한다. 그는 단약 대 손상 줄이기에 관한 논쟁, 절제관리에 관한 논쟁, 물질사용 장애와 정신 병리학에 관한 인과론적 논쟁 등을 신중히 검토·비교하고 비평하기를 주저하지 않을 뿐만 아니라 우리의 이해 영역을 확장하여 중독장애에 관한 복잡한 이론을 올바르게 인지할 수 있게 해준다.

플로레스의 관점은 생물사회심리학적 전통 내의 다차원적인 입장에 있지만,

그의 주된 관점은 정신역동이론을 토대로 한다. 그는 새롭고 명료한 언어들을 사용하여 이러한 관점을 전개한다. 그는 환원주의적 사고를 피하면서 고전적인 욕동/갈등 이론에서 말하는 분리-개별화의 발달 목표보다는 평생에 걸친 상호의존적 관계가 얼마나 필수적이고 표준적인가를 우리에게 설명한다. 플로레스는 애착 동기에 관한 생물학적 기초를 계속 올바르게 인식시키면서, 심리학적으로 건강한 애착 관계를 형성·유지하는 것이 왜 인간의 안전, 평안, 복지를 보장하는지를 지속적으로 설득한다. "이러한 나의 주장은 단순히 좋은 의견에 그치는 것이 아니라 일종의 법칙과 같습니다"라고 그 자신도 말할 정도이다. 플로레스에 따르면 애착이론은 무의식적 환상과 내적 욕동에 더 강조점을 두는 전통 정신분석이론에서 파생된 것이다. 보울비의 엄마-유아 유대의 관찰에서도 알 수 있듯이, 애착이란 평생 대인관계의 실제 세계에서 일어나는 가장 '일차적인 동기primary motivation' 이다. 그는 심지어 애착의 기능을 연구하는 것은 사랑에 대한 과학적 이론을 제창하는 것과 같은 것이라고 주장했다.

임상가이자 학자로서 플로레스 박사가 가진 재능은 중독이론과 정신역동이론에 대해 철저히 탐구하고 그 이론들을 다양하게 인용한 그의 방대한 자료에서도 잘 나타난다.

환자의 대인관계적 욕구에 대한 공감적 경청과 반응의 중요성을 강조한 것은 임상가로서 그의 능력이 발휘된 것이며, 중독에 취약한 환자의 본성을 알기 위해 선배 학자들과 동시대 학자들의 이론을 모두 살펴보고 이를 엄격하게 인용하여 올바르게 인식시키려는 노력은 학자로서 그의 자질이 발휘된 것으로 보인다.

이러한 임상적 공감과 엄격한 학문성의 조화는 마음/뇌 관계에 대한 논쟁과 관련해서 빈번히 제기되는 데카르트적 대립에 돌파구를 제시한다. 플로레스는 애착의 생물학과 심리적 돌봄이나 대인관계의 유대감에서 오는 영향이 어떻게 불가분의 관계에 있는지를 분명히 보여주었다. 그는 또한 인생 초기의 외상trauma이나 개인 간의 불화가 우리의 뇌 속에 어떻게 각인되는지, 그리고 중독자에게서 나타나는 강박 행동과 비행이 성인기에 어떻게 반영되는지를 명백하게 보여준다.

플로레스는 계속해서 그리고 타당성 있게 마음과 뇌, 대뇌피질과 변연계, 정신 내부와 실제 세계의 불가분성을 상기시킨다. 여기에 필요한 지도와 메뉴가 제시되어 있다. 그것도 매우 세련된 지도로 말이다. 신경생리학과 사회에 관한 장에서, 플로레스는 유아기와 그 이후로 진행되는 대인관계와 사교적 도전들의 여정으로 우리를 안내한다. 이러한 도전들은 우리 마음속에서 작용하고 변연계에서 처리되어 다른 경로를 통해 나온다. 그는 어떻게 이런 경로 가운데서 일어나는 붕괴나 장애가 모든 포유동물에게 심각한 영향을 주게 되는지를 지속적으로 설명한다. 우리 인간에게는 이런 장애들이 특히 중독 행동을 가져오는, 심리적 구조나 자기조절의 결함인 자기애적 결함의 일차적 원인이 된다는 것이다. 플로레스의 글쓰기에는 관습적인 지혜를 넘어서서 어떻게 우리의 정서적 뇌가 언어나 인지가 개입되지 않고도 종종 인간의 환경과 빈번히 공명하는지를 온전히 알 수 있게 하는 명철함이 있다.

플로레스가 지적하는 중요한 요점은 마음만큼이나 뇌에도 자리 잡고 있는 정서적인 대인적 유대 관계가 자기는 물론 타인을 돌보고 위로하는 부분과 연결되는 가장 중요한 지점이라는 것이다. 이것들이 없을 때 인간은 행동장애와 중독장애를 갖게 된다는 것이다. 그는 마음과 육체를 구분하는 이분법을 서로 연결하고 통합하는 인본주의적 가치를 옹호한다. 그는 뉴런 연구에서도 두각을 나타내는데, 그에 따르면 신생아의 초기 경험에 따라서 뉴런이 충분히 자극되어 적절한 성장('피어나기')이 일어나기도 하고, 뉴런의 발육('가지치기') 정지로 인해 나이에 걸맞지 않은 성장이 일어나기도 한다. 이것은 실제로 경험이 뇌, 특히 정서적 두뇌에 얼마나 영향을 미치는가를 알게 한다는 점에서 매우 의미 있는 주장이다.

플로레스 박사는 애착 유형과 그들에게 영향을 주는 사회적 조류와 부모의 영향력에 대한 자신의 연구 결과를 바탕으로 우리에게 효과적 치료를 위한 지침을 제시한다. 부모의 영향이 안전 애착 혹은 불안전 애착에 영향을 줄 수 있듯이 치료사 또한 주위 사람들과 연결되어 있는 환자나 내담자를 교정할 수도, 그들의 불안전한 행동을 영속화할 수도 있다. 플로레스는 개인 및 집단 치료에서 치료적 관계가 어떻게 대인관계의 장애들을 밝히고 수정하는 빛의 지팡이 역할을 할 수 있는지를 임상가들에게 생생하게 일깨워준다.

플로레스는 알코올 중독자와 약물 중독자가 물질에 강한 애착이 있음을 올바르게 지적하면서, 그렇기 때문에 이들이 최우선으로 단약을 할 수 있도록 강력한 제지력을 요구한다. AA 모임은 자기 파괴적인 행동의 수정을 촉진하고 자기반성을 격려하는 다른 협심자들과 더불어 경험을 나누며 공동체 의식을 갖도록 돕는다. 임상가와의 깊은 관계 형성은 가장 중요하다고 볼 수 있는 치료적 동맹을 촉진시켜, 알코올 중독자가 AA에 가입하고 다른 치료 활동에도 지속적으로 참여할 수 있게 한다. 결과적으로 이것은 치료 작업이나 개인 및 집단 정신치료에 필요한 인격 변화의 기반이 된다.

그것이 원인이든 결과든 간에, 알코올 환자나 약물 의존자와 작업하는 임상가들 가운데 중독자의 마음에 엄청난 고통이 있다는 점에 대해서 반대하는 사람은 거의 없다. 그러나 여기에서 가장 비참한 것은 고통 그 자체가 아니라, 홀로 고통을 겪는다는 점이다. 이 책에서 플로레스 박사는 또한, 중독자의 애착장애에 초점을 맞추는 일이 어떻게 환자의 고통에 다가서고 그의 고립이나 외로움을 덜어주는 중요한 방법이 되는지를 탁월하게 보여준다. 그는 자조 방법과 개인 및 집단 치료의 방법을 통합하여, 이러한 치료들이 어떻게 환자의 고통을 완화하고, 고통을 영속화하는 성격이나 인격 구조에 변화들을 가져올 수 있는가를 알려준다.

중독자들은 대인관계로 연결되어 있지 않고 고립되어 있으며 역의존적counterdependent이기 때문에 절대적으로 AA 모임과 개인 및 집단 정신치료가 필요하다. 플로레스는 애착 지향의 치료AOT 사례들을 발전시키면서 애착 지향의 치료법은 하나의 정신 치료 방법임과 동시에 태도에 관한 문제임을 설득력 있게 강조한다. 그는 지난 세기 동안 얼마나 많이 정신 치료가 변화되어왔는지(플로레스 또한 이 변화에 공헌하고 있다), 그리고 이러한 변화가 우리에게 가져다준 유익이 얼마나 큰지에 대해서 설명한다. 이러한 변화들을 통해 우리 치료진들은 기법이나 기술적 가치의 문제에 얽혀 있던 무거운 짐을 덜게 되었을 뿐만 아니라, 치료사가 어떻게 행동하고 적절한 정서적 분위기를 창조할 것인가에 대해서도 명료한 답을 얻을 수 있었기 때문이다. '효과적인 치료 관계를 위해 무엇을 발전시켜야 하는가' 라는 말처럼 정확하고 간명한 표현이 있을까? 애착 지향의 치료AOT에서 환자의 욕구에 대한 공감적 경청과 정서적 동조는 치료적인 이해, 변화, 성숙을 위해서 일차적으로 이루어져야 한다. 애착장애로서의 중독이라는 플로레스의 패러다임이 갖는 장점은 치료를 효과적이고 지혜롭게 안내한다는 점이다. 치료가 적절히 실행·적용되었을 때 그 치료는 이론과 조응하고 더 나아가 그 이론을 강화한다. 이 책은 플로레스의 비범한 작업이다. 왜냐하면 절제되고 명확한 언어로 효과적인 정신 치료의 적용, 특히 중독에 대한 효과적인 정신 치료에 크게 공헌했기 때문이다. 그는 임상 경험을 통해 얻은 지식을 바탕으로 이론과 실천 사이에 발생할 수 있는 간격들을 해소하고 있다. 임상가는 AA 모임과 개인 및 집단 정신치료의 중요한 요소들도 가르쳐야 한다. 그의 가르침은 임상경험이 많지 않은 학생들이나 임상의들 모두에게 아주 유용하다. 다른 사람의 재난이나 고통에 어떻게 다가가고 그들에게 어떻게 위로와 관심을 전달하느냐는 항상 치료사들의 관심사이기 때문이다. 그의 애착장애로서의 중독이론은 특히 중독장애로 고통받는 사람들에게는 애착의 문제가 중요하다는 것을 밝혀준다.

에드워드 칸치안, M.D. | 하버드 의대 정신의학 교수

1
애착장애로서의 중독

"우리는 관계를 맺는 것이 아니라 인질을 잡고 있다."

– 어느 AA 멤버

파티에 가는 것이 두려운가? 이럴 때는 술을 조금 마시면 된다. 이성에게 말을 거는 일이 어려운가? 히로뽕이나 코카인이 당신의 목청을 부드럽게 해줄 것이고 당신을 유쾌하고 매력적인 사람으로 만들어줄 것이다. 직장 상사와 주요 인사들을 모시는 저녁 만찬을 주최해야 하는 상황인가? 리브리움이나 바륨 같은 약물이 필요한 때이다. 밖에 나가 새로운 사람들을 만나야 한다는 생각만으로도 힘이 드는가? 이럴 땐 그냥 나가지 말고 술이나 마약에 몸을 맡기면 된다. 모든 불확실한 인간관계 때문에 힘들어하지 마라. 마리화나만 있으면 당신의 인생은 훨씬 쉬워질 수 있다.

이런 패턴을 알겠는가?

현대 사회에는 대인관계에서 생기는 두려움과 어려움을 처리하기 위해 정신활성화 물질에 의존하는 사람들이 늘고 있다. 그러나 다행히도 대부분의 사람이 이런 물질들을 비참한 결과나 장기적 해악을 불러오지 않는 방식으로 사용할 수 있다. 그러나 어떤 사람들은 유전적이고 생물학적인 기질과 연관된 정신내적 결함 때문에 무기력한 의존상태가 형성되는 데 더 취약해지고 치명적인 물질 중독자가 되어버린다. 대부분의 사람은 약물을 덜 파괴적으로 사용하는 방식을 배우거나 치명적인 결과가 생기기 전에 멈추지만, 일부 다른 사람들은 그렇지 못하다.

그러나 중독의 원인을 단순히 일차원적인 현상으로만 설명할 수는 없다. 지속적인 물질중독은 인간의 뇌 기능을 손상시켜 더 이상 투여량을 조절할 수 없게 만들어버린다는 연구 결과가 많이 있다. 어떤 이들에게는 이와 같은 조절 능력의 상실이 빠르게 진행된다. 어떤 사람들에게는 투여량 조절 능력의 침식이 더 은밀하고 단계적으로 일어난다. 인간 상호 관계에서 발생할 수 있는 어려움을 쉽게 처리하려고 시작한 물질 사용은, 안 그래도 취약한 애착 능력을 더욱 손상시킨다. 장기간의 물질 남용은 그것 자체의 독성 때문에 신경생리 기능을 손상시키고 현재의 정신 구조를 침식해 들어간다Parsons and Farr 1981. 결과적으로 남용자들은 약물 남용 경력 초기에 갖고 있었던 대인관계 기술마저도 잃게 된다. 대인관계를 관리하는 일이 점점 더 어려워지고 물질에 대한 의존도도 더욱 커져 결국 이러한 요인들이 황폐화와 중독 반응을 더욱 가속화시킨다.

> 3개월 전에 마이크라는 환자가 자살 사고와 우울을 호소하며 한 치료사를 찾아왔다. 치료사는 항우울제와 정신요법을 처방했다. 이후 몇 주가 흐르면서 마이크의 치료사는 마이크가 고립된 생활을 해왔음을 곧 알 수 있었다. 그는 직장 동료와 함께하지 않고 개인적으로 몇 안 되는 사람들과 교제하고 있었는데, 최근 몇 달이 지나고는 그들과도 점점 더 소원해지는 자신을 발견하게 되었다. 언제 우울이 가장 심하냐고 물었을 때 마이크는 이렇게 고백했다. "주말은 죽음이지요. 전 금요일에 집에 돌아오면 월요일 아침 일하러 갈 때까지 아파트에서 꼼짝도 안 해요." 그는 누구와도 쉽게 친구가 될 수 없었다. 그는 2년 전에 새 도시로 발령받은 후 자신이 왜 '다시 거절을 무릅쓰고' 누군가를 사귈 수 없었는지

이야기했다. 이사 오기 5년 전에 이혼한 그는 누구와도 새로운 약속을 할 수 없었고 데이트하는 일도 점점 어려워지는 것을 발견하게 되었다.

"멀리서 전 부인과 살고 있는 아이들이 보고 싶어요. 그녀가 재혼한 뒤로 아이들과의 관계가 소원해졌어요. 아이들은 이제 내게 전화도 안 해요." 치료사가 주말을 어떻게 보내느냐고 물었을 때, 마이크는 "비디오 몇 편 빌리고 맥주 한 박스를 사죠"라고 했다. 치료 중에 조사한 결과, 마이크는 대인관계에서 점점 더 후퇴했고 외로움과 거절감을 달래려고 점점 알코올에 의존하고 있음이 드러났다. 알코올에 중독된 그의 뇌는, 외로움을 달래는 자신의 방법들이 우울을 부추기고 더 큰 문제를 만든다는 것을 모르고 있었다. 그의 사회성은 아직 잠재력을 충분히 발휘하지 못한 상태에서, 늘어나는 알코올 사용과 더불어 점점 더 후퇴했고 자신감과 능력들을 파괴하고 있었다. 처음에 단주나 절주를 제안했을 때 그는 공포와 저항을 나타냈다. "뭐라고요 ? 그럼 술도 안 마시고 아파트에서 덩그러니 앉아 있으란 말입니까 ? 술이 제겐 유일한 위안인데요. 이런 감정들을 잊게 해줄 어떤 것이 없었다면 전 분명히 자살했을 거예요."

마이크의 사례가 보여주듯이, 모든 중독자가 대인관계 능력이 저하된 상태에서 물질 남용을 시작하는 것은 아니다. 사용량이 점점 늘면서 역기능적인 생활방식이 습득되고, 이러는 동안 그들이 본래 가지고 있던 사교성이 점점 손상된다. 손상된 애착 능력이 장기화된 물질 남용의 결과냐 혹은 원인이냐의 논쟁은 회복과 관련해서는 타당성이 없다. 왜냐하면 치료적 접근 방법은 어느 경우에나 같기 때문이다. 애착이론에 의하면, 개인은 혼자서 자신의 정서상태를 전적으로 조절할 수 없다Lewis et al. 2000. 결국 물질 남용 환자는 자신의 역기능적 애착 유형(예: 불안-회피형, 불안-양가형, 불안-혼란형)을 줄이고 건강한 대인적 정동 조절(안전 애착과 상호성) 능력을 발전시키기 전까지는, 하나의 강박적인 중독 형태를 다른 형태로 대체하는 취약한 상태로 계속 남아있게 된다(예: 알코올, 약물, 섹스, 도박, 일 중독 등).

애착이론과 자기심리학

애착이론Bowlby 1979a과 자기심리학Kohut 1978에 익숙한 중독 치료 전문가들은 중독과 건강한 대인 애착 사이에는 역의 관계가 있음을 안다. 알코올 중독 혹은 약물 중독 환자들이 건강한 대인관계의 요구들을 잘 처리하는 일은 불가능하지는 않지만 매우 드물다. 이것은 숙련된 중독 전문가들이 물질 남용 환자들과 작업하면서 발견한 사실이며 AA도 이런 사실을 항상 직관적으로 알고 있다. 1940년대 초반에 AA가 설립된 이후 회원들은 서로에게 “우리는 관계를 하는 것이 아니라 서로 인질을 잡고 있다”고 고백해왔다.

중독자들을 치료해보면 그들의 관계가 부적응적이고 불만족스러우며, 조종하는 것이거나 필요 이상의 대가를 치르는 것임을 알 수 있다. 회복 중인 중독자와 알코올 중독자는 그들이 맺고 있는 관계가 전형적으로 부적응적이고, 불만족스러우며, 조종하는 것이거나 실제 이상으로 골칫거리였음을 인정하게 된다. 변덕스러움, 질투, 불신, 실망, 그리고 수많은 다른 어려움이 친밀한 애착 관계들을 대부분 지배한다. 새로운 관계를 발전시키거나 낯선 사람과 대화를 이끌어내는 일은 그들의 능력 밖에 있다. 많은 사례에서, 남용 초기의 화학물질 사용은 대인관계 유형에서 껄끄러움과 부적절함을 완화시켜 일시적으로 위안을 제공하는 보상적 기능을 한다.

치료사들이 과연 중독자들을 학습시켜 그들이 물질사용을 관리 또는 조절하게 할 수 있는가에 대해서는 이견이 존재한다. 이 문제는 2장에서 다룰 것이다. 지금으로서는 중독 치료분야에서 주류를 형성하고 있는 단약 중심의 치료법들을 애착이론이 보완한다는 것 정도만 말해두겠다. 더구나 애착이론은 단약이 회복의 일차적 목표가 되어야 한다는 AA의 입장과 상당히 일치한다. 이러한 사람들과 지속적으로 작업하는 임상가들은 중독자들과 효율적인 치료 동맹을 형성하기가 얼마나 어려운지를 안다. 물질에 의존하는 개인들은 치료에 애착을 형성하기 전에 중독 대상으로부터 먼저 탈 애착해야 한다. 알코올과 약물이 불러오는 강력한 감정적 격류 때문에 중독자들은 삶에서 좀 더 미묘한 정서적 요소들을 너무 강화하거나 억제하게 된다. 결국 취약한 개인들의 물질에 대한 애착은 대인관계에 장애물이 되기도 하고 그것의 대체물이 되기도 한다.

교차 중독

하나의 중독을 다른 중독으로 대치하는 패턴은 중독 치료 현장에서 오랫동안 인지되어왔는데, 일반적으로 이것을 교차 중독이라고 부른다. AA 역사 초기에 12단계 프로그램을 진행하던 이 집단은 신입회원들이 단주에 성공하지만 결국 다른 것에 중독된다는 것을 분명히 알게 되었다. 술 마시는 것을 중단한 알코올 중독자들이 각성제나 다른 약물에 의존할 수도 있고 그 반대의 경우도 생길 수 있다. 관리되지 않을 경우 많은 중독자는 섭식장애, 게임 중독, 섹스 중독, 니코틴 중독과 같은 다른 중독 행동에 교차 중독된다. 중독자들은 자신들의 중독에 더는 출구가 없게 될 때 점점 불안해한다. 중독 전문가들은 이렇게 마지막 출구가 닫히는 것이 매우 중요하다는 것을 알았다. 왜냐하면 이 마지막 문이 닫힐 때 중독자는 본능적으로 이전에 본 적이 없는, 진정한 변형 경험으로 인도하는 고통스러운 문을 통과하게 된다. AA에서는 이러한 변형 경험을 회복이라고 부른다.

AA 모임에서 많은 알코올 중독자들은 대인관계를 힘들게 하는 자신의 성격적 결함을 없애고 자신의 삶을 되돌리기 위해 술을 끊는다. 그러나 이러한 성공과는 대조적으로 술을 끊지 못하고 다른 강박이나 중독 행동들로 과거의 파괴적 패턴을 이어가는 사람들도 있다. 끊임없이 재발하고 종종 하나의 강박적 문제(코카인, 마리화나 등)를 다른 강박으로 대치한다. 많은 사람이 폭식증 환자가 되거나 비만 환자가 되거나 신경성 식욕부진증 환자가 된다.

그들의 음식 섭취는 그들이 약물이나 알코올을 사용하는 것처럼 강박적이거나 조절할 수 없는 것이 된다. 그들은 공허, 권태, 불안과 싸우고 끊임없이 압도해오는 우울과 싸우기 위해 화학물질을 사용하는 것처럼 강박적으로 도박이나 섹스를 사용한다. 그들은 AA와 회복이 약속하는 건강한 절제나 평온함에 이르지 못한다. 그들은 AA가 마른 주정dry drunk이라고 부르는 상태에 빠지며, 알코올 사용을 멈춰도 그들의 강박적 성향은 감소하지 않는다. AA의 「빅북Big Book」[역주 1)] 조차도 어떤 사람들은 너무 망가져서 프로그램에 참가할 수 없으며 AA가 모든 알코올 중독자에게 효과가 있는 것은 아닐지도 모른다고 인정한다. "정말 불운한 사람들이 있다. 그들에겐 잘못이 없다. 그냥 그들은 그렇게 태어난 것 같다. 그들은 엄격한 정직성을 요구하는 삶의 태도를 수용하고 발전시킬 능력이 선천적으로 없다. 이들에게 열려 있는 기회는 평균에도 훨씬 못 미친다. 또한 이들은 정신적 정서적 장애로 매우 고통받는 사람들이다" p.58.

이들 '심각한 정서 및 정신 장애인들' 은 흔히 더없이 강박적인데, 그 이유는 중독 장애와 다른 강박장애들이 공존하는 경향이 있기 때문이다Oxford 1985. 강박적 섹스 중독, 성도착, 중독적인 관계, 절도광, 강박적 소비, 횡령, 도박, 그리고 자해를 포함하는 파괴적 행동과 같은 다양한 역기능 간에는 높은 상관관계가 있다. 예를 들면 니코틴 중독과 알코올 중독 사이, 섹스 중독과 코카인 중독 사이, 그리고 강박적 소비, 섭식장애, 강박적 도박 사이에 높은 상호 관계가 있음을 많은 연구가 증명하고 있다. 섹스 중독에서 벗어난 75명을 조사한 결과 39%가 약물 중독에서, 32%는 섭식장애에서, 13%는 강박적 소비에서, 그리고 5%는 도박중독에서 각각 벗어났음을 알 수 있었다 Schneider and Schneider 1991. 최근 행위 중독에 관한 연구들은 강박적 행동과 강박적 인터넷 사용 간의 관계 패턴을 꾸준하게 보여준다Morahan-Martin and Schumacher 2000. 초기 면접자들은 면접이 진행되는 동안 물질 의존 때문에 치료받으러 온 사람들이 또 다른 강박장애들로 고통당하고 있다는 사실을 흔히 발견하게 된다. 초기 회복기에 주로 나타나는 현상은, 환자가 중독을 다른 중독으로 전환하거나 병행 중독을 더 강화시키려는 경향을 보이는 점이다. 애착이론Flores 2001과 정동 조절이론Khantzian 2001은, 왜 자기 안에 있는 근원적 결함들이 회복되기 전까지는 물질 중독자들이 하나의 강박 행동을 또 다른 강박 행동으로 대치하기 쉬운가를 이론적으로 설득력 있게 설명한다.

역주 1) AA와 12단계 치료 프로그램의 탄생 배경에 관한 글을 인용해 본다.
분석심리학의 창시자인 칼 융은 유명한 화학회사의 감독으로 일했던 하자드라는 알코올 중독 환자에게 수년에 걸친 분석치료를 한 이후 다음과 같은 처방을 한다. "당신에게 의학 및 정신과적 치료를 해보았으나 효과가 없었고 영적 변화나 각성만이 당신의 음주 문제에 대한 강박성을 없애줄 수 있을 것이다. 이 말에 충격을 받은 하자드는 미국으로 돌아와서 옥스퍼드 그룹 운동(Oxford Group Movement)에 가담하게 되었고, 뉴욕에 있는 갈보리 감독 교회(Calvary Episcopal Church)의 지도자 사무엘 슈메이커(Samuel M. Shoemaker) 목사의 지도를 받는다.
옥스퍼드 그룹 운동은 1921년에 프랭크 부크만(Frank Buchman)이 시작한 작은 그룹 중심의 기독교 운동인데, 1939년에 도덕 재무장 운동(Moral Rearmament Movement)으로 이름을 바꾸었다. 루터 교단의 부크만 목사는 나중에 감독 교회에서 더 성장하게 되었다. 작은 그룹 중심으로 복음주의 갱신 운동을 일으켰던 이 운동의 목적은 개인적 영적 자각과 동시에, 소그룹 프로그램을 통해서 사람들의 생활에 복음적인 회심과 변화를 일으키는 것이었다. 중국에서 가르치는 일을 하면서 부크만을 만난 슈메이커는 그의 영향을 받아 자신의 전 생활을 변화시키는 개인적 회심을 경험한 뒤에 갈보리 감독 교회를 지도하고 있었다. 그의 교회에서 생활하고 있던 하자드와 몇몇 일행은 알코올 중독자인 에비 대처(Ebby Thacher)에게 옥스퍼드 그룹의 신앙 운동을 전하게 되었고, 대처도 하자드와 함께 슈메이커의 지도를 받아 그룹 모임에 참여하게 되었다. 에비 대처는 빌 윌슨(Bill Wilson)의 친구로서, 1934년 11월에 빌을 만난다. 뉴욕 자택에서 술을 마시던 빌이 에비가 음주를 거절하는 말을 듣고 충격을 받는다. "나는 더 이상 술이 필요 없어. 종교를 가졌거든!"
빌은 점점 옥스퍼드 그룹 운동의 깊은 의미를 깨닫기 시작했다. "그룹의 회원들은 절대적 정직, 절대적 순결, 절대적 이타심과 절대적 사랑 안에서 생활하도록 지도를 받았다. 이 절대적인 신앙을 얻기 위해 필요한 네 가지 요구 사항들(고백과 증언을 포함한)은 함께 공유하는 것(sharing), 하느님께 항복하는 것(surrendering), 이웃에게 배상하는 것과 거룩한 인도하심을 따르는 것이었다." 이러한 옥스퍼드 그룹의 신앙생활은 빌 윌슨의 삶을 점차 바꾸어 나갔다. 그뿐만 아니라 나중에 '죄를 범한 인간 존재'에 대한 옥스퍼드 그룹의 이해는 알코올 중독자의 곤경과 회복의 프로그램에 대한 윌슨의 견해에 분명히 나타난다.
AA는 뉴욕과 아크론의 옥스퍼드 그룹 운동에서 많은 것을 배우게 되는데, 이것은 나중에 AA 12단계 원리들의 뼈대가 된다. 더욱 중요한 것은 옥스퍼드 그룹에서 비전문적이고 비제도적이지만 신앙적인 그룹 운동의 힘을 배우게 된 점이다. 특히 영적 지도자 슈메이커 목사는 옥스퍼드 그룹 이념들을 AA의 생활방식과 알코올 중독자를 돕기 위한 방법론에 접목시킨 주요한 인물이다. 빌은 그에게 많은 도움을 구했고, 나중에 밥 스미스 박사와 함께 옥스퍼드 그룹의 핵심 이념들을 알코올 중독자들의 구체적인 필요에 적용시킨 12단계를 쓰게 된다. 두 사람은 surrender, powerlessness, higher power 등의 개념을 AA에 도입했다.
초기의 AA 회원들은 여러 해 동안 옥스퍼드 그룹 내에 머물다가 1937년에 AA란 이름으로 분리되어 나왔다. 그들이 결별하게 된 가장 큰 이유는 "세속화와 종교적 다원주의가 사회에서 진행됨으로써, AA와 회복운동(recovery movement)이 옥스퍼드 그룹과 심지어 기독교에 너무 밀접하게 동일시되는 것이 점점 유용하지 않게 되었다"는 판단 때문이다. 이런 상황 가운데서도 1938년에 AA의 원리들이 나타나기 시작했다. AA 내의 무신론자와 불가지론자들은 12단계들 안에 '하느님(God)'이라는 이름이 명기되는 것을 싫어하였다. 1939년 4월, 우여곡절 끝에 AA의 핵심원리인 12단계를 담은 『빅 북』이 출판되었다. 12단계의 핵심은 영적 각성(spiritual awakening) 혹은 회심 체험(conversion experience)에 있고, 이것은 옥스퍼드 그룹 운동의 본질이기도 했다. 옥스퍼드 그룹은 이미 성취된 그리스도의 사역에 의존하기보다는 복종을 주도하며 그룹의 도움을 받는 과정에 더 중점을 두었다. 옥스퍼드 그룹은 다섯 가지 C, 즉 신뢰(confidence), 확신(conviction), 고백(confession), 회심(conversion), 계속적인 성화(continuance)를 중시했다.
12단계와 옥스퍼드 그룹은 과정적 접근(processive approach)을 취했다. 12단계와 12전통은 점진적 과정을 통하여 회복의 영성(spirituality of recovery)을 성취하였다. (AA와 12단계 탄생 배경: 우리나라 중독치료 초창기에 많은 공헌을 한 정신과 전문의 김경빈 박사의 글을 '단주조아 카페'에서 인용한 것을 재인용.)

애착장애로서의 중독

그러므로 중독은 애착장애라고 볼 수 있다. 장기간 동안 우리 자신의 정동을 조절하는 일이 생물학적으로 불가능하기 때문에, 정서를 조절해주는 애착 관계를 형성하기가 어려운 사람은 결여된 친밀함을 술이나 약물로 대치하기 쉽다. 타인들과 정서적 친밀함을 유지하기가 어렵다는 이유 때문에 어떤 취약한 개인들은 강박 행동들로 이것들을 대체한다 섹스, 음식, 약물, 알코올, 일, 도박, 컴퓨터 게임 등. 이러한 강박 행동들은 중독자의 내면을 갉아먹는 공허감이나 압도해오는 내적 불편감을 잠시 잊게 해준다. 그러므로 자기 구조 내의 결함이 수정되지 않으면, 하나의 강박 행동이 포기될 때 다른 강박 행동이 이것을 대치하기 쉽다.

애착이론과 자기심리학의 최근의 연구들은, 역기능적 애착 형태가 대인관계에서 만족을 얻는 능력을 방해하고 그러한 장애를 영속화하려는 내적작동모델에 기여하고 있다는 것을 중독 전문가들에게 가르쳐주고 있다. 초기발달 실패와 관련된 경험들은 일부 개인들에게 중독 유형의 행동을 강화하는 취약성을 남기는데, 이러한 중독 행동은 자기를 회복하려는 빗나간 시도이다. 나이에 합당한 발달적 요구의 박탈로 인해 물질 남용자들은 '여기에 있는' 잃어버린 것을 대신할 수 있는 '밖에 있는' 어떤 것을 끊임없이 찾아 나선다.

애착이론이 아기와 양육자 사이의 유대에 관한 연구의 중요성에 과학적 권위를 부여했기 때문에, 중독과 애착의 관계를 연구하는 것은 합법성을 띠게 되었다. 고전적 발달이론도 성인의 정신 병리에 초기 유아기 경험이 미치는 영향을 항상 중요하게 인지해왔지만, 이러한 초기 애착 관계들을 올바르게 조명한 것은 애착이론이 등장하고 나서였다. 친밀하고 장기간 유지되는 관계들은 인간 본성의 일부이며, 만족스럽고 장기적인 관계를 형성하지 못하는 무능함은 초기 애착 관계의 유형과 직접적인 관련이 있다. 비효율적인 애착 유형을 극복하지 못함으로 인해 일부 개인들은 자신의 결함을 채우려는 보상적 행동인 중독 행동들에 취약해진다. 루이A. Louie, 1996는 애착이 무엇보다 생물학적으로 추동되는 욕구인 점을 강조한다. "애착은 기발한 아이디어에 불과한 것이 아니다. 이것은 하나의 법칙이다."

복합 중독의 역학

초보 치료사들은 많은 중독자가, 심지어 기능이 훌륭하고 성공적인 환자들도 종종 복합 중독의 패턴을 보이고, 충동적인 성격의 증상 대체symptom substitution 현상을 보인다는 것을 알게 된다. 이러한 충동적 행동들은 중독자가 대인관계에서 장기적인 만족을 얻지 못하는 것 때문에 생겨난다. 애착이론에서 정동 조절은 외부적 지원 없이는 불가능하며, 우리는 모두 서로에게 정서 조절자라는 입장을 가지고 있기 때문에, 자기 안의 결함이 복구되고 역기능적인 애착 유형이 수정되기 전까지는 중독자들은 하나의 장애에서 다른 장애로 옮아가는 대체 중독에 노출되기 쉽다. 이러한 현상을 둘러싼 역동들을 중독 전문가들은 다음과 같이 분류하고 있다.

전환 | 하나의 강박 행동을 중지하고 다른 강박 행동을 시작한다.
가장 | 하나의 중독은 다른 중독을 은폐하거나 변명한다.
융합 | 하나의 중독이 작동하려면 하나 이상의 다른 중독이 존재해야 한다.
의례화 | 하나의 중독은 다른 중독의 의례의 일부이다.
둔감화 | 하나의 중독에 대한 수치심은 다른 중독에 의해 둔감해진다.
반억제 | 한 가지 중독은 다른 중독에 대한 억제를 느슨하게 한다.
변경 | 한 가지 중독에서 다른 중독으로 옮겨가는 고질적인 패턴.
강화 | 중독 간에 서로 강화하는 경향.

이러한 문제를 잘 보여주는 임상 사례가 하나 있다. 한 젊은 정신과 의사가 2년 내에 두 번이나 여성 환자에 대한 성추행을 이유로 고소를 당했다. 알랜은 법원에서 정신 치료를 받으라는 명령을 받았다. 그는 지금 일하고 있는 클리닉에서 중독 치료가 가능한 정신과 의사를 구하게 되면서 3년 전에 이곳으로 옮겨왔다. 그곳 상근 의사 중에는 의대에서 중독을 제대로 배운 사람이 없었기 때문이었다. 알랜은 5년 전에 입원을 통해 자신의 코카인 중독을 치료하고, 회복 프로그램을 성공적으로 운영하고 꾸준히 단약을 실천하고, 12단계 프로그램에 헌신함으로써 명성을 얻었다. 중독자들을 능숙하게 다루었던 그는 번창했고, 긴 대기자 명단으로 그의 주간 일정은 꽉 차 있었다. 명성이 높아지면서 그에게 상담과 슈퍼비전을 요구하는 사람들도 빠르게 늘어났다.

알랜이 치료를 받기 시작했을 때 그의 치료사였던 심리학자는 그의 외모를 보고 충격을 받았다. 그는 야윈 몸이었지만 강인한 사람이었고 빈틈없는 옷차림을 하고 있었다. 그는 계속 다리를 떨었고, 어디나 가지고 다니는 커다란 커피 잔을 손가락으로 툭툭 치는 등 조용히 앉아 있기가 어려운 사람이었지만, 잘 웃었고 얼굴은 금세 흥분으로 상기되곤 했다. 미소년 같은 외모와 전염성 강한 미소 때문에 알랜은 사람들을 쉽고 빠르게 끌어들이는 사람이었다. 그는 면접하기에도 쉬운 사람이었다. 매우 개방적이고 비 방어적인 태도로 자신의 과거력을 쉽게 드러냈다. 그는 어려서 주의력 결핍장애ADD 진단을 받았고 5세 때 리탈린Ritalin-주의력 결핍장애와 과잉행동장애에 처방되는 약으로, 향정신성 의약품으로 분류됨: 역주 을 복용했다. 그는 이렇게 덧붙였다. "어머니는 항상 신경질적이었고 병원에서 내게 맞는 약을 처방해주기 전까지는 어떻게 날 다루어야 할지 몰라 하셨죠. 저는 고등학교, 대학교, 의과대학 내내 최선을 다했습니다. 저도 아버지처럼 열심히 일하고 바쁘게 살았지요. 10대 때 데이트 한 번 제대로 못 했으니까요." 그는 눈치를 살피더니 이렇게 말했다. "대학시절 저는 뚱뚱하고 매우 소극적인 사람이었어요. 그래도 체중을 줄이고 여자들을 만나기 시작하면서 의대 시절 동안 모든 것을 보상받았다고 생각해요." 알랜은 눈썹을 치켜 올리며 웃었다. 그리고 그루초 막스 역주 2) 같은 표정을 지으면서 "학부시절에는 술이나 약에 손도 대지 않았어요. 그러다가 기말고사 벼락치기를 할 때나 혹독한 레지던트 시절 때 깨어 있기 위해서 스피드를 복용하기 시작했어요."

알랜은 환하게 웃으면서 이렇게 말했다. "다이어트 약을 먹고 체중이 줄었어요. 운동도 시작했는데 대부분 뛰는 거였죠. 정말 대단히 좋아진 거였어요. 2개월도 안 돼 운동에 푹 빠져들었죠. 마라톤을 수없이 완주했어요. 아직도 매일 아침 두 시간씩 뛰고 있고요. 그때쯤 여자들이 날 주목하기 시작했던 것 같아요. 그때까지만 해도 저는 여자들 곁에 있으면 긴장이 됐었어요. 여자들이 무서웠던 것 같아요. 하지만 코카인을 맛본 뒤로는 상황이 완전히 변했지요. 이 두 가지(약물과 여자)는 꼭 함께 붙어 다니는 것 같습니다. 말씀 안 드려도 잘 아시잖습니까." 그러고 나서 그는 커피를 한 모금 벌컥 들이켰다.

그의 행동 때문에 손해배상을 청구한 두 여성 환자에 대해서 물었을 때 알랜은 껄껄 웃으며 머리를 흔들었다. "맞아요, 좀 더 신중했어야 했어요. 밖에도 여자들이 널려 있는데 말입니다. 제게 수작을 걸어온다고 치료실에 나타나는 젊은 애들을 다 건드릴 필요는 없었죠. 앞으로는 더 조심해야겠어요." 결혼한 적이 있느냐는 질문에 알랜은 능글맞게 웃으며 머리를 저었다. "농담하십니까. 저를 보세요. 정착 같은 걸 할 사람 같습니까? 게다가 전 금방 싫증을 느껴요. 주의력 결핍장애인 게 분명해요." 치료사는 지금까지 성관계를 가져본 여자가 몇이나 되냐고 물었다. 알랜은 잠시 숨을 돌리더니 "확실하진 않지만… 그러니까 아마 이, 삼… 아니 사백 명쯤 되는 거 같아요." 알랜의 사례는 특별할 것이 없다. 그의 상황은 중독자들에게 만연해 있는 문제들을 보여줄 따름이다. 아동기에 주의력 결핍장애의 병력은 그의 정동 조절 장애의 첫 신호였고 '약으로 병을 고치면 되는' 식의 사고에 너무 빨리 젖어들었음을 시사했다.

역주 2) Groucho Marx(1890-1977): 미국의 코미디언이자 영화배우.

형제나 친구가 없었기 때문에 그는 몸무게를 가지고 놀리는 친구들의 따돌림에 매우 취약해졌고, 더욱 움츠러들며 고립되었다. 부모(그의 어머니는 너무 불안한 사람이었고, 그의 아버지는 너무 냉담한 사람이었다) 중 누구도 응집된 자기의 건강한 발달에 필수적인 감정적 조절이나 조율을 제공해주지 못했다. 부모의 가용성availability이나 정서 반응의 결여 때문에, 그는 기분전환의 유일한 수단으로서 숙제와 음식에 몰두하는 것 외에는 어떤 선택도 할 수 없는 수줍은 아이로 자라났다. 벌써 어린 나이에 정동 조절을 위한 외부적인 욕구가 지나치게 나타났는데, 이것은 자기 위로의 내적인 원천이 부족하다는 뜻이었다.

정신 구조 내의 취약성과 결함 때문에 그는 대학시절에 암페타민의 유혹에 빠질 수밖에 없었다. 암페타민은 빠르게 그의 일중독 의례의 일부가 되었고, 이 두 중독은 서로 더욱 강화하고 은폐했다. 그가 삶에서 사용했던 다른 모든 대체 전략들처럼, 그의 급속한 체중 감소(암페타민 남용으로 인한)도 달리기에 대한 중독적인 강박과 융합되었다. 게다가 약물은 그의 지나친 부끄럼을 감추어주었고, 그로 하여금 섹스 중독과 코카인 사용을 번갈아서 하게 만들었다. 이 두 가지 중독은 서로에게 반억제적인disinhibiting 효과가 있었다. 외부 사정으로 약물 사용을 줄여야만 할 경우(약물 사용은 그의 성적 충동의 일부, 혹은 의례가 되었다)에는 그의 섹스 중독과 달리기도 훨씬 강렬해지고 충동적이 되었다.

알랜의 상황은 모든 중독자와 알코올 환자가 직면하는 딜레마를 보여주고, 궁극적으로는 치료사가 처해 있는 딜레마를 보여준다. 물질 사용을 부추기는 참을 수 없는 공허감과 불안감에 직면하지 않는 한, 중독자는 하나의 중독 행위에서 다른 중독 행위로 옮겨가는 일을 계속하게 된다. 이런 이유로 알코올 환자나 약물 중독 환자의 회복에는 단약이 결정적인 요소가 된다. 모든 중독 행동이 줄어들지 않는 한, 중독자나 알코올 환자는 건강한 정동 조절의 원천인 건강한 대인 애착을 발전시킬 수 없다.

2
손상된 애착 관계로 인한 물질 남용

내과 의사들은 알코올 중독자들이 발륨 결핍으로
고통당하고 있다는 듯이 그들을 오랫동안 치료해왔다.

– Joe Pursch, M.D.

역사적으로 중독 치료 분야는 두 진영으로 구분되어왔다. 한쪽 진영은 단주를 기본으로 하는 질병치료 모델이고, 다른 쪽 진영은 정신건강 모델이다. 이러한 구분은 1930년대 후반기 이후 계속 존재해왔다. 계속 도움을 구했지만 전통적인 의학적 치료에서는 도움을 받지 못했던, 분투하는 두 알코올 중독자인 빌과 밥이 30년대 후반에 다른 알코올 환자들과 더불어 AA 공동체를 형성했다. 이 사람들은 자신들의 고통의 성질을 이해하지 못하는 의료계 때문에 처절하게 도움을 요구하게 되었고, 이러한 요구들 때문에 그들은 장애와 좌절을 함께 나누고 있었다. 이들의 공통적인 분투는 미국에서 자조 모임 운동을 탄생시켰다. 그러나 7년이 지나고 나서도 정신건강 공동체에 속해 있는 많은 사람은 의료계를 거부한 AA를 아직도 수용하지 못하는 것 같았다.

수년이 지나고서 중독 치료에 관한 정신보건 모델적 접근은 근본적으로 학자들에 의해 이루어졌으며, 단약을 기초로 한 치료적 접근은 임상가의 영역으로 남아 있었다. 임상가 대부분은 단약 지향의 모델을 거의 전적으로 고수하는 치료 프로그램에 참여하고 있었다Miller 1995. 대학에서 지원을 받으며 중독자에게 관심을 기울였던 연구자들은 임시 연구자이거나 무엇보다도 학자적인 사람들이었다. 이들은 대개 알코올 중독자들도 정상적으로 술을 마시는 법을 배울 수 있다는 학습 이론에 영향을 받고 있었다. 학자들이 주장해온 조절 음주와 절제 관리는 중독자와 매일매일 부딪치는 임상가들의 경험과는 정면에서 충돌하는 것이었기에 이들 사이의 견해 차이는 갈수록 뚜렷해졌다.

그러나 다행히도 이러한 견해 차이에는 예외들도 많이 존재했다. 점점 많은 헌신적 전문가들이 이 두 접근법 사이에 협조가 이루어지도록 기꺼이 노력했다 Brown 1985, Flores 1988, Khantzian et al. 1990, Minkoff 1995, Vaillant 1983. 공존하거나 병행적으로 발생하는 장애 연구 분야, 특히 특정인들에게 적용된 임상치료 모델들에서 성취된 최근의 진보는 중독자들에 대한 평가와 치료에 더 통합적인 접근법을 제시했다Jerrell and Ridgely 1999, McHugo et al. 1999. 가장 중요한 것은 두 진영을 분리시킨 고질적인 적대적 태도가 줄어들기 시작했다는 것이며, 정신보건과 물질중독 치료 분야가 역사적인 장벽을 극복했다는 점이다Meissen et al. 1999, National Association of State Mental Health Program Directors 1999, Ridgely et al. 1998. 그리하여 자발적인 태도들과 표본 계획들이 대립하곤 하던 두 접근법이 통합될 수 있도록 기초를 마련했고, 이중 진단된dually diagnosed 환자들에게 더 효율적인 치료법들이 열리게 되었다Group for the Advancement of Psychiatry 1993, National Association of State Mental Health Program Directors and National Association of State Alcohol and Drug Abuse Directors 1999.

중독은 정신질환이 타는 마차인가?

중독은 미국에서 가장 심각한 보건 문제 중의 하나로 인식되어왔다. 예전에는 중독 치료가 AA 모임이나, 외떨어져 있는 중독 치료 전문 병원이나 치료 프로그램을 통해서만 가능했다. 요즘은 주요 대도시 지역에 중독 치료를 전문으로 하는 병원이나 외래 환자를 위한 치료 프로그램이 적어도 한 개쯤은 다 있다. 치료 기법에 대한 수요의 증가는 우리 사회에서 알코올과 물질의 사용이 증가한 데서 직접 기인한다Ray 1983. 중독에 빠지는 가장 결정적인 요인은 특정 약물에 대한 가용성과 접근 빈도이다. 따라서 중독에 대한 사회적 관용이 얼마나 크든지 혹은 유전적 소인이나 개인의 성격이 얼마나 강하든지 간에, 약물에 접근할 준비가 되어 있지 않으면 중독자가 될 수 없다.

30년 전의 중독 치료는 오늘날보다 훨씬 덜 복잡했다. 중독 치료는 대개 40대 후반이나 50대 초반의 백인 알코올 환자와 애주가들을 대상으로 실시되었다. 필요하다면 그들은 먼저 해독 과정을 거친 후 단주 교육을 받았으며 AA 자조 모임에 참여하도록 권유받았다. 오늘날은 특히 30세 미만의 사람들에게서 알코올 문제 하나만을 발견하는 일은 극히 드문데, 이들은 약물을 오용하거나 다양한 약물을 남용하고 있기 때문이다. 요즘은 특히 30세 이하의 알코올 환자로서 여러 약물을 동시에 사용하거나 남용하지 않는 예는 찾아보기 어렵다. 즉, 한 가지 약물 사용을 멈추고 다른 약물에 중독되는 교차 중독Cross-addiction은 대부분의 물질 남용자와 알코올 환자에게 흔히 있는 일이다. 다종마약 남용자라는 진단은 흔히 내려진다.

따라서 물질중독자가 주로 사용하는 약물이 무엇인지를 조사할 필요가 있다. 확실히 우리 문화권에서 약물 사용이 증가하면서 진단이나 치료 상황은 복잡해졌다. 지난 20년 동안 중독 치료는 점점 복잡해졌고 논쟁도 끊이지 않았다. 여러 요인 때문에 진단과 치료가 복잡해졌는데, 가장 근본적인 요인은 미국 내에서 합법적, 비합법적 약물의 사용이 계속 증가했다는 점이다. 인종, 종교, 사회경제적 지위, 인종적 배경과 상관없이 남녀노소에 의해 합성 약물LSD, Ecstasy, Meth-crystal의 사용이 급격히 증가함에 따라 마리화나, 헤로인, 코카인과 같은 불법 약물의 사용도 증가하면서 치료 상황은 더욱 복잡해졌다.

그러나 미국 내에서 일어난 약리학적 혁명이 현대의 약리적인 혜택도 제공했지만 진정제, 암페타민 제제, 진통제 등에 대한 중독이나 남용의 가능성을 어느 때보다 증가시킴으로써 치료적 대안들이 훨씬 혼란스러워졌다. 치료 전략과 방법에서 모순적인 태도와 상충적인 권고들 때문에 중독 치료 전문가들이 길을 잃는 것도 놀라운 일은 아니다. 이러한 어려움을 더욱 가중시키는 것은 도박, 섹스, 일의 중독(이것들은 화학물질의 투여와는 전혀 상관이 없다)으로 알려진 장애들이 증가한다는 점이다.

1970년대에는 AA 12단계 프로그램을 통해 단주에 성공한 보건 전문가들이 알코올 환자들에게 질병 개념으로 알코올 중독을 치료하여 큰 성공을 거두었다. AA의 원리를 표준 의료 행위에 포함함으로써 중독과 중독 치료의 이해에 커다란 변화들이 생겼다. 중독을 하나의 질병으로 간주하고 우선으로 다루어야 할 일차적 장애로 받아들이는 분위기가 일반화되면서, 중독을 치료하는 방식에도 지대한 영향을 주게 되었다. 질병의 관점에서 바라볼 때, 화학물질의 중독은(그것이 알코올이든 약물이든) 이제 더는 심각한 어떤 문제의 증상으로 간주되지 않는다. 오히려 이것은 치료에 진전이 있고 화학물질을 일절 끊는 것이 회복의 일차적인 목표가 될 경우, 우선으로 충족시켜야 할 조건이다. 질병 개념 위주의 중독 치료사들에 의하면, 물질 중독자와 알코올 환자는 단약하지 않는 한 정신 치료에서 어떠한 도움도 받을 수 없다. 이러한 입장은 심리 문제를 다루는 기존의 전통적인 방법들과는 완전히 다른 중독 치료와 치료 철학을 정당화한다. 또한 이러한 입장은 중독이 전적으로 심리적인 현상인가의 문제를 제기한다. 이러한 질병 개념은, 중독은 하나의 질병이며 치료가 성공하려면 완전한 단주가 필수라는 AA의 오랜 주장을 뒷받침한다 표 2-1, p. 55.

AA의 치료 철학이 받아들여지기 전에는, 대개 정신 내적 갈등이나 개인 내적인 역동들을 중독의 원인으로 간주했다. 그러나 질병 개념은 이러한 견해를 완전히 뒤집어놓았다. 우울, 불안, 성격 병리 등이 중독의 원인이 아닌 결과로 간주했던 것이다. 임상적 경험과 개인적 경험을 통해서 중독 전문가들은, 중독자에게 약물을 끊도록 했을 때 대부분의 사례에서 증상이 약화되거나 많이 감소한다는 것을 경험했다.

조지 베일런트1983의 종단 연구는 1970년대의 조절음주 대 질병개념 논쟁에 마지막 쐐기를 박았다. 베일런트와 밀로프스키1982는 "따라서 무엇보다 알코올 중독을 심리적 불안정성의 증상으로 간주하는 병인론적 가설은 회고적 연구에 기초한 착각에 불과하다"p.494고 말했다. 결과적으로 베일런트는 AA 공동체나 중독 치료 분야에 속한 사람들이 모두 알고 있었던 것을 확인해준 셈이었다. 베일런트는 나중에 이렇게 썼다. "예기적 연구들을 통해 정신의학자들은 알코올 중독에 나타나는 대부분의 정신 병리가 알코올 남용의 원인이 아니라 결과라는 놀라운 사실을 알게 된다. 달리 말해서 알코올 중독은 정신병을 실어 나르는 마차가 아니라 그 마차를 끄는 말이다."1983, p.317

단약은 필요한가?

모든 사람이 단약이라는 치료적 접근을 받아들인 것은 아니다. 많은 사람이 질병 개념을 지나친 단순화라고 거부했고 AA의 기본 전제 중 많은 부분을 의문시했다. 많은 중독 전문가들은 처음에 약물에 빠지는 것은 약리학적인 이유가 아니라 심리학적, 사회적 이유 때문이라고 주장한다Peele 1989, Ray 1983. 그들의 인격의 한 요소가 특정한 개인들을 물질 중독에 빠지게 한다는 것이다. 증거에 따르면 우연히 중독에 빠지는 사람들은 거의 없다. 예를 들어 수천 명의 사람이 병원에서 모르핀에 노출되었고 심지어 신체적 의존을 보이기도 했지만 퇴원 후에도 약물 사용을 계속했다는 증거는 없다. 이러한 임상적 상황은 술을 대량으로 마신다고 꼭 알코올 중독자는 아니라는 사실 때문에 더욱 복잡해진다. 물질이 바람직한 효과를 나타낼 때 더욱 남용될 소지가 크지만, 일반적으로는 관용과 신체적 의존을 가져오는 약물들이 중독성이 크다.

지난 10년 동안 좀 더 학구적인 연구자들은 서로 상충하는 증거들을 많이 내놓았다. 이들 학자의 다수는 질병 개념 위주의 치료법들이 가진 신념이나 기본 전제들에 문제를 제기했다. 이들 중에서 학습 이론의 관점에서 중독을 바라보는 많은 학자들Kishline 1994, Marlatt et al. 1993, Sobell and Sobell 1973은 단주의 대안으로 조절 음주와 절제 관리를 주장하면서, 알코올 중독자가 비중독적인 방식으로 술을 마실 수 있음을 보여주는 증거들을 제시했다.

사람들이 약물에 중독되는 이유가 약물에 있지 않고 사용자에게 있다는 점에는 많은 이론가가 수긍하고 있지만Ray 1983, 장기간의 물질 사용이 생리적, 뇌신경학적 변질을 가져와 이것이 다시 중독 과정을 촉진한다는 또 다른 증거들이 있다Heyman 1995. 최근의 신경생물학적 연구들은 특정한 물질들을 장기간 사용하면 뇌 기능에 변질을 가져와 취약한 개인들은 비중독적으로 약물을 사용하는 것이 불가능하게 된다Leshner 2001.

척도에 대한 의문

중독과 약물 남용을 구별하는 일은 항상 쉽지 않다. 물질 남용자와 중독자(즉, 알코올 중독자) 간에는 어떤 차이가 있을까? 차이가 있다면, 대 주량가가 알코올 중독자가 되는 시점은 언제인가? 또 물질 남용자는 언제 중독자가 되는가? AA는 수십 년 동안 이 질문과 싸워왔고, 그들만의 비유적인 언어로 이렇게 질문을 던진다. "오이는 시간이 얼마나 지나면 피클이 되는가?" 약물을 사용하는 과정에서 약물 남용자는 어느 순간 자신이 돌아올 수 없는 막연한 선을 넘게 된다. 피클이 결코 다시 오이가 될 수 없는 것처럼, 약물 남용자의 뇌기능이 영구적으로 변화되듯이 두뇌 회로 내의 적응 기전과 신경생리학도 변화된다. 불분명한 어떤 지점에서 물질과 물질 사용과 관련된 의례ritual들이 두뇌의 동기 중추들을 지배하게 된다. 물질 남용자들은 이제 더는 물질 사용을 의지로 통제하지 못한다. 특히 첫 잔, 또는 첫 알약을 손에 잡았을 때는 더욱 그러하다.

중독자들은 이제 내적인 정동 상태나 외부 신호에 의해 촉발되는, 강하게 유도되고 강화된 조건 반응의 패턴에 지배받게 된다.

조절 음주Sobell and Sobell 1973, 절제 관리Kishline 1994, Marlatt 1998, 그리고 자연 치유Sobell, 1995 등의 주장은 AA가 소중히 여기는 치료적 입장들에 도전장을 내밀었다. 연구 결과나 치료 결과에 관한 연구들의 상충된 주장을 검토해볼 때, 물질 남용자와 중독자를 구별하는 것의 중요성은 아무리 강조해도 지나치지 않다. 감별 진단의 문제를 다루려면 알코올 중독자를 어떻게 정의할 것인가 하는 척도의 문제가 반드시 제기되어야 한다. 이러한 주제에 관한 연구가 더욱 복잡해지는 것은, 알코올 중독자를 정의하는 데 의견이 분분하기 때문이다. DSM-IV도 이러한 난제에 시원한 해답을 주지 않는다. 이 진단 편람은 AA에서 활동하는 알코올 중독자의 다수(대다수는 아니어도)가 알코올 의존이라는 기준에 맞지 않음에도 알코올 중독보다 알코올 의존이라는 표현을 더 선호한다.

민주당원이냐 공화당원이냐 하는 것처럼, 절제관리MM나 AA 편에 선 합리적인 사람들도 누가 중독자이고 누가 남용자인가에 관하여 항상 의견이 일치된 것은 아니다. 조절 음주와 절제 관리MM-Moderation Management에 관한 가장 보수적이고 열렬한 옹호자인 소벨과 소벨Sobell and Sobell 1993도 결국은 당혹스럽고 고통스러운 교훈들을 통해 진정한 알코올 중독자는 절제 관리 모형에서 제외되어야 한다는 점을 인정할 수밖에 없었다.

이러한 논쟁과 관련해서 조절 음주 분야에서 성공이나 실패를 가늠할 수 있는 예후 지표들을 더 철저히 검토할 수 있다면 유익할 것이다. 특히 절제 관리에 성공한 개인들은 젊고 신체적 의존도 덜 심각하게 드러내는 경향이 있고 가족력에도 알코올이나 약물 중독 환자가 포함되어 있지 않은 경향이 있다. 혹자는 이런 사람은 중독자가 아니라 단지 물질 남용자였다고 주장할 것이다. AA의 열렬한 회원들조차 대량의 음주자가 반드시 알코올 중독자인 것은 아니라는 점을 인정하고 그들이 음주를 관리하고 통제하는 법을 배우면 더 큰 힘을 갖게 될 것임을 인정한다.

베일런트는 몇 년 전에 다음과 같이 주장했다. "고혈압처럼 알코올 중독도 하나의 연속적 개념이다. 사람은 알코올 중독을 조금 혹은 더 많이 가지고 있을 수 있다." 그의 입장은 AA의 입장과 매우 흡사하다. AA도 '높은 수위high bottom' 알코올 중독자와 '낮은 수위low bottom' 알코올 중독자를 구별해야 한다고 주장하고 있기 때문이다. AA의 경험에서 볼 때 높은 수위 환자는 낮은 수위 환자가 경험하는 심각한 증상이나 부정적 결과들을 절대 경험하지 않는다. 두 유형 간의 현격한 차이에도 불구하고, 두 유형 모두 유사한 치료들에 반응하므로 진단을 내릴 때는 이 두 유형을 결코 구별해서는 안 된다. 높은 수위 알코올 중독자들(예: 비행기 조종사, 신경외과의사, 수의사, 변호사, 신부 등)은 알코올 중독에도 불구하고 요구가 많은 자신의 직업에서 책임 있게 기능을 유지한다. 회복기에 들어가거나 단주에 성공하기 전에 이들은 음주는 낮은 수위 알코올 중독자들처럼 타락하지 않는다.

베일런트의 연구는 왜 자가 보고나 소비된 알코올 양에 근거해 누군가를 알코올 중독자로 진단하는 것이 신뢰할 수 없고 매우 주관적인지(대량의 음주자들이 꼭 알코올 중독자인 것은 아니듯이)를 어느 정도 지지해준다. 베일런트의 고전적인 연구는 알코올 중독을 평가할 때 정확성을 기하기 위한 가장 좋은 방법은 자주 발생하는 알코올 관련 문제의 빈도, 또는 사회적 일탈(예: 음주운전 입건, 알코올 소비와 관련된 건강 문제, 공공장소에서의 만취, 알코올 소비와 관련된 법적인 문제 등)의 수나 빈도를 언급하는 것임을 확인한다. 베일런트는 개인의 알코올 중독의 심각성과 사회적 일탈 사이에는 높은 상관관계가 있음을, 그리고 이러한 요소들을 평가하고 확인하는 것이 "조절 상실이나 알코올리즘과 같은 한시적 개념들의 평가"p.37보다도 더 신뢰할 만하다는 것을 입증했다. 최근의 신경학적 연구(예: 두뇌 영상)는 중독이 하나의 나쁜 습관 이상의 것임을 시사한다. 미국의 국립약해연구소NIDA와 국립정신건강연구소NIMH 소장들Alan Leshner in 2001, Steve Heyman in 1995도 환자가 일단 (아직 정의되지 않은 미지의) 그 선을 넘어버리면 회복 불가능한 신경생리학적 변화가 생긴다고 주장한다. 이들은 장기간의 물질 사용이 신경 시냅스들과 특정 신경전달물질의 내분비를 변화시킬 수 있고 결국 이것이 뇌 기능의 영구적인 변화를 가져온다고 주장한다. 이러한 변화들은 뇌의 보상중추들(중앙에 있는 전뇌엽[MFB] 주위에 있을 것으로 가정하는)에 영향을 주고 결국 특정한 증상들을 가져오며 중독을 뇌 질환으로 만든다.

조절 음주가 효과가 있다는 주장을 위해 공동 연구를 하는 사람들도 절제 관리의 효율성을 지지하기 위해 오드리 키쉬라인1994의 연구를 참조하는 일은 자제할지 모른다. 중독 치료 분야 전체가 최근에 알게 된 것에 의하면, 키쉬라인은 고속도로를 역방향으로 주행하다가 다른 차와 정면으로 충돌해 38세의 남자와 자신의 12세 된 딸을 죽음에 이르게 했다. 이러한 비극적인 사고가 더욱 주목받게 된 것은 MM의 창립자인 키쉬라인의 사고 당시 혈중 알코올 농도가 법적 기준치보다 세배나 높았다는 사실 때문이다. 대중매체가 인용 보도한 바에 따르면 그녀는 공판에서 "MM은 선보다는 해를 더 많이 끼쳐왔다"고 진술했고, 이제 그녀는 MM 운동을 "자신의 문제를 은폐하는 알코올 중독자"로 묘사하고 있다.

이러한 비극을 더욱 심각하게 만드는 것은 키쉬라인의 사건과 조절 음주에 관한 소벨과 소벨1973의 논란 많은 연구 사이에 있는 유사성이다. 이 연구는 20년 전에 '60분' 이라는 발표문을 내놓았는데, 이 발표문은 '성공적으로 치료된' 사람들 대다수가 죽거나, 재발하거나, AA에 가입했음을 밝히고 있었다. 방법론적 결함이나 연구 결과의 도덕적 함의에 대한 비난Pendrey et al. 1982과 반격Marlatt 1983들이 수년 동안 전문 저널들에 실려 논의되었다. 위험 수위에 놓인 사람들에게 조절 음주를 권할 때 제기되는 윤리적 딜레마는 특별한 관심거리였다. 어떤 이들은 MM이 의학의 가장 신성한 신조인 "무엇보다 절대 해악을 끼치지 말라"에 위배된다고 말한다. 소벨 연구의 공헌과 비난에 관한 논쟁은 아직도 해결되지 않았지만, 지지자와 비판자 모두 소벨의 자료들은 아직 인용된 적이 없으며, 이것들은 변칙적인 것들에 불과하다는 데 모두 동의한다.

조지 베일런트는 조절 음주나 MM에 대한 연구 결과를 볼 때 신중하게 고려할 필요가 있다는 입장을 잘 요약해놓고 있다. 치료의 성공이라는 주장을 평가하려면 단기 횡단 연구가 아닌 종단 연구들이 필요하다. 베일런트는 회복 중인 알코올 환자가 자기 자신의 경험에서 배우듯이 알코올 중독 환자도 몇 주, 몇 달 혹은 몇 년 간이라도 음주를 조절할 수 있다는 것을 안다.

중독자인가 물질 남용자인가: 감별 진단

물질에 얼마나 깊이 의존되어 있는가를 평가하는 것은 어떤 종류의 치료가 필요한지를 결정할 때 매우 중요하다. 기분전환용으로 물질을 사용하는가, 아니면 물질 남용자인가? 그는 의존자인가, 중독자인가, 공존병리 상태co-occurring condition로 고통당하는 자인가? 많은 사람이 알코올과 약물에 대해 오용하거나, 남용 또는 과다 사용하는 실험 기간을 거친다. 이들 모두가 의존자가 되는 것은 아니며, 모든 의존자들이 중독자가 되는 것도 아니다. 어떤 사람들은 자신의 유전적 생물학적 기질과 밀접하게 관련되어 있는 심리내적 또는 발달적 결함으로 인해 물질 남용 장애에 취약해지거나, 물질을 지나치게 사용할 때 생기는 고통스러운 공존병리 상황에 놓일 위험성이 더 크다Flores 2001, Khantzian 2001.

물질 남용과 공존병리 상태의 관계를 올바르게 평가하려면 연속선상에서 한 개인의 물질 사용 유형을 심사할 필요가 있다. 플로레스1997는 물질 남용은 다음과 같이 예견 가능하고 확인 가능한 4개의 일반 범주로 분류할 수 있다고 주장했다.

(1) 약물이나 알코올 사용을 시험 삼아 해본 사람들은 그것의 사용을 조절하고 절제하는 법을 일찍 배운다. 이들은 장기간의 물질사용 경험이 있다 하더라도 결코 중독되어 있지 않았다.
(2) 인생 후반기에 가서 사용을 절제하거나 조절할 수 없다는 것을 안 사람들은 홀로 단약하거나 전문가나 12단계 프로그램의 도움을 받아 단약했다. 이런 부류의 사람들은 AA에서 '높은 수위high-bottom' 라 불린다.
(3) 생의 아주 후반기에 자신이 단약/단주할 수 없다는 것을 안 사람들은 단약이 불가능하거나, 단약을 시도한다 해도 맑은 정신과 단정한 상태를 유지하지 못하고 계속 재발에 시달린다. 그들은 거듭 실패하거나 마지막으로 단약하기 전에 간경변이나 어떤 개입(수술)을 경험하는 등 외부적인 결과들을 드러낸다. AA에서는 이런 부류를 '낮은 수위' 라 부른다.
(4) AA 프로그램의 12단계에 신중하게 임함에도 불구하고 깨끗한 상태를 유지할 수 없거나 어떠한 지속적인 절제도 성취할 수 없는 사람들이 있다. 이들은 이런 상태에서 죽거나, 교정기관이나 치료감호소에 갇히거나 부랑자가 된다.

3번째와 4번째 범주에 속하는 중독자들은 공존병리 상태로 고통당할 가능성이 아주 크다. 공존병리 상태가 인지되지 않고 그래서 해소되지 않는다면, 이들에게 성공적인 치료의 기회는 많이 줄어든다. 3번째와 4번째 범주에 속한 중독자들은 장시간 단주를 유지하는 능력을 저해하는 일차적 정신장애(예: 조울병, 성격장애 등)를 갖고 있을 가능성이 크다. 많은 예에서 물질 사용을 멈추는 일은 그들의 정신과적 증상을 악화시킬 수 있다. 심각한 인격장(예: 경계성 인격, 반사회적 인격 등)는 치료와 회복을 방해할 수 있는 공존병리 상태의 또 다른 예이다. 물질 남용과 정신과적 증상 간의 근본적인 관계에 대해서는 물질 남용치료센터Center for Substance Abuse Treatment, 1994에서 발표된 문건TIP No. 9들이 폭넓게 검토하고 있다. 치료개선 프로토콜The Treatment Improvement Protocol, TIP No.9은 평가와 심사 과정에서 충분히 고려해야 하는, 물질 남용과 정신과적 증상들 간의 관계 목록을 제시했다.

- 물질 남용은 정신과적 증상과 유사 정신과적 증상을 일으킬 수 있다.
- 물질 남용은 정신과적 장애를 일으키거나 악화시킬 수 있다.
- 물질 남용은 정신과적 증상이나 증후군을 은폐할 수 있다.
- 물질 남용으로부터의 철수는 정신과적 증상이나 유사 정신과적 증후군을 불러올 수 있다.
- 정신과적 장애와 물질 남용 장애는 독립적으로 존재할 수 있다.
- 정신병적 행동들은 물질 남용에서 생기는 문제들과 유사할 수 있다.

이 보고서는 다음과 같이 결론을 내린다. "이중 장애의 단일한 조합은 존재하지 않으며, 사실상 이중 장애들은 다양한 조합을 보여준다… 정신장애 환자는 물질 남용 장애에 노출될 위험이 더 크고, 물질 남용 환자 역시 정신장애에 걸릴 확률이 더 높다" p.4.

공존병리 장애

공존 정신 병리를 가진 환자들을 치료하기는 특히 어렵다. 삶을 위협하는 악순환을 막으려면 물질중독자에게는 해독이나 구조화된 치료 프로그램을 제공해야 하므로 이들은 치료 초기 단계에서 특히 어렵다. 물질 남용 치료시설들이나 직원들은 종종 정신보건 체계에서 지원을 받으려고 하는데, 이 두 체계는 역사적으로 서로 다른 접근법, 행정 체계, 전문가적 자질, 재무 구조를 가지고 있다. 결과적으로 환자들은 상이한 치료 환경들에서 치료를 받아야만 했다. 이런 치료 환경들은 서로 보완되지 않는 요소들 때문에 거의 조화가 안 된다. 게다가 이중 진단을 받은 환자들은 한 가지 치료 방법으로는 절대 충분하지 않은 이질적인 집단이다.

이러한 사람들과 작업할 때는 치료사가 수반되는 상황을 전체적으로 평가하고 효과적으로 인지할 준비가 되어 있어야 한다. 왜냐하면 축 I과 축 II의 모든 상태가 알코올 남용자와 물질 남용자에게 과도하게 나타나기 때문이다Miller and Brown 1997. 화학물질에 의존하는 개인들이 다중 중독과 하나의 중독에서 다른 중독으로 재빠르게 전환하는 성향을 보이기 때문에 치료사들은 이들과의 치료 작업이 종종 복잡하고 힘겹다고 느낀다Flores 2001. 중독 장애에 수반되는 문제들의 이질성은 치료를 찾는 환자들의 이질성으로 인해 더욱 복잡해진다. 모두에게 한 가지 치료법을 적용하는 것, 곧 획일적인 방법이 중독 환자들에게 효과가 있을 가능성은 거의 없다.

개인 정신 치료는 특히 중복 장애가 있는 환자들에게는 회복 초기 단계에서 단독적인 치료 방법으로 처방되는 일이 드물다. 켐커Kemker 등1993이 주장하는 것처럼, "전문가들은 자신들이 혼자서 환자를 치료할 수 없다는 것을 받아들여야 한다. 중독은 너무나 뿌리 깊고 환자는 너무나 소외되어 있다"p.299. 애착이론은 물질 남용자가 물질 사용을 지속하는 한 치료 동맹이 확립되거나 유지되기는 어렵다는 견해다. 물질 사용에서 생기는 강력한 강화 효과는 너무나 강하고 강제적이어서 치료사가 제공하는 어떤 것도 압도해버린다. 그러나 음주를 계속하는practicing 알코올 환자나 중독자는 자신의 물질 남용 행위의 영향들에서 자유롭기 어려워서 결국 그들의 삶은 타격을 받을 수밖에 없다.

애착 체계는 위기 시에 노출된다. 장기간의 물질 사용에서 파생되는 피할 수 없는 문제들은 약물 남용자의 방어가 사라지기 전에 치료사가 신속히 활용할 기회가 된다. 물질 남용자가 직면하게 될 위기의 심각성 때문에 치료 시설로 보내는 것이 필요할 수도 있다. 다른 동료의 원조나 협력적인 치료도 중요하지만 치료사가 환자와의 애착 관계를 손상하지 않는 것은 매우 중요하다. 치료 관계에 심각한 손상을 주지 않으면서 물질 남용자들의 화학물질 사용이 지닌 파괴적 특성에 직면하는 일은, 이런 사람들과 작업할 때 발전시켜야 할 중요한 기술이다.

존 월러스John Wallace 1978는 고전적인 논문을 통해, 중대한 논점들을 확인하고 알코올 환자들을 치료할 때 반드시 선택해야 하는 전략들을 확인함으로써 알코올 환자들의 정신 치료에 체계적 관점을 제공하려고 한 첫 번째 사람이다. 월러스는 알코올 중독자를 성공적으로 치료하려면 동일하게 위험한 두 대안 중 안전한 코스를 선택하는 것이 필요하다고 말했다. 지나친 지지(예: 환자의 알코올 문제는 언급하지 않은 채로 환자의 우울증을 계속 분석)나 지나친 직 면(예: 알코올 중독자에게 술을 끊게 하거나 치료의 종결을 강요) 사이의 좁은 길을 걷는 것은 어떤 경우에는 가장 숙련되고 경험 많은 치료사에게조차 큰 도전이 된다. AA 모임에 몇 번만 나가 봐도, 치료사가 환자들이 술 마시는 이유를 탐색하는 동안 환자들은 거의 죽도록 술을 마셨다는, 너무도 흔한 얘기들을 들을 수 있다. 한편 AA 회원들은 신입 회원들에게 '내 방식이나 왕도'를 강요하는 'AA 나치들'과 '빅 북 추종자들'을 경계하라고 주의시킨다. 이러한 고압적 태도는 투쟁 가운데 있는 환자들에게 도움이 되기보다는 오히려 방해가 된다.

협력 치료

어떻게 치료해야 하는가의 문제는 수많은 상충 요인과 변수들에 달렸다. 어떤 치료 환경(예: 입원, 외래, 낮병원 등)인가, 물질 남용의 수준과 사용하는 물질(예: 말기 단계의 중독, 주사 헤로인 사용, 크렉 코카인, 초기 단계의 알코올 의존 등)은 무엇인가, 동기 수준(예: 법원 의뢰, 자발적인 수락 등)은 어떠한가, 치료 형태(예: 집단, 개인, AA 등)는 무엇인가, 동반 장애의 형태(예: 조울증, 불안장애, 인격장애 등)는 무엇인가, 회복 수준(예: 초기, 말기, 초기 고찰 단계, 유지 단계 등)은 어떠한가, 계획이나 치료 목표(예: 단약, 절제 등)는 무엇인가 등을 신중히 고려해야 한다. 환자에게 다가갈 때 치료사가 어떤 역할을 해야 하는지를 결정하려면 이런 문제들을 철저히 고려해야 한다.

물질 남용자에게 협진이 필요할 때 담당 치료사는 종종 혼란에 빠질 수 있다. 환자가 치료사와 맺는 동맹 관계는 존중되지 않은 채 환자가 치료 체계에 빨리 흡수되는 일이 너무 많다. 포괄적 치료 프로그램은 집단 치료, 약물 검사, 필요한 경우 약물 치료, 가족 치료, 교육회기, 해독, 신경심리학적 검사, 12단계 프로그램 등을 한꺼번에 제공한다. 12단계 프로그램에 환자를 입문시키는 일은 AA 프로그램에 낯선 치료사에게는 특별히 어려울 수 있다.

켐커와 그의 동료1993는 치료사들이 "자조 모델과 심리치료 모델을 통합하면서 겪는" 어려움에 대해 폭넓게 썼다. 이들은 환자가 알코올 중독이라는 진단명을 수용하고 "회복 문화"p.294에 적응하는 것이 왜 중독 치료에서 중요한 요소인지를 설명한다.

새로 확인된 중독자나 알코올 환자들에게 대안적 치료 개념을 소개할 필요가 있듯이, 새로 입문한 치료사들에게도 그렇게 할 필요가 있다. 12단계 프로그램과 AA 은어들에 익숙해지는 것은 치료에 중요한 함의를 갖는다. 마타노와 얄롬Matano and Yalom 1991은 정신 치료의 틀 속에 AA와 12단계 회복 원리를 통합할 때는 특별한 주의가 필요하다고 주장한 켐커의 권고와 매우 유사한 권고들을 한다. 마타노와 얄롬은 회복과 단약이 우선시되지 않고, 환자가 스스로 중독자나 알코올 환자라는 정체성을 받아들이지 않는다면 중독 치료에 대한 전통적인 접근은 실패할 수밖에 없다고 경고한다.

회복 문화에 적응하는 치료 수련생들은 잠재적인 어려움을 겪는다. 마타노와 얄롬은 치료사가 지속적인 토대 위에서 중독자와 치료 작업을 하려면 12단계 프로그램의 언어와 원칙에 익숙해지라고 권한다. 치료사들이 그렇게 되지 않으면, AA

개념들을 부적절하게 적용하거나 AA 은어를 방어로써 사용하는 환자들에 의해 AA 개념들이 오용되거나 왜곡되는 것에 취약해진다.

2년도 채 안 되어 두 번이나 음주운전에 걸린 밥은 소송 당사자로서 판결을 위해 법정출두 명령을 받았다. 그는 플리 바긴plea bargain: 미국에서 범죄자와 검사가 구형량을 놓고 협상하는 것으로서, 예를 들어 다른 범법자에 대한 정보를 알려주는 대가로 구형량을 감한다든지 치료를 받는 대가로 형을 안 받는다든지 하는 것을 말함-역주의 일환으로 정신 감정을 받도록 명령을 받았다. 회기가 시작하고 30분이 지나서 밥은 정신 치료에서 효과를 얻으라는 치료사의 권고에 좌절하며 말했다. "그럴 리가 없어요." 밥은 치료사를 향해 전혀 아니라는 듯이 손을 저었다. "이 봐요. 나는 일평생 AA 모임은 얼마 안 나갔지만, 아기 때 어떻게 취급받았느냐는 것과 내가 술을 마시는 이유(성장 환경과 음주) 사이에 아무 관련이 없다는 것은 그곳에서 충분히 알았소. 나는 중독자라 술을 마시는 겁니다. 프로그램에서 말하는 것처럼 자기연민 가운데 허우적거리는 것은 도움이 안 돼요. 어쨌든 정신 치료는 알코올 중독자에겐 효과가 없어요. 술만 더 마시게 할 뿐이죠." 밥은 만족스러운 웃음을 띠며 의자 뒤로 몸을 기대었다. 그는 "AA는 또 내게 '분석하지 말고 활용하라' 고 가르쳤어요"라고 말했다. 치료사는 물러서지 않았다. "당신이 그 모임에 나갔다는 건 훌륭한 일입니다. 저도 그렇게 하시라고 권할 참이었어요. 다음번에 가실 때는 미팅이 끝나고 고참 회원 한 명을 불러 빌 W.에 대해 알아보세요." "왜죠? 빌 W.가 누군데요?" 밥은 이렇게 물으며 짜증난다는 듯이 얼굴을 찡그렸다. 치료사는 다음과 같이 길게 설명했다.

"고참 회원은 당신에게 AA 창립자이자 「빅 북」의 주요 저자인 빌 윌슨이 당시 가장 탁월한 두 명의 심리학자에게 어떻게 영향을 받았는지 말해줄 겁니다. 빌 윌슨은 칼 융과 서신교환을 했고 윌리엄 제임스가 쓴 「종교적 경험의 다양성Varieties of Religious Experiences」을 탐독했죠. 이 두 사람은 영성에 관한 윌슨의 사고에 큰 영향을 주었고 AA 프로그램의 생성에도 커다란 영향을 주었어요. 고참 회원은 당신에게 어째서 빌 윌슨이 해리 티부Harry Tiebout, M.D.와 두 번이나 정신 치료를 받았는지도 말해줄 겁니다. 한 번 치료 받을 때마다 4년 정도 받았지요. 분명히 정신 치료는 그의 절주와 회복을 방해하지 않았지요. AA의 창립자가 전문가의 도움으로 유익을 얻을 수 있었다면 당신 또한 그럴 수 있지 않겠어요?"

마타노와 얄롬1991은 또한 치료사는 알코올 환자나 약물 중독자가 책임질 수 있는 것과 책임질 수 없는 것을 구별하고 명확히 할 수 있도록 도울 준비가 되어 있어야 한다고 말한다. 재발이 예상되기 때문에 알코올 중독자는 자신의 질병이나 중독에 책임이 없지만 자신의 회복에는 책임이 있다. 알코올 환자는 일단 마시기 시작하면 빈번히 일어나는 조절 상실에 대해서는 책임이 없다 해도 첫 잔에 대해서는 책임이 있다는 것을 알아야 한다.

메리는 최근 약속을 두 번이나 어긴 뒤에 치료실에 나타났고 '또 재발했음'을 재빨리 시인했다. 2개월 이상 단주한 끝에 다시 술을 마신 이유가 뭐냐고 물었을 때 메리는 어깨를 으쓱했고 손을 내려다보며 움츠린 채 "저도 모르겠어요. 그냥 실수했어요"라고 중얼거렸다. "아니에요, 메리." 그녀의 치료사는 부드럽게 반응했다, "당신은 실수한 게 아니라 재발한 거예요. 이 둘 사이에는 큰 차이가 있어요. 실수라는 것은 당신에게 어떤 잘못도 없이 무언가가 일어난 걸 뜻해요." 치료사는 그녀의 눈을 쳐다보며 단호하게 말했다. "재발은 다른 거예요." 당신은 당신에게 어떤 일이 일어나서 술을 마신 게 아니에요. 당신 자신이 술을 마신 거예요. 당신의 재발은 정확히 말해서 의도적인 만취라고 할 수 있어요. 당신은 술을 마시기로 한 거예요. 자신의 행동에 대해 책임을 부인하려고 하면 재발에서 어떤 교훈도 얻지 못하고 재발을 반복할 가능성이 커요."

인격장애와 중독

중독과 인격장애의 관계는 치료에서 중요한 함축적인 의미가 있다. 인격장애와 알코올 중독의 관계를 중점적으로 다루는 전통적인 종단 연구에서 베일런트1983는 알코올 중독과 인격장애 사이에는 복잡하고 다양한 요인이 작용함을 발견했다. 그는 "중독장애가 나타나면 인격장애도 나타날 가능성이 커진다" p.159는 사실을 발견했다. 슈키트Schuckit 1973도 이에 동의했는데, 그는 이미 이 두 상태 간에 존재하는 병인론적 가능성을 정리한 적이 있다.

- 인격장애와 물질 남용을 같이 가진 사람들이 있다. 왜냐하면 이것은 그들의 인격장애가 가진 공통된 증상이기 때문이다.
- 화학물질에 의존된 개인들은 화학적 의존의 결과로서 인격장애가 나타날 수 있다.
- 중독과 인격장애 둘 다로 이끄는 공통된 요인이 존재한다.

위와 같은 세 가지 가능성을 식별하는 일은 중요하다. 왜냐하면 알코올 환자나 남용한 물질의 독성 때문에 인격장애를 갖게 된 환자의 치료에서 효과를 발휘하는 치료법은, 약물을 남용하는 인격장애 환자에게 필요한 접근법과는 아주 다른 접근법을 요하기 때문이다. 오랜 물질 사용이 뇌와 신체에 미치는 스트레스와 퇴행적인 영향이 이들 두 장애 사이의 구별을 흐리게 한다. 많은 경우 한 개인이 일정 기간 중독 물질 없이 지내기 전까지는 정밀한 진단을 내릴 수 없다. 나는 초기 저작「Flores」1988에서 알코올 중독자가 올바르게 진단되었을 때 빠르게 일어날 수 있는 의미심장한 변화들의 예를 수록했다.

앨리스는 5년 넘게 지역 정신 건강센터에서 외래치료를 받아온 35세 된 백인 여성이었다. 그녀는 격렬한 감정의 격발과 까다롭고 도발적인 행동 때문에 여섯 명의 치료사를 나가떨어지게 했다. 그녀는 5년 전에 경계성 인격장애의 진단을 받았고, 외래 환자 담당직원 중 누구도 그녀를 맡으려고 하지 않았다. 그들은 골치 아픈 환자에게서 벗어나려고 그녀를 클리닉 내에 있는 외래 환자 그룹에 의뢰했다. 엘리스가 주간 회기에 참여하면서 그녀가 술을 마시고 난 뒤에는 집단 내에서 언변이 격발하고 집단 밖에서는 어려움이 발생한다는 것이 분명해졌다. 치료가 진행되고 6개월이 지나서, 중독에 경험이 많은 집단 리더는 그녀의 행동 패턴들을 지적하기 시작했다. 처음에 그녀는 그들의 의견을 거부했다. 그러나 결국 그들의 말이 옳을 수도 있다는 것을 인정했고, 다른 집단원들도 이 같은 의견을 공유하자 좀 더 긍정적으로 반응했다. 집단 전체의 일치된 의견을 부정할 수 없었던 엘리스는 술을 끊고 알코올 중독 치료를 해야 한다는 집단의 의견에 따랐다. 30일간의 외래 환자 치료 프로그램이 끝나고 나서 그녀는 집단으로 돌아왔고 AA 모임에 계속해서 참석했다.

그녀의 행동 변화는 드라마틱했다. 그녀는 다른 회원의 반대 의견을 견뎌낼 수 있었고, 처음으로 다른 사람의 피드백에 수용적인 태도를 보여주었다. 전에는 대놓고 타인을 공격함으로써 반대 의견에 반응했는데, 이제는 대안적인 의견들을 고려할 수 있게 되었다. 그녀의 행동 변화는 전부터 그녀를 치료했던 직원들이 그룹 치료의 결과 그녀의 태도와 행동이 변한 것에 대해 찬탄할 정도로 뚜렷한 것이었다. 그들은 치료적 개입에 그녀가 긍정적으로 반응하게 된 것은 단주를 하고 AA에 참여했기 때문임을 전혀 인식하지 못했다. 그녀의 심각한 상태가 적절히 치료된 것은 바로 알코올 중독에 대한 올바른 진단 때문이었다. 중독에서 파생된 감정적인 폭풍과 무익하게 싸움을 거는 상습적인 태도 대신에, 집단 리더는 그녀에게 술을 끊고 집단을 그녀의 욕구들을 강화하는 데 사용하도록 했다. 그녀의 골치 아픈 경계성 인격의 특징들은 빠르게 진정되었다.

I축 장애

물질/알코올 남용과 다른 정신장애 간의 상호 작용은 복잡하다. 예를 들면 정신 건강 문제가 있는 환자들은 일반 집단과 비교하면 물질 남용 병력에 좀 더 큰 이환율을 보인다는 점을 뒷받침하는 임상적 증거들이 늘고 있다. 하지만 그 역도 성립한다. 알코올과 약물 사용은 많은 경우 우울과 불안장애를 유발한다는 사실이 이미 연구에 의해 밝혀졌다. 다른 사례들에서도 사회공포증이나 불안장애 등의 만성적 정서장애들이 특정인들로 하여금 알코올이나 다른 물질을 자가 투여하도록 유도한다 Kushner and Colleagues 1994. 알코올 중독이나 물질 남용으로 진단받은 사람들은 다른 정신질환들로 진단받을 위험이 훨씬 크다 Regier et al. 1990. 그리고 끊임없이 치료를 찾는 환자들은 정신장애의 비율이 훨씬 높다. 그러나 물질과 알코올 사용을 그치거나 줄일 때, 이렇게 진단된 정서적 정신적 상태들은 대부분 줄거나 소실되는 것으로 보고된다 Miller and Brown 1997.

외상과 중독

최근 몇 년간 알코올 환자와 중독자들에게는 치료되지 않은 성적 외상의 비율이 놀랄 만큼 크다는 것을 시사하는 방대한 증거가 확보되었다. 물질 남용 장애가 있는 여성들은 정서적 육체적 또는 성적 학대에서 오는 정신적인 외상으로 특히 고통을 겪는 것 같다. 볼러루드 Bollerud 1995의 예비 연구에 의하면 그 수치는 75퍼센트에 달한다. 또 다른 연구들에 따르면 여성은 남성과는 상당히 다른 이유로 중독자가 된다. 따라서 치료는 그들의 요구에 맞게 조정되어야 한다 Covington 1997. 중독과 관련된 여성의 문제는 다양한 경험들에서 파생되지만, 볼러루드는 그들의 증상 안에는 너무 많은 것이 혼재되어 있기 때문에 중독이나 외상 관련 장애와 명확히 구분해서 진단하는 것이 어렵다고 본다. 그렇지만 그녀는 중독 장애는 우선으로, 그리고 적극적으로 다루어져야 한다면서 단주 지향의 12단계 접근법을 지지한다. 그녀는 해리 장애가 있는 환자들도 AA를 통하면 회복 가능성이 커진다는 증거들을 제시하고 있다.

관계 모델들: 통합

중독을 질병 개념으로 보는 다양한 정신 건강 모델들을 통합할 뿐만 아니라 기존의 치료 전략과 조화될 수 있는 치료 방법을 안내해줄 수 있는, 중독에 대한 포괄적인 이론을 갖추는 일은 중요하다. 어떠한 이론도(아무리 포괄적이고 지적인 만족을 준다 하더라도) 그것의 기본 전제가 실제 경험이나 성공적인 임상 경험의 실제와 충돌한다면 신뢰성을 유지하기 어려울 것이다. 치료에 임하는 대부분의 중독 전문가들은 12단계 치료 철학과 조화를 이루는 단약 위주의 치료 방식을 따르기 때문에, 중독자와 작업하는 전문가들의 직접적인 임상 경험과 모순되는 이론들은 항상 무시될 수밖에 없다.

애착이론은 이러한 목표에 부합한다. 풍부한 지적 유산과 정신역동이론에 토대를 둔 애착이론은 단주를 기초로 한 치료적 접근이 권장하는 사항들을 정당화시키는 중요한 이론이 된다. 가장 중요한 것은 애착이론의 기본 전제들이 AA 프로그램 원리의 어떤 부분과도 충돌하지 않는다는 점이다. 르위스와 그의 동료들2000도 이런 입장을 지지한다.

> AA와 이와 유사한 모임들이 보여주듯이, 중독자의 재발을 막아주는 것은 인지보다는 친교이다. 비슷한 사람들이 모여 자신의 얘기를 공유하는 일은 무언중에 힘을 불어넣는데, 이것은 로버트 프로스트가 다른 문맥에서 "삶의 정화 또는 섹트(sect)나 밀교 등에 바탕을 둔 그런 위대한 정화는 아닐지라도 혼동에 맞서는 일순간의 머무름"이라고 부른 그것이다. 한 집단 내에서의 대뇌 변연계의 조절은 구성원에게 균형을 회복하게 하고, 그들에게 집중되고 온전하다는 느낌을 갖게 한다. [p.214]

외견상 나타나는 AA와 애착이론의 서로 다른 입장을 통합하면 중독 치료에 필요한 바람직한 치료적 자세를 이해하고 올바로 평가할 수 있다. 또한 이러한 탐구는 엄밀한 과학적 토대가 현저히 결여되어 있다는 이유로 AA를 불만족스러워하는 사람들에게 좀 더 확고한 이론적 토대를 제공할 수 있다. 이처럼 다양한 이론을 통합함으로써 AA에 대해서는 좀 더 열린 전망을 제공할 수 있고, 프로그램에 비판적인 사람들의 염려도 완화할 수 있다. 이러한 통합은 명료화와 정교함을 더해줄 뿐만 아니라, 서로 불일치하는 견해들이 조화될 수 있게 한다.

중독의 치료와 원인에 대한 믿을 만한 대안적 설명으로서의 애착이론은 다른 관점들의 공헌들도 인정하게 한다. 정신역동 이론은 20세기 후반부에 활발하게 전개되었다. '일인' 심리학(예: 중립적인 치료사가 환자의 당혹스런 행동들의 무의식적 결정 요인들을 이해하려고 시도함)과 대조적으로 관계 모델은 '이인' 심리학이다. 이러한 시각에서 볼 때 환자의 심리는 치료사의(또는 환자가 상호 작용을 나누는) 심리라고 하는 문맥과 불가피하게 연결되어 있다. 정신 치료의 환경에서 발전하는 상호 이해는 환자의 개인력과 관련이 있으나, 표출된 행동은 항상 현재 상황과 관련을 맺고 있는 참여자 각각의 심리 상태와 연결되어 있다. 치료적이면서 사회적인 이러한 관계는 투사, 가정, 희망, 소원, 그리고 참여자 둘 다의 두려움으로 형성된다. 관계 모델들이 발전하면서 심리내적 투쟁으로부터 한 사람의 현재 상황에 기여하는 대인관계나 관계적 어려움으로 탐구의 초점이 옮겨졌다. 중요한 것은 이러한 관계적 시각이 중독이나 전형적인 알코올 환자 혹은 중독자들이 제기하는 문제들을 이해하는 데 좀 더 혁신적인 방법을 제공했다는 점이다.

자기심리학Kohut 1977은 정신역동 지향의 정신 치료사와 금욕을 기반으로 한 치료 전문가들 사이의 간격을 좁혀주는 포괄적인 이론적 기술을 처음으로 제공했다. 코헛의 이론들은 런던 타비스톡 연구소에서 보울비1973와 다른 사람들예: Guntrip 1974, Fairbairn 1952, Winnicott 1965에 의해 계발된 관계 모델의 초창기 연구에서 영향을 받았거나 그 연구의 확장이었다. 대상관계 학파는 정신분석적 사고가 고전적인 추동 혹은 본능 이론에서 적응, 발달 정지, 자기 구조의 결함에 더 강조점을 두는 관계적 접

표 2-1

AA 프로그램의 12단계

1. 우리는 알코올에 무력했으며 우리의 삶을 수습할 수 없게 되었다는 것을 시인했다.
2. 우리보다 위대하신 힘이 우리를 본 정신으로 돌아오게 해주실 수 있다는 것을 믿게 되었다.
3. 우리가 이해하게 된 대로 그 신의 돌보심에 우리의 의지와 생명을 맡기기로 했다.
4. 두려움 없이 우리 자신을 도덕적으로 검토해 보았다.
5. 우리의 잘못에 대한 정확한 본질을 신과 자신에게, 그리고 다른 사람에게 시인했다.
6. 신이 이러한 모든 성격상의 결함을 제거하도록 완전한 준비를 했다.
7. 겸손하게 신이 우리의 단점을 없애주기를 간청했다.
8. 우리가 해를 끼친 모든 사람의 명단을 만들어 그들 모두에게 보상할 용의를 갖게 되었다.
9. 어느 누구에게도 해가 되지 않는 한 할 수 있는 데까지 어디서나 그들에게 직접 보상을 했다.
10. 인격적인 검토를 계속하여 잘못이 있을 때마다 즉시 시인했다.
11. 기도와 명상을 통해 우리가 이해하게 된 대로의 신과 의식적인 접촉을 증진시키려고 노력했다. 그리고 우리를 향한 그의 뜻만을 알도록 하시며, 그것을 이행할 힘을 주시도록 간청했다.
12. 이런 단계들의 결과 우리는 영적으로 각성하였고, 알코올 중독자들에게 이 메시지를 전하려고 노력했으며, 우리 일상의 모든 면에서도 이러한 원칙을 실천하려고 노력했다.

Alcoholics Anonymous (1939)

근 방식으로 옮겨가게 했다. 이러한 변화는 치료에서 중요한 함의를 갖는데, 이 점은 다음 장에서 살펴보기로 하자.

보울비1988와 코헛1977은 중독의 악순환에 대한 실제적이고 대안적인 이론을 제공한다. 이들의 이론은 질병 개념에 부합할 뿐만 아니라, AA가 지금처럼 효과가 있는 이유에 대해서도 좀 더 완전하고 만족할 만한 설명을 제공한다. 애착이론과 자기심리학은 모두 치료에 대한 이론적 함의를 넓히는 데 도움을 줄 뿐만 아니라 AA와 완전한 조화를 이루며, 12단계 프로그램이 물질 의존을 치료하는 방법을 보완한다. 또한 코헛과 보울비의 관점은, 그들이 왜 12단계 프로그램을 운영하고 이들 프로그램 안에 있는 치료적 에너지가, 어떻게 물질 남용 환자들을 치료할 때 강조될 필요가 있는 전략들과 직접 연관이 있는지를 효과적으로 설명해준다.

3 애착이론: 치료를 위한 함의들

애착은 기발한 아이디어에 불과한 것이 아니다.
이것은 하나의 법칙이다.

- Lewis, Amini, and Lannon (2000)

애착이론의 관점에서 본 중독은, 치료에 대한 하나의 기초적이고 단순한 전제를 가지고 있다. 그것은 중독자들이 서로 만족스러운 관계를 맺는 능력을 발전시키기 전에는 재발이나 중독에 취약한 상태로 남는다는 점이다. 치료가 성공하려면 중독자들은 건강한 관계를 유지하는 법을 배워야 한다. 애착이론에 관한 이런 지나친 단순화는 문제의 핵심을 찌르기는 하지만, 이러한 조심스러운 전략을 성취하는 데 내재된 복잡성을 잘 나타내지 못한다. 애착이론의 일차적 전제의 의미를 제대로 알기 위해서는, 애착이론은 물질 남용을 건강한 애착 능력이 손상된 데 대한 임시 해결책이자 이러한 손상의 결과로 보고 있다는 점을 기억해야 한다. 따라서 약물이나 알코올 중독자가 단약이나 절제를 실천하려 한다면, 물질에 대한 일차적이고 파괴적인 관계에서 벗어나야 하고, 그런 다음 건강한 대인 애착 능력을 발전시켜야 한다.

AA에 친숙한 사람들은, 단주가 치료에서 최우선 순위(단주는 12단계의 첫 번째 단계임)가 되어야 한다는 AA의 입장에서도 커다란 유사성을 발견할 것이다. 70년간의 경험을 통해 AA 멤버들이 배운 점이 있다면, 알코올 환자가 알코올에 애착되어 있는 한 치료에 애착을 가질 수 없다는 점이다. AA 멤버들은 신입회원들에게 '그냥 유지하라', '그냥 술 마시지 말고 모임에 나가라' 고 독려한다. AA는 음주를 어떤 대안적인 행동으로 대치하지 않고 단주를 유지하기란 매우 어렵다는 것을 직감적으로 알고 있다. 애착이론의 관점에서 보면, AA는 다시 회복 중인 알코올 환자들이 알코올에서 떨어져 회복에 대한 애착으로 옮겨가는 동안 환자에게 필요한 지지와 정서적 조절을 제공한다.

42세 된 회계사인 톰은 직업 관련 스트레스와 우울을 호소하며 첫 약속에 나왔다. 회기 초반부에는 '직장에서 느끼는 엄청난 중압감' 에 초점을 맞추었다. 인생의 다른 영역에 대해 질문을 받자 톰은 어깨를 으쓱하며 고개를 저었다. "제 인생의 다른 어떤 영역이요? 저는 회사에서 처리해야 하는 그놈의 일 말고는 시간을 다른 데 써본 적이 없어요." 그는 치료사를 노려보았고 "제가 안 하면 누가 하겠습니까?"라고 말했다.

"당신 혼자서 일을 다 해왔다는 말처럼 들리네요." 치료사가 응수했다.

"젠장! 맞아요." 톰은 의자에 등을 기댄 채 한숨을 지었다. "제자리를 노리는 사람들이 두세 명 있어요. 그들은 제가 일을 망치는 걸 보고 싶겠죠. 난 그들을 정말 믿을 수가 없어요."

"가정에선 어떤가요? 가정에선 도움을 좀 받나요?"

"제 전처 말씀인가요?" 톰은 의자에 앉아 비웃었다.

"염병할! 제가 이 꼴이 된 데는 그 사람 탓이 커요. 그녀는 내 인생에 도움이 안 됐어요."

다음 15분 동안 치료사는 톰의 고립 정도를 조사했다.

두 딸은 대학 진학 때문에 막 집을 떠났고, 그는 2년 전 이혼한 뒤로는 아파트에서 홀로 살고 있었다. 그의 과거는 하나의 동일한 주제가 지배하고 있었다. 톰의 부모는 그가 6세 때 자동차 사고로 죽었다. 그와 그의 두 여동생은 삼촌 집에 보내졌는데, 삼촌은 여자 아이들은 예뻐했지만 반항적인 그는 미워했다. 점차 톰의 음주 문제가 화제가 되었다. 그는 곧바로 자신의 음주 문제의 심각성을 인정했고, 1년 전에 몇 번의 블랙아웃과 두 번째 음주운전 입건을 고백했다. 그는 자신의 음주 문제를 걱정하고 있다고 진심으로 말했다.

"당신이 알코올 중독자일 거라는 생각은 안 해보셨나요?" 치료사가 물었다.

톰은 쓴 미소를 지어 보였고 "솔직히 말해서 요즘 술 때문에 고민입니다. 제게 술 문제가 있을지 모르지만 알코올 중독자는 아니라고 생각합니다."

"알코올 문제를 가진 것과 알코올 중독자인 것을 구별하는 일은 중요하죠."

톰은 "무슨 구별이요?" 하며 눈썹을 치켜올렸다.

"당신이 그냥 알코올 문제가 있는 사람인지, 아니면 알코올 중독자인지 하는 구별 말입니다." 치료사가 몸을 앞으로 숙이면서 말했다.

"차이가 뭐죠?" 톰이 물었다.

"한 가지만 말해본다면, 바로 그 차이가 우리가 문제에 접근하는 방식을 결정한다는 거지요. 만일 당신이 알코올 중독자라면, 정상적으로 술을 마실 수 없고 단주만이 유일한 치료법입니다."

치료사는 그에게 위안의 미소를 보내며 말했다.

"만약 당신이 문제성 음주자라면 다른 선택들이 가능하지요."

톰은 잠시 앉아 있다가 입술을 오므리며 치료사를 쳐다보았다.

"당신은 내가 문제성 음주자와 알코올 중독자 중 뭐라 생각하시는데요?"

"말씀을 들어보면 당신은 알코올 중독자 같아요." 치료사는 손을 들어 손가락을 꼽기 시작했다. "첫 번째, 당신은 블랙아웃을 계속 경험했고 두 번째, 두 번이나 음주운전을 했으며 세 번째, 전처가 당신의 음주에 대해 불평했고 그것이 결혼의 실패를 가져왔다는 증거들이 있으며 네 번째는, 당신이 술을 마셨을 때 자신의 행동에 대해 염려를 표현한 점입니다. 마지막으로는, 당신의 부친이 알코올 중독자였을 수 있다는 증거들이 있다는 점입니다. 알코올 중독은 유전되고 가족력이 있다는 증거도 있습니다. 당신에게는 무시할 수 없는 적신호들이 많이 있어요."

톰은 생각에 잠긴 듯 앉아 있다 잠시 마루를 응시하더니 이렇게 물었다.

"제가 어떻게 해야 한다고 생각하세요?"

"다음 주 약속을 잡으셨으면 하고, AA 모임에 한두 번이라도 참석하시면 좋겠군요."

"AA요?" 톰은 놀란 듯이 바라보았다. "그건 좀…"

치료사는 톰의 말을 막으려고 손을 저었다. "당신이 무슨 생각을 하고 있는지 알아요. '술주정뱅이들 모임에 가서 제가 뭘 해야 하죠?' 하시는 거죠. 치료사는 서랍에 손을 넣어 AA 모임 리스트를 꺼내 들었다. 3개의 주소와 모임 시간표에 동그라미를 치더니 그 리스트를 톰에게 건넸다.

"자요. 여기 세 곳 중 어디가 제일 나은지 알아보세요. 본인이 치료사를 선택하듯이 모임도 직접 선택하세요. 좋은 모임도 있고 나쁜 모임도 있어요. 좋은 모임을 결정하는 요소는 어디에서 편안함을 느끼느냐는 거고 사람들과 교제할 수 있느냐는 겁니다. 이들 세 모임이 당신의 문제와 부합된다는 걸 알게 될 거예요."

다음 회기에 나왔을 때 톰의 정서와 태도에는 두드러진 변화가 있었다. 그는 지난번 약속 이후 다섯 군데 AA 모임에 참석했고 어느 때보다 기분이 좋았다고 치료사에게 보고했다. 톰의 열의는 분명했다. 그는 이 프로그램에 애착을 갖게 되었다. 두 번째 모임에서는 대학 때 술친구였지만 졸업 후에는 만나지 못했던 옛 친구를 우연히 만났다. 그들은 서로 보고 놀랐다. 다음 모임에서는 회사의 선임을 만나기도 했다. 두 번에 걸친 불편한 시기를 겪고 나서 그들은 서로에게 호감을 느끼게 되었고, 직장에 있는 다른 사람들에게 기꺼이 서로 익명성을 보장했다. 톰은 그 선임 사원과의 관계에 상당한 변화가 있었다고 치료사에게 말했다.

"직장에서 고립감을 덜 느꼈고 협력자를 얻은 느낌이었습니다."

애착과 생물학: 역사적 영향

성인 환자들의 치료에서 나온 자료에 의존했던 대부분의 관계 이론가들예: Guntrip과 Fairbairn과 달리 보울비는 실제 생활 속에 있는 유아들의 행동을 관찰하여 얻은 자료들을 바탕으로 했다. 자신의 관찰들이 당시 주류였던 정신역동적 관점예: Klein 1948과 완전히 일치하지 않았기 때문에, 그는 애착과 관련해서 자신이 일차적 추동으로 간주했던 것을 전체적으로 조망해줄 대안적 관점을 찾았다. 정서 조절과 애착의 중요성을 적절하게 조망하기 위해 보울비는 인종학에 의지했다. 보울비의 입장은, 정신 병리의 토대로서 환상과 충동들 간의 심리내적 갈등을 강조한 클라인의 입장과 대조된다. 클라인의 관점에 따르면 정신 병리는 내면에서 생겨난 환상들에서 비롯된 갈등에 뿌리를 둔다. 그리고 타인들과의 관계는 대인간의 관계 일부이기보다 전적으로 자가 형성된 내적 과정의 표면적인 현상이다. 이와 달리 보울비는 아동의 외부 세계에서 일어나는 생생한 상호 작용들이라는 실제 사건들에 훨씬 더 관심을 가졌다.

로렌츠의 연구1953를 살펴본 보울비는 로렌츠의 각인 개념과 자신의 애착이론 사이에 유사성이 있음을 알았다. 야생에서 새끼 거위들은 엄마 거위를 따라다닌다. 그런데 이것은 그들이 엄마 거위를 자신들에게 먹이로 안내하거나 위험을 막아주는 양육자로 인식하기 때문이 아니다. 새끼 거위들은 발육 초반에 움직이는 물체를 보면 그것(그것이 로렌츠일지라도)을 따라다닌다. 로렌츠는 진화를 통해 새끼 거위들이 움직이는 첫 물체(대개는 어미 거위)에 고정 혹은 각인되도록 단단한 신경 회로를 갖추게 된다고 주장했는데, 이는 정확한 지적이었다. 각인은 관계성에 관여하는 기본적인 신경계가 발현한 것이다. 그리고 각인의 경직성은 이런 신경계들의 원시적인 성격에서 기인하는 바가 크다. 인간관계도 이와 유사한 규칙성을 보인다. 영장류의 애착은, 거위들의 애착보다 더 유연하다 하더라도 우리가 기대하는 것보다 훨씬 덜 유연하다Lewis et al. 2000, p.68.

보울비는 애착에서도 비슷한 과정이 일어난다고 보았다. 1950년대 초반까지는 어머니가 아기에게 먹이를 주기 때문에 일차적 유대가 형성된다고 믿었다. 보울비는 소위 '커버드 러브cupboard love'(고양이가 배고플 때 음식이 들어 있는 찬장cupboard에 피상적인 사랑을 보인다는 데서 유래한 표현으로, 조건적인 사랑을 뜻함-역주)라는 잘못된 가정을 폐기하고, 할로우1958와 스피츠1945의 연구를 토대로 자신의 이론을 구체화했다. 그는 감옥에 있는 어머니와 떨어져 있는 유아들처럼 유기 아동 숙소나 고아원에서 길러지는 버림받은 아동들의 운명에 대해 보고했다. 아동의 신체적 욕구는 이들 메마른 환경에서 가까스로 충족되기는 하나 아동은 필요한 만큼의 정서 반응이 교류 또는 전달되지 않기 때문에 잘 자라지 않는다. 소위 불모의 보육원 사망률은 보통 75%에 이른다. 스피츠는 인간 상호 작용(몸 다루기, 정다운 재잘거림, 다독이기, 베이비 토크, 놀이 등)의 결핍이 유아들에게 치명적이라는 것을 발견했다.

50년대에 있었던 할로우1958의 유명한 연구 또한 애착의 중요성을 주장한 보울비의 주장에 힘을 실어준다. 심리학과 학생들이 기억하듯이 어린 원숭이는 두 대리모 중 선택을 하게 될 때 우유통을 매단 철사 그물보다 보푸라기 헝겊으로 만든 대리모를 선호한다. 스트레스나 위협이 닥칠 때 아기 원숭이는 항상 진정과 보호의 수단으로 헝겊으로 만든 대리모에게 달려가곤 했다. 헝겊 엄마가 사라졌을 때 아기 원숭이는 혼자 구석에 박혀 불안해하고 있었다.

치료를 위한 함의들

애착이론은 중독 치료를 위한 중요한 단서를 가지고 있다. 이론의 장점을 활용하기 위해서 애착이론을 아래와 같이 요약해본다.

1. 애착은 그것 자체로서 근원적 동기 부여이다. 그리고 애착은 이차적인 추동으로 환원될 수 없다.
2. 현실 세계에서 일어나는 실제 사건들은 무의식적 환상이나 내적 추동보다 더 중요하다.
3. 자신의 감정을 조절할 수 있는 수준은 초기 애착 경험의 길이와 강도에 의해 결정된다.
4. 애착 욕구들이 없는 분리 및 개별화는 정상적인 발달이나 적절한 치료 목표가 아니다.
5. 애착과 자기대상 반응에 대한 욕구는 특정한 국면에만 한정된 것이 아니라 평생에 걸친 과정이다.
6. 부모에 대한 아기의 애착은 아기를 향한 부모의 애착과는 다르다. 부모(또는 치료사)가 충족되지 않은 자신의 애착 욕구를 채우려고 아동(또는 환자들)을 사용할 때 심리 기제가 형성된다.
7. 돌봄과 친화적 관계(상호성)는 자기가 온전히 발달했을 때 도달하게 되는 별개의 발달 단계들이다.
8. 애착이론은 생물화학적 개입(약물 치료)이 행동을 바꾸는 것과 마찬가지로 환경적인 개입(스트레스 유발 자극들의 제거, 안전 애착의 제공 등) 또한 개인의 신경이나 생물화학에 변화를 가져올 수 있다는 입장이다.

우리는 상세하게 이러한 입장들을 토론하고자 한다.

1. 애착은 그것 자체로서 근원적인 동기 부여이며 이차적 추동으로 축소될 수 없다. (프로이트가 말하는 일차적 욕동으로서의 성적 리비도에 비해 애착을 이차적 욕동으로 볼 수 없다는 뜻– 역주.) 자기 심리학처럼 애착이론도 대상관계이론의 한 분파라고 볼 수 있다. 이들 세 가지(자기 심리학, 애착이론, 대상관계이론) 이론은 중요한 공통점을 가지고 있지만 고전적 욕동이론에 대한 충실도(여기서는 프로이트의 욕동이론을 계승하는 정도를 뜻함– 역주) 면에서는 각기 다르다. 애착이론을 나머지 두 이론과 차별화하는 가장 중요한 요소는, 애착의 중요성에 대해서 애착이론이 고전적 욕동이론과는 매우 구별된다는 점이다. 애착이론은 고통, 기쁨, 애착의 의미가 이차적인 욕동으로 축소될 수 없다는 단호한 입장을 유지한다. 애착은 그것 자체의 역동성을 지닌 일차적 동기 유발 에너지로 인정되며, 이러한 역동성은 광범위한 영향을 미치고 복잡한 결과들을 낳는다Bowlby 1973.

보울비는 적자생존의 원리가 진화적 적응이라는 환경 가운데 부모·자녀의 친밀성을 증가시키는 메커니즘을 촉진한다고 보았다. 애착 관계는 심리적으로만 추동되는 것이 아니라, 대인관계적 친밀감에 대한 강한 생물학적 욕구에 의해서도 추동된다. 일차적인 생물학적 기능은 역경에 처했을 때 원조와 생존을 보장하는 것이다. 이것은 사회를 이루고 사는 모든 포유류에게 해당하며 인류뿐만 아니라 다른 종들의 부모·자녀 관계에 모두 적용된다.

2. 무의식적 환상이나 내적 욕동보다 현실 세계에서 실제로 일어나는 일들이 더 중요하다. 애착이론과 고전적인 정신역동이론 간의 근본적인 불일치는, 현실에서 일어나는 사건들보다 환상이나 내면적인 정신적 경험을 더 중시하는 욕동이론에 대한 보울비의 불만과 관련이 있다. 보울비는 내적 경험을 외부 현실보다 우선시해야 한다는 데 찬성하지 않는다. 폴크스1975처럼 보울비도 모든 복잡한 현상을 심리내적 과정들로만 환원시키는 치료적 개념을 비판했다. 따라서 그는 표현된 행동과 더 합치되는 방식으로

관찰된 사실들을 설명하기 위해서 애착이론을 고안하기 시작했다. 보울비는 정신병리는 대인관계의 경험에서 기원한다는 것과, 고전적 욕동이론은 이론적인 면에서 너무 자유롭다고 강조했다(보이지 않는 내적 환상들이나 욕동 및 역동들로 모든 것을 설명하려는 경향이 다소 방만하다는 뜻-역주).

보울비는 또한 정신분석학적 정설에 대한 기본적인 가르침에도 도전했다. 보울비는 그들이 시대에 뒤떨어진 19세기 물리학과 생물학에 근거한 에너지 방출 모델에 바탕을 두고 있었기 때문에 그들의 역동적 경제적 관점은 타당하지 않다고 믿었다. 보울비도 페어베언1952처럼 고전적인 프로이트 이론은 19세기 물리학에서 비롯된 시대착오적인 모델에 뿌리를 두고 있다고 평가했다. 보울비는 자신의 이론을 지지하기 위해 생물학, 진화론, 인종학, 인공지능 및 정보체계 분야의 현대적 성과들로 혁신적 이동을 감행해야 한다고 주장했다.

정신분석에서 대상이라는 말이 사용되는 방식에 보울비는 불편함을 느꼈다. 그는 애착 인물이라는 말을 선호했는데, 이 말이 애착 관계의 이차적인 성질bi-personal을 더 잘 포착한다고 느꼈기 때문이다. 그는 대상이라는 용어가 광범위한 개념을 내포하는 방식으로 사용됨으로써 부정확성과 엇갈리는 해석을 낳았다고 생각했다. 마론1998이 지적했듯이 "대상이라는 말은 서로 다른 두 가지 뜻이 있다. '대상'은 '사물'일 수도 있고 욕동이나 의도의 '목표물'일 수도 있다." 애착 인물은, 모든 사회적 동물에게 일차적 동기 에너지는 관계 추구라고 주장했던 페어베언1952의 생각을 좀 더 정확히 반영해준다. 애착 인물은 코헛이 말하는 자기대상과 유사한 기능을 한다. 왜냐하면 애착도 자기대상 전이처럼 그것 자체로 치유력을 가질 수 있기 때문이다.

3. 사람들이 자신의 감정을 조절할 수 있는 수준은 그들의 초기 애착 경험의 길이와 강도에 달려 있다.

애착이론은 아기와 양육자 간의 유대에 관한 연구에 과학적인 권위를 더해 주었기 때문에 중독과 애착의 관계에 관한 연구에도 정당성을 부여해 주었다. 고전적인 발달이론은 성인 정신병에 관해 초기 아동기 경험의 중요성을 항상 인지해왔지만, 애착이론이 등장하고 난 후에야 이런 초기 애착 관계는 제대로 조망될 수 있었다. 친밀하고 장기간 유지되는 관계는 인간 본성의 필수적인 요소이고, 꾸준하고 유쾌한 관계를 확립하지 못하는 것은 초기 애착 경험의 질과 직접적인 연관이 있다. 비효과적인 애착 유형Ainsworth 1989을 극복하지 못한 일부 개인들은 자신의 결핍에 대한 보상적 행동으로서 중독 행동들에 취약해질 수가 있다.

4. 애착 욕구들에서 벗어난 분리나 개별화는 정상적인 발달이나 올바른 치료 목표가 아니다. 중독과 중독 치료에 적용된 애착이론은 우리 사회에서 중요한 함의를 가지고 있다. 우리 사회에서 사람들은 상호 의존, 자율, 자기 만족을 위해 분투하지만 이것들은 너무나 빈번히 자기와 타인에게 소외되는 대가로 얻어진다. 이러한 어려움은 중독자들이 일관되게 경험하는 것들이다. 이들은 애착-개별화라는 연속선상의 극단에서 삶을 살아가는 역의존적인 개인들이다.

자율은 소외와 관계 안에서 상호성의 부재를 대가로 치르고 얻어진다. 애착이론은 일인 심리학에서 멀어짐을 뜻할 뿐만 아니라, 항상 타인과의 관계 속에 위치한 존재로서의 인간이 갖고 있는 근본적인 대인관계적 개념들을 포함한다. 애착이론처럼 효과적인 치료 이론은 인간성의 근본이 개인적인 것이 아닌 사회적인 것이라는 전제를 바탕으로 한다.

대상관계이론을 통해 보울비는 내사된 자기표상이나 대상표상은 그 안에 강렬한 정동을 담고 있다는 것을 알게 되었고, 이러한 내사물은 개인이 자신의 내적 경험을 외부 세계로 투사하는 경향성을 갖게 한다는 것도 알게 되었다Ogden 1982. 투사적 동일시의 힘을 통해서 인간은 외부 세계에 있는 타인들을 강요, 권유, 도발하고 결국 타인을 자신의 내적 분투와 기대에 부합하지 않는 몰지각한 사람들로 만들어버린다. 이것은 '삶의 대본', 즉 자기충족적 예언이 되어 외부 세계가 자신의 내적 기대나 경험에 부합하도록 대인관계를 몰고 간다. 역설적이게도 안락에 대한 타락한 감각은 바로 이런 투사적 동일시에서 비롯되는데, 투사적 동일시의 경험은 일관성에 대한 욕구들을 충족시켜 일시적이나마 불안감을 줄여준다.

투사적 동일시와 관련해서 보울비는 대안적인 내재화 모델을 제시했다. 왜냐하면 그는 정신분석이 내재화(외부적인 것을 내부적인 것으로 간주하는) 과정을 정의하는 방식은 기계적인 성격을 띤다고 보았기 때문이다. 보울비의 내적작동모델IWM은 피아제 이론1954과 상당히 합치되는 내재화 모델이며, 자기표상과 대상표상을 기술하는 대상관계이론들과도 공통점이 있다. 그러나 이론적으로 IWM은 상호주관성 이론스톨로로우 외 1987과 일치점들이 더 많다. 왜냐하면 IWM은 대인관계적 장이 어떻게 관계 안에 있는 두 사람에 의해 창조되는가를 더 강조하기 때문이다.

> 애착 인물은 접근 가능할 뿐만 아니라 반응적인 인물이라는 믿음은 적어도 아래 두 변수에 달려 있는 것 같다. (a) 애착 인물이 보통 지지와 보호의 요구에 반응하는 사람인가의 여부 (b) 자기self가 어떤 사람, 특히 애착 인물로부터 도움을 받을 수 있는 방식으로 반응하는 사람인가의 여부. 논리적으로 이 변수들은 서로 독립적이다. 실제에서는 이것들이 혼동될 수 있다. 결국 애착 인물 모델과 자기 모델은 상보적이고 서로 공고화하는 방식으로 발전하는 것 같다. [Bowlby 1973, p.238]

양육자의 정서적 접근성은 내적작동모델이 형성되는 데 결정적인 요인이 된다. 코헛이 주장하는 것처럼, 부모가 어떻게 아이와 '함께하느냐'는 부모가 무엇을 하느냐보다 더 중요하다. 스턴1995도 이와 비슷한 견해를 갖고 있다. 왜냐하면 스턴은 대상표상이나 자기표상 뿐만 아니라 관계의 성질('함께 있는 경험')도 내재화된다고 믿기 때문이다. 매론1998은 보울비가 내재화를 "전적으로 외부에 존재해온 것도 아니고 전적으로 내부에 존재해온 것도 아닌 어떤 것… 개인의 정신 속에 표상되어 있는 것은 관계이지 분리된 단위로서의 양육자가 아니다"p.44라고 쓰고 있다. "단지 아기만 존재하는 그런 것은 없다"는 위니캇의 고전적인 진술처럼 내적작동모델도 존재의 일차적 단위는 자기표상이나 대상표상이 아니라 관계와 그 관계를 지배하는 규칙들이라고 본다. 반복된 경험을 바탕으로 유아는 양육자에게 무엇을 기대해야 하는지를 학습한다. 이러한 기대를 지배하는 규칙들은 정신적 표상들을 따라 내면화되어 이후 친밀한 관계들 안에서 그 사람의 생각, 감정, 행동을 유도하게 된다. "당신과의 관계를 유지하려면 내가 어떻게 해야 하는가"라는 말에 내포된 법칙들은 내적작동모델의 구조를 결정하고 타인들과 맺는 관계의 성질을 결정한다.

> 자신을 코카인과 섹스 중독자라고 선언한 38세의 댄은 3년 가까이 여성 치료사와 작업하면서 단약을 유지해왔다. 전이 문제들을 해소하기는 어려웠지만 댄은 여성들과 맺는 관계를 지배하는 규칙을 변화시키는 데 있어서 꾸준한 발전을 보였다. 단약과 충분히 좋은 홀딩 환경은 결국 댄이 자신의 중독을 부추겨온 원인을 이해하도록 해주었다. 이번 회기에서 댄은 여느 때와 다른 명료한 태도로 자신의 내부 세계를 지배하게 된 집안 분위기를 설명해 주었다.
>
> "제 가족에 대해 아직 다 말씀드리지 않은 것 같군요. 그동안은 껍데기만 말했을 뿐이에요. 내가 왜 아버지를 한 번도 못 만나고 누나를 피하고 어머니를 다시 못 만났는지 그 진짜 이유는 말씀드리지 않았죠."
>
> 치료사는 동의의 표시로 고개를 끄덕였고 댄은 말을 이어나갔다.
>
> "아홉 살 때 왜 나와 어머니가 인디애나 주를 떠나 오하이오 주에 있는 할머니네로 이사 갔는지도 말씀드리지 않았군요."
>
> 치료사는 조용히 앉아, 댄의 삶에서 그를 휘둘러온 여성들을 치료사가 표상하고 있다는 것을 깨달았다고 말하는 댄을 유심히 바라보았다. 댄은 왜 이런 깨달음도 가족들에 대한 그의 순응적 태도를 없애주지 않는가를 설명했다. 아마도 그의 생애 초기에 분노에 찬 많은 여성이 그의 순응적 태도에서 위로를 받고, 여러 가지 형태로 댄의 삶을 휘둘러왔기 때문에 여성들에 대한 그의 조건화된

반응 패턴은 바꾸기가 어려운 것 같다고 댄은 치료사에게 말했다. 댄은 2학년 때 선생님인 스와츠 부인과 함께 있으면 위장이 울렁거렸던 것과 똑같이 치료사와 함께 있을 때도 위장이 울렁거렸다고 고백했다. 댄의 어머니가 더러운 옷을 그에게 입히고 머리도 감기지 않은 채로 학교에 보냈을 때 스와츠 선생님은 용의불결한 예로 그를 반 아이들 앞에 세우며 즐거워하는 것 같았다. 댄의 할머니도 그의 어머니처럼 그가 아버지만큼 하찮고 쓸모없는 사람임을 한사코 상기시켜주었다.

그는 말을 멈추더니 치료사의 기색을 살폈다. 그녀는 "계속하세요"라고 부드럽게 말했다. "근데 저는 그러한 비난에 맞설 수가 없었어요. 할머니 말이 맞았으니까요. 아버지는 정말 상종 못 할, 자기중심적이고 너무나 부도덕한 사람이었어요."

"부도덕했다고요?" 치료사가 물었다.

"예, 아버지는 모든 여자를 건드리려고 했죠. 그는 그런 행동으로 우리 모두를 당황하게 했어요. 아버지는 의사였고 다방면에 해박했지만, 중심이 전혀 없었고 최소한의 성실성이나 도덕성도 없었죠. 내가 그를 닮은 것은 도움이 안 됐어요. 저만 불행했죠. 내가 아버지를 닮은 것은 오히려 가족 안의 모든 여성이 그에게 느꼈던 좌절감을 퍼붓는 샌드백으로 나를 사용하게 했어요. 그녀들이 나를 아버지로 비유하는 일은 아버지가 가족들을 다 버리고 자신의 환자 중 제일 부유한 여인과 결혼하고 나서도 멈추지 않았죠. 이 일은 아버지가 환자들을 우려먹으려 했기 때문에 의료위원회가 그의 의사 면허를 정지시키는 과정에서 일어난 일이기도 했어요. 그들 중 몇 명은 특히 남편들이 아버지의 행동을 못마땅해했죠. 그는 스스로 생각하는 것만큼 남들이 그를 매력적인 사람으로 생각하지 않는다는 것을 모르는 것 같았어요. 아! 잊을 뻔했군요. 큰 문제는 아니지만 아버지는 자신과 타인에게 약을 과잉 처방하는 경향이 있었어요."

댄은 깊은 회상에 빠진 듯했고 무언가가 마음속에서 지나가는 것처럼 눈을 좌우로 움직이고 있었다. 그는 말을 계속했다. "어머니는 아버지의 과잉 처방을 방관만 한 게 아니었어요. 대부분 적극적으로 수용했다는 것을 곧 알 수 있었죠. 어머니도 아버지보다 나을 게 없었던 거죠. 잘 어울리는 한 쌍이었죠."

이혼 소송이 떠들썩하게 진행되는 동안 섹스 클럽, 포르노그라피, 마약섹스 파티, 스와핑 등에 대한 근거 없는 주장과 어지러운 소문이 무성했죠. 그 일은 우리 작은 시골마을에 엄청난 파문을 일으켰어요. 지역신문까지 불결한 기사들로 특보를 전했답니다. 소송 직후 어머니는 조롱과 곤혹스러움을 피해 친정 어머니가 사는 오하이오주 콜럼버스로 우리 모두를 이주시켰죠. 아버지는 개업의였는데도 불구하고 약물·섹스·로큰롤에 가산을 모두 탕진해버렸어요. 그래서 어머니도 무일푼이었어요. 그 일 후로 어머니는 급속도로 망가졌어요. 타락했죠. 어머니는 신경과민 약물에 익숙해졌고 2년 전에 돌아가시기 전까지 중독 상태에 있었어요. 내 기억력을 흐리게 하는 나 자신의 중독과 상관없이, 지난날을 돌아보면 어머니가 왜 거의 늘 알몸으로 집주변을 맴돌았는지 알 수 있을 것 같습니다. 아주 영리한 편은 아니었지만 어머니는 젊은 시절에 매력적인 사람이었어요. 아버지가 어머니와 결혼한 이유도 바로 이 때문일 거예요. 나이가 들면서 어머니는 이런 것들을 다 잃어버렸고, 최근 몇 년 동안 너무나 흉물스럽게 변해갔어요. 알몸으로 돌아다니거나 밤에 소리치면서 내 침대로 들어와 내 강아지라며 속삭이던 일도 다 약물로 인사불성이 된 상태에서였어요. 이 모든 것은 곧 분노나 신체적인 공격으로 돌변했는데, 그날 밤 약에 취한 정도에 따라 달랐죠."

댄은 잠시 쉬더니 계속 말을 해도 되는지 보려고 치료사를 쳐다보았다. 그녀는 신호했고 그는 그것을 예스로 받아들였다.

"집은 항상 성적 긴장감으로 가득 찼고 두 누나가 사춘기에 접어들었을 때는 긴장이 더욱 고조되었지요. 어머니를 본받아 지니와 파울라는 섹스를 무기로 사용하는 데 곧 능숙해졌어요. 두 누나는 성적인 무기가 남자들에게 미치는 힘을 알았어요. 하지만 두 사람은 아버지가 어머니에게 한 것처럼 다른 남자가 자신들에게 성적인 힘을 휘두르는 건 허락지 않았어요. 누나들은 또 내 몸과 성기를 놀려대며 무척 즐거워했어요. 그들은 내 성기와 몸에 대해 거침없이 말을 퍼부었어요. 어떤 때는 상당히 오랫동안 나를 흥분시켰죠."

말을 너무 많이 했다고 느낀 댄은 곧 말을 멈추고 의자 등에 기대앉았다. 치료사는 이렇게 말했다. "전에도 이런 얘기는 들었지만 이렇게 자세한 건 아니었죠. 생각한 것보다 사정이 훨씬 안 좋았군요." "맞아요. 나 자신도 이렇게 상황을 전체적으로 말하면서 그때 사정이 얼마나 안 좋았는지 알게 되는군요. 제가 평소에 생각했던 것보다 훨씬 더 안 좋은 상황이었네요."

5. 애착이나 자기대상 반응에 대한 욕구는 특정 단계에서만 생기는 것이 아니라 일생에 걸쳐서 일어난다.

애착이론가들은 일대일 애착은 물론 집단이나 조직에 대한 애착도 필요하다는 것을 인식했다. 왜냐하면 집단이나 조직은 본래 생존에 필요한 생물학적 기능을 수행하기 때문이다. 발달 초기의 애착은 위협과 위험한 시기에 놓인 유아에게 안전장치가 된다. 그러나 개인이 성장함에 따라 동료와 집단과 함께하는 친화적 관계는 더욱 중요해지는데, 그 이유는 이러한 관계들이 더 큰 상호적 관계를 요구하고 의미론적인 질서를 요구하기 때문이다. 친화적 관계는 단순히 신체적 근접성에만 기초하지 않고 상징의 복잡한 조합에 의해 매개된다. 장기간에 걸친 회복이 이루어지려면 친화적 관계를 확립하는 능력이 중요하다. AA가 현재처럼 그렇게 잘 운영되는 이유도, AA가 중독을 친화적 관계로 대치할 기회를 알코올 중독자에게 제공하기 때문이다.

애착과 조율과 정서적 안정 사이에는 아주 미묘한 상호 작용이 있다. 애착이론가들은 애착에 대한 하나의 중요한 역설을 긴 시간에 걸쳐서 인지해왔다. 안전 애착은 사람을 자유롭게 한다Holmes 1996. 치료가 AA를 통해 제공되든 개인 치료사에 의해 제공되든, 치료상에서 안전 애착된 개인에게 해당하는 진실은 안전 애착된 아동에게도 해당한다. 안정적으로 사랑받은 아이가 양육자에게서 더 멀리 떨어질 수 있고 그들의 주변 환경을 탐험하는 데 더 많은 위험을 감수할 수 있듯이, 안전 애착을 가진 환자들은 더 많은 위험을 견딜 것이고 치료 중에 그들의 내면세계를 더 잘 탐험한다.

마론은 스턴의 말을 인용하면서 이 같은 입장을 지지한다.

> 스턴은 인간 실존의 본질적 상태는 홀로 있음보다 함께 있음이며, 이 함께 있음은 연결, 친화, 애착, 안전이라는 가장 기초적인 감각을 기본적으로(주어진 듯이 당연하게) 동반한다고 주장했다(p.240). 그는 더 나아가 유아에게 '관계의 질', 즉 애착은 초기의 엄마-유아의 유대 관계를 넘어, 엄마에게는 물론 또래들에게도 적용된다는 것을 인지했다. 또한 스턴은 어떻게 애착과 안전감이 정서적으로 결부되는지를 밝혀냈다. [p.158]

6. 부모를 향한 아이의 애착은 아이를 향한 부모의 애착과는 다르다. 부모(또는 치료사)가 자신의 채워지지 않은 애착 결핍을 만족하게 하려고 아이(또는 환자)를 사용할 때, 심리 기제가 생겨난다.

카렌 월런트1995는 수단과 방법을 가리지 않고 자율을 추구하는 것은, 우리가 자신의 정감을 조절할 수 있다는 잘못된 믿음을 낳는 데 기여한다고 주장한다. 그러면서 우리 사회는 분리와 개별화를 지나치게 강조한다고 비판한다. 돌봄의 본능은, 의존을 병리로 여기고 수치스럽게 만드는 문화적 규범을 위해 희생되었다. 월런트는 물질 남용을 애착이론의 관점에서 바라보면서, 초기의 충족되지 못한 발달 상의 욕구들에서 생긴 외상에 대처하기 위한 수단으로서 채택한 이차적 대체물이 바로 중독이라고 보았다. 월런트가 '규범적 남용' 이라고 부른 효과를 제거하려면, 이런 환자들을 다루는 현재의 접근법에서 좀 더 관계적이고 친밀한 접근법으로 옮겨가야 한다고 그녀는 권한다. 이것은 중독자에게 자신의 고립된 존재보다도 더 크고 만족스러운 어떤 것의 일부가 되게 한다. 월런트는 소외된 자(단절된 자기)를 회복시킨다는 의미에서, 환자와 치료사 간의 완전한 이해의 순간인 '몰입 경험' 의 필요성을 강조한다. 애착이론은, 유아와 양육자가 서로 밀접한 정서적 유대를 갖도록 생물학적으로 단단하게 묶여 있다고 주장한다. 애착은 중요한 정서조절 기능을 수행한다. 동물 연구는 안전 애착이 생화학과 신경생리학에 변화를 줄 수 있다는 것을 증명해왔다 Lewis et al. 2000. 모든 사회적 포유동물들은 서로 생리적 조절 기능을 하고, 동시적인 정서 교환을 통해 신경 체계의 내적인 구조를 서로 변화시킨다. 이러한 상호적 조절 관계는 애착의 기본이다.

정서들은 소통의 기능이 있다. (어머니와 유아를 필두로 해서) 모든 사회적 포유동물의 신경 체계는 개방형 반응 회로이다. 모든 사회적 포유동물은 상호 작용 속에 있고 서로의 신경 생리를 변화시킨다. 영향을 준다는 성질이 애착의 기본이다. 영향에 대한 기억은 일어나는 변화들 속에 기록된다.

7. 돌봄과 친화적 관계(상호성)는 자기가 온전히 발달했을 때 도달하는, 발달 상 별개의 단계들이다.

중독은 만족스러운 관계의 부재에서 오는 결과요, 이에 대한 해소책이기 때문에 치료가 성공하려면 타인들과 애착을 형성할 수 있는 능력에 초점을 두는 것이 중요하다. 발달 상의 성숙은 자신과 타인을 각자 요구와 소망을 가진 분리된 존재로서 인식하고, 욕구가 아닌 상호성에 입각하여 타인과 공감적·상호적 관계를 발달시키는 능력을 뜻한다. 관계 이론은 상호성이나 친화적 관계들이 개인의 발달과 성장에서 중요한 부분이 되었음을 우리에게 상기시켜준다. 상호성은 애착보다는 경쟁, 수행, 성취, 개인주의, 자율성을 더 소중히 여기도록 격려받으며 자란 물질 남용자들에게는 특히 어렵다. 친교와 상호 관계에 대한 탐구는 관계들에서 생기는 책임들을 인식하고, 이것들이 어떻게 기쁨과 좌절의 원천이 될 수 있는지를 인식하도록 해준다. 약물 남용자들은 성숙한 관계란 한 사람에 의해 일방적으로 결정될 수 없고 상호 합의와 동의로 상호 작용하는 과정을 통해서 성취되어야 한다는 점을 배워야 한다. 지배와 복종, 종속과 자율 같은 중요한 주제는 고통 가운데 해소되고, 타협을 통해서 관계 안으로 들어와야 한다.

상호성을 가지려면 타인들이 나와 다르고, 분리되어 있고, 공평하다는 인식이 있어야 한다. 이런 차이들(나와 타인이 다르다는 점)이 빚어내는 갈등과 자기애적 상처를 다루는 일은 대부분의 물질 남용자들이 숙달하지 못한 발달적 기술이다. 순종 아니면 반항, 복종 아니면 지배가 보통 이런 환자들이 유일하게 선택할 수 있는 반응의 패턴들이다. 장기간의 절제나 단약이 유지되려면, 이들은 관계를 포기하거나 관계들이 가학피학적인 패턴으로 전락하는 것을 허용하지 않고, 관계 속에서 갈등을 해결하는 법을 배워야 한다. 불화를 해결하는 능력은 심리 구조의 성립이라고 볼 수 있으며, 최적의 좌절은 자기로 하여금 이전에 자기대상이 제공해준 기능들을 내면화하게 하는 매개물이다. 자기 및 자기대상 기능들을 제공하던 사람들 간에 끊겼던 유대가 회복될 때 정신의 구조가 성립된다Harwood, 1998.

마이클은 스스로 섹스 중독자임을 선언한, 코카인 중독에서 회복 중인 35세의 남성으로 2년 넘게 주 1회 외래치료 집단에 참석하고 있었다. 입원 치료 프로그램에서 퇴원하여 곧 이 치료 집단에 들어오자마자, 그는 자신의 삶에 흥미와 기쁨이 없다고 반복해서 호소했다. 지속적인 호소에도 불구하고 그는 집단에서의 첫 1년 반 동안 성적 행동화는 늘었지만 단약 상태를 유지할 수 있었다. 그의 외부 관계는 짧은 기간의 밀회와 복잡한 성적 관계가 두드러졌다. 집단에 대한 그의 헌신이 계속되면서, 그는 집단 밖에서 더 의미 있는 관계들을 발전시켜나갔다. 그는 결국 6개월간 관계를 맺어온 여성과 충실한 관계에 있었고, 기타 레슨을 받기 시작했다는 것을 그룹에 알렸고, 인생에서 처음으로 '섹스, 약물, 로큰롤'과 다른 어떤 것에 즐거움을 느꼈다는 것을 자랑스럽게 보고했다. 또한 그는 집단의 분위기 메이커 역할을 자임했는데, 매번 집단 모임 후에 "오늘 밤 모임은 너무 괜찮지 않았어요?"라고 말하곤 했다.

그가 집단과 함께한 달콤한 시간은 두 명의 멤버가 집단을 떠나고, 두 여성 멤버가 새로 교체되면서 마무리되었다. 그전까지는 집단의 구성은 매우 안정되어 있었다. 신입 회원 중 한 명은 공격적이고 때로 매우 침범적인 여성이었다. 어느 날 밤 마이클이 지속적인 관계에 대한 어려움을 집단에 말하는데, 새 회원인 엘리스가 그를 심문하기 시작하더니 그의 행동을 판단하는 말이 섞인 침범적인 질문들을 퍼부었다. 이 일이 있고 잠시 후에, 집단 리더가 마이클에게 심문당한 느낌이 어떠냐고 물었다. 그는 "괜찮아요. 신경 안 써요"라고 말했다. 그는 다른 뜻을 암시하는 외부적인 신호 없이, 엘리스와 집단 리더에게 웃음을 보였다.

마이클은 그 후 두 번 집단 회기에서 빠졌다. 그는 매번 전화를 걸어 그럴싸한 핑계를 댔다. 그가 집단에 돌아와 회기 내내 조용하고 의기소침해 있자 집단 리더는 집단 구성의 변화가 그를 침묵하고 결석하게 하지 않는지 물었다. 마이클은 부정했지만, 집단의 다른 사람들이 그 문제에 대해 그를 밀어붙이지 못할 만큼 충분히 설득력 있지는 않았다. 집단은 그의 태도 안에 어떤 차이가 있음을 주목했다. 마이클은 결국 자신이 정말 '이상한 놈' 으로 느껴졌었다는 사실을 시인했다. 하지만 그는 자신의 느낌들을 설명할 수 없었다. 집단이 많은 노력을 기울이자, 미카엘은 아주 침범적이고 그를 성적으로 수치스럽게 만든 두 명의 누이와 어머니가 군림했던 가정의 아동으로 자신이 경험했던 것을 말해주었다. 혹시 엘리스에게도 그런 느낌을 가졌던 건 아니냐고 물었을 때, 미카엘은 잘 모르겠다고 말했다. 더 깊은 탐구를 통해 엘리스가 그의 누이를 연상하게 했고, 그녀가 3주 전에 그를 심문하듯 했던 일도 그를 힘들게 했을 거라는 '막연한 인식' 을 갖게 되었다. 또 다른 집단 멤버가 집단 리더가 질문했을 때 왜 그렇게 대답하지 않았느냐고 묻자 미카엘은 "내가 느꼈던 것을 확신할 수 없었다"고 말했다. 그 후 몇 달 동안 미카엘은 특히 집단에서 멀리 떨어져 있거나 숨어 있고 싶을 때, 합당한 신호를 보내서 그의 모호한 기분을 표현하고 집단으로부터 격려를 받았다. 이것은 결국 공감과 정동 인지에 대한 능력을 향상시켜주었다.

장기적인 치료 목표는 중독자가 상호성과 애착 능력을 발전시킬 수 있도록 돕는 것이며, 이것은 물질 남용자의 소외와 고립이라는 악순환을 끊게 해준다. 그러나 애착이 중요하긴 하지만 분리감separateness의 유지 또한 중요하다. 애착과 자율 간의 극단성 또한 조심히 다루어져야 한다. 안전 애착은 불안정하고 양가적인 애착 유형이 줄어들 때만 확립될 수 있다Ainsworth 1989. 말기 단계의 치료 요건들이 성공적으로 충족되면, 중독자들은 건강한 상호성을 이해하고 경험하기 시작한다. 그들은 또한 알코올이나 약물에 의지하지 않고도 갈등을 해결하는 중요한 과정을 배우게 된다. 그리하여 만족스러운 관계들을 유지할 가능성도 커진다. 파인스1998는 이것이 왜 중요한지를 논한다.

> 건강한 인간은 타인에게 상호성, 만족, 그리고 지속적 성장을 위한 추진력을 제공하는, '깊숙이 소속됨embeddedness' 의 문화 속에서 성장한다. 소속됨이 배양되면서 애착과 관계성의 과정이 발전한다. 애착과 관계성으로부터 인간 심리의 이중적 나선 구조인 자율과 관계성이 발전한다. 공정함의 감각으로 인도하는, 생물학적으로 뿌리내린 이러한 근원적인 상호성의 감각으로부터 상황을 바로잡고 또 그렇게 함으로써 만족을 얻으려는 추동이 발달한다. 일들을 바로잡는다는 것은 그것들이 잘못되었을 때 바르게 한다는 뜻이다. 즉, 회복에 대한 추동과 '일들을 잘못되게 하는 것' 에 대한 감각의 기원을 뜻한다. 이런 감각에서 인간적인 죄책감이 생긴다. 이런 죄책감이 없다면 인간의 관계들은 돌이킬 수 없이 파괴적이 된다. [p.27]

중독이 자기대상 반응의 결핍이 표출된 애착장애라고 보는 견해는, AA 작업이 왜 이런 환자들에게 효과가 있는지를 설명하게 한다. 물질 남용은 애착 혼란과 자기 손상에 대한 반응의 결과이다. 자기심리학이 우리에게 상기시키듯이, 자기와 자기대상 간의 유대 경험은 정신적인 성장과 건강에 중요하다. 우리가 건강한 대인관계적 친밀감을 형성할 수 없는 만큼 우리는 인간적인 친밀함을 물질로 대체하게 된다.

8. 애착이론은 생화학적인 개입(약물 치료)이 행동을 수정하는 것처럼, 환경적인 개입(스트레스를 유발하는 자극의 제거, 안전 애착의 제공 등) 또한 개인의 신경학과 생화학적인 측면에 변화를 가져온다는 입장이다.

데카르트 시대 이후로 과학 분야를 지배해온 심신 이원론은 애착이론에 의해 도전받고 있다. 환자가 치료에 정서적으로 참여할 때, 그들의 뇌는 변화된다. 효과적인 정신 치료가 신경생리학적인 측면을 수정한다는 증거들이 늘고 있다. 모든 정신적 과정들이 생리에 필연적인 변화를 초래한다는 것을 시사하는 과학적 연구들 또한 늘고 있다. 우리의 기술이 일어나는 모든 미묘한 변화들을 정밀하게 측정할 만큼 충분히 발전되어 있지는 않지만 말이다. 따라서 애착은 추상적인 개념에 불과한 것이 아니라 복잡한 생리적 과정이다. 동물 연구들은 그렇다는 것을 보여준다. 안전 애착은 안정된 신경생리학적 항상성을 불러오고, 안전 애착의 결여는 신경생리학적 체계 내에 동요를 일으킨다. 애착이론은 심리학적 이론이라기보다 생물학적인 이론임을 시사하는 연구 결과들이 늘고 있다.

애착이론은 우리의 정서와 신경생리학이 하나의 열린 피드백 고리이며, 이 고리는 애착 인물 또는 자기대상으로부터의 입력과 외부적인 조절이 필요하다는 입장에 있다. 우리는 독립적으로 우리의 정서를 조절할 수 없다. 우리가 우리 자신을 조절할 수 있는 정도는 초기 애착 경험의 기간과 강도에 달려 있다. 초기 애착이 더 안전하고 안정될수록 우리는 자기 조절을 더 잘하게 된다. 안전 애착의 부재로 인해 우리는 분열과 정동 불안에 더 취약해진다.

> 정신과 신체 사이의 잘못된 이분법은 외상을 겪은 사람들과 작업할 때 가장 두드러지게 나타난다. 알코올 중독에서 회복 중인 엠마는 AA에서 9개월간 금주를 달성하고, 유년기의 성적 학대에 대한 어렴풋한 기억들을 불러오기 시작했다. 억압되었던 외상에 대한 갑작스러운 기억은 그녀로 하여금 곧바로 치료를 찾게 했다. 그녀는 다시 재발하지 않을까 두려워했고 자신의 알코올 중독

이 자신의 섹스 남용과 관련된 고통스러운 정서를 멀리하게 하기 위한 보상적 기능으로 작용해왔다는 것을 깨달았다. 데이비스 박사와 치료에 들어간 지 6개월이 지나면서 치료는 효과적이었지만 고통스러운 결과를 낳았다.

그녀의 회기에 대한 기록은 그녀의 분투를 보여준다.

데이비스 박사는 엠마가 우는 것을 멈추기를 기다렸다. 그러나 그녀의 눈물은 줄어들 기미가 보이지 않았다. 그녀의 눈물은 내면 깊은 곳 어딘가에서 솟아나고 있었다. 자신을 진정시키려고 노력했으나 엠마는 흐느끼는 중간 중간 숨을 헐떡거리면서 충동적으로 몸서리치는 것을 멈출 수 없었다. 그 드라마는 치료사가 지켜보기에도 고통스러운 것이었다. 그녀는 마치 자신의 몸속 세포핵까지 오염시킨 어떤 나쁜 독을 배출하려고 하는 듯이 보였다.

그녀가 울음을 멈추려 하면 할수록 그녀 안의 어떤 것이 거세게 거절했다. 스스로 정화하고자 하는 그녀 몸의 자연스런 몸부림은 상상적인 적에게서 힘을 빼앗으려는 엠마의 완강한 결심과 충돌했다. 병실이라는 안전함 가운데서도 엠마는 적절한 상태가 되기 위해 안정을 얻어내려고 분투했다. 데이비스 박사는 자신을 조절하려는 엠마의 노고가 헛수고라는 걸 알았다. 왜냐하면 그녀에게는 조절할 자기가 진정으로 존재하지 않았기 때문이다. "관둬요. 지금 당신은 자기 자신과 싸우고 있다는 거 몰라요? 당신은 아무것도 없는 데다 이분법을 적용하고 있어요." 그는 문제를 해결하려는 그녀의 노력이 오히려 문제를 악화시킨다는 것을 설명하려고 했다. "당신의 '자기'는 당신의 몸과 분리된 당신you이 존재한다는 환상을 일으키는 지적 구조물이에요." 치료사는 마음과 육체가 서로에게 영향을 미치지 않는다는 것을 알고 있었다. 왜냐하면 마음과 육체는 서로 분리되지 않은 하나이기 때문이다.

이와 유사한 극적인 사건들이 그가 정신 치료사로 일해 왔던 지난 15년간 셀 수 없이 일어났다. 그는 엠마의 노력이 사정을 악화시키기만 했음을 알고 있었다. 그러나 그녀가 흐느끼는 중에 이것을 그녀에게 말하는 것은 침범일 뿐만 아니라 소용없는 일이었다. 지적인 설명은 그녀에게 사고를 요구했을 것이며, 사고하는 것은 엠마가 가진 문제의 큰 부분이었다. 그녀는 삶 대부분을 머리로만 살았다. 그는 몸의 진실과 감정들의 진정성을 그녀에게 더 지원해주고자 했다. 엠마에게 필요한 것은 설명이 아니었다. 그녀에게 필요한 것은 경험이었다. 이것을 알고 있는 그는 부드럽게 말했다. "호흡을 해봐요." 엠마는 그의 제안을 따라 심호흡을 했다. 몸의 충동적 저항들은 정신이 부과한 억압에 대항해 싸울 필요가 없게 되자 가라앉았다. 그녀는 좀 더 자유롭게 흐느꼈고, 눈물이 자연스럽게 흐르도록 내버려두었다. 그녀의 눈물이 멈추자, 그는 "호흡을 계속 하세요" 하며 다시 한번 그녀를 거들었다. 그녀는 다시 호흡을 유지했다. 그의 요청은 그녀에게 한 번 더 통제를 줄여주었다.

엠마는 천천히 숨을 내쉬어, 부가적인 오염물질과 독소가 방출되게 했다. 이러한 노력은 그녀 자신의 느낌들이 씻겨져 나올 수 있는 더 많은 기회를 허락했다. 그녀는 조용히, 더욱 서서히 울었다. 그녀는 조용히, 그리고 더욱 온화하게 울었다. 데이비스 박사는 그 눈물이 저절로 그칠 때까지 참을성 있게 기다렸다. 그녀는 울음을 그치고 나서 치료사를 바라보고 겸연쩍게 웃었다. 그녀는 왼편 탁자에 놓여 있는 티슈 상자에 손을 뻗었다. 그녀는 무릎 위에 티슈 상자를 올려놓고 티슈 몇 장을 뽑아 눈물을 닦고 코를 풀었다. 그녀의 치료사는 눈길을 돌렸다. 엠마가 우는 것을 그가 바라보는 일은 침범적이라는 느낌이 강하게 들지 않았는데, 코를 푸는 그녀를 바라보는 일은 훨씬 침범적이라고 느껴졌다. 사람이 점액을 방출하는 일은 좀 더 사적이고 개인적인 것이다.

"오 세상에, 선생님은 제가 우는 게 지겹지도 않으세요?"

그는 그녀의 질문들을 외면하고 이렇게 말했다.

"난 당신의 감정들이 애처롭다고 생각하지 않아요. 그저 고통스럽게 여길 뿐이죠."

그녀의 얼굴엔 안도감이 넘쳐났다. 전에는 의자 깊숙이 기대고 앉아 의기소침하게 손을 머리카락 속에 묻고 있었지만, 지금은 눈을 마주치고 미소도 지을 줄 알게 되었다.

"언제쯤 이렇게 속이 터져 나오는 일이 없이 이런 감정들을 말로 표현할 수 있을까요?"

"모든 것에는 그것만의 때가 있지요."

치료사는 몸을 앞쪽으로 기울이며 말했다. "당신의 몸이 비탄을 끝낸 다음, 당신에게 그 때를 알려줄 거예요. 그때까지는 당신의 정동들이 그것 자체의 흐름을 따르도록 내버려두세요. 당신이 할 수 있는 가장 나쁜 일은, 당신의 감정들로부터 당신 자신을 또다시 차단하는 겁니다. 그렇게 차단하면, 당신은 또 술을 마시게 될 거예요."

엠마는 "그건 내가 원했던 답이 아니에요, 박사님" 하며 얼굴을 찡그렸다.

그는 고개를 끄덕이며 말했다. "알아요. 그것도 문제 중 하나죠."

그녀는 머리를 옆으로 기울이며 모르는 척했다. "그 말 무슨 뜻으로 하신 거죠?"

그는 주저하더니 알고 있다는 듯이 웃었다. "당신이 이토록 오만하지만 않아도 모든 것이 당신에게 더 쉬워질 텐데. 당신은 자만심 때문에 나와 더불어 스스로 약해지는 것을 허용하지 못하죠."

"이걸 개인적인 것으로 받아들이지 마세요. 데이비스 박사님. 나는 그 누구 앞에서도 취약해지지 않아요." 엠마는 억지로 웃어 보였다. "평생 다른 어떤 사람과 더불어 흘린 눈물보다 지난 6개월간 당신과 함께 흘린 눈물이 더 많아요."

"당신이 수치심과 고통을 구별할 줄만 알아도…" 데이비스 박사는 웃음으로 응답했다.

엠마는 그의 눈을 살피면서 말했다. "당신 말이 맞아요. 난 항상 나 자신을 판단하죠."

"그래요. 어떻게 처신했으면 삼촌이 널 건드렸겠느냐고 묻던 당신 어머니처럼 말이죠. 오랜 습관은 고치기가 어렵지요."

"나 자신에게 심하게 절망하고 있는 점도 바로 그런 거죠."

"지금 그것을 느끼나요? 여기서 나와 함께 말입니다."

"예, 그래요. 당신은 매일 여기 와서 내가 무엇을 느끼는지 알도록 도와주시죠. 당신은 이제 나 스스로 그렇게 할 수 있다고 생각하시겠죠?"

"당신이 자신의 감정들을 식별하는 데 어려움을 갖고 있다는 말은, 당신 자신의 가치에 대한 또 다른 비난처럼 들리는군요."

"물론이죠." 그녀는 살짝 미소를 지었다. "이렇게 계속 상기시켜주시니까, 완벽해지려는 제 노력 때문에 수치스런 감정들에 압도당하는 일도 없어지는군요."

그는 고개를 끄덕였다.

"느끼는 것은 제가 정말 잘 못하는 거예요." 엠마는 혐오감이 감도는 어조로 말했다. "난 그걸 별로 연습할 기회가 없었어요."

"당신이 별로 연습하지 못한 게 또 하나 있죠." 데이비스 박사가 응답했다.

"그게 뭔데요?" 엠마가 물었다.

"당신은 타인에게 의존하는 연습이 부족해요. 당신의 취약성을 보여주고 제가 당신을 돕도록 허용한 것만 해도 상당한 성취지요."

엠마는 다시 눈물을 글썽였다. 그러나 이번엔 눈물의 종류가 달랐다. 그것은 감사의 눈물이었다. 물론 그의 말이 옳았다. 그가 문제의 본질을 밝혀낸 것이다. 그녀는 자신의 결핍 상태를 지각하고 매우 난감해했다. 데이비스 박사가 말하고 있을 때, 그에 대한 무한한 존경심이 그녀에게 밀려왔다. 그녀는 오늘처럼 종종 완전히 이해받고 그와 완전한 조화 가운데 있었다는 느낌을 받곤 했다. 어렴풋하고 거의 잊힌 유년기의 기억들이 되살아났다. 그것은 들려져서 안기고, 따뜻한 담요에 부드럽게 감싸이는 친숙한 느낌과 연결되었다.

> 그녀는 그를 다정하게 바라보았다. 엠마는 좀 더 이야기하고 싶었다. 그녀는 누군가에게 보살핌을 받고 의존하도록 자신을 허용하는 이 모든 것들이 얼마나 어려웠는지 말하고 싶었다.
> 그녀는 데이비스 박사에게 모든 걸 설명하고 싶었지만, 그녀의 분투를 그가 다 이해한다고 느꼈기에 말하지 않았다. 이러한 인식은 기대하지 않았던 호사를 그녀에게 안겨주었다. 그것은 말이 필요 없이 누군가가 자신을 알아준다는 느낌이었다.

애착이론의 입장에서 르위스와 동료들2000은, 마음을 '생물학적인 것'과 '심리학적인 것'으로 구분하는 일은 빛을 소립자나 파동으로 구분하는 것만큼이나 잘못된 것이라고 말한다p.167. 이들은 안정이 유지되게 하기 위해서 다른 사람의 정서적 공명을 필요로 하는 강력한 생물학적인 힘에 의해 애착 욕구가 추동된다고 책 표지에 쓰고 있다.

> 이성이나 사고의 영역보다 훨씬 오래된 뇌의 원시적 영역은, 모든 인간이 공유하는 능력을 창조해낸다. 이렇게 오래되고 주축을 이루는 충동들의 작동은 우리의 신경 조직이 폐쇄적(self-contained)이지 않다는 것을 보여준다. 오히려 우리의 뇌는 바로 그 신체의 생명력을 만들어내는 고요한 리듬 가운데, 우리와 가까운 사람들의 뇌와 연결되어 있다. 이런 무언의 강력한 유대는 우리의 기분을 결정하고, 우리의 건강과 안녕을 안정시키고 유지하며, 우리의 뇌 구조를 변화시킨다. 결국, 우리가 누구이고 누가 될 수 있느냐의 상당 부분은 우리가 사랑하는 사람이 누구인가에 달렸다.

르위스와 동료들은 과학적인 연구에 사랑의 주제를 과감히 도입시킨 점에 대해 칭송받아 마땅하다. 정신보건 전문가들의 대부분은 특히 사랑의 주제가 치료사나 환자에게 적용될 경우, 그 주제를 회피하는 것으로 악명 높다. 많은 책이, 치료적 만남에서 우월하게 나타나는 공격성, 증오, 시기, 두려움, 그리고 수많은 다른 감정들에 대해 쓰고 있다. 그런데 사랑만큼은 아직도 금기시되고 있다. 나약한 정신의 소유자로 보일까 하는 두려움에도 불구하고, 르위스와 동료들은 사랑이라는 영역을 과감히 탐구한다. 이 영역은 많은 사람이 회피하는 영역이다. 왜냐하면 '사랑'은 "잘못된 관념들과 규정되지 않은 견해들로 꽉 차" 있기 때문이다.

애착: 사랑에 대한 일반 이론

이러한 딜레마에서 벗어나는 한 가지 방법은, 사랑을 조작화하는operationalizing 하나의 과학적 방법으로서 애착을 바라보는 것이다. 애착이론은 우리가 사랑이라고 부르는 애매한 프로세스에 의미를 부여하는 언어와 방법론을 제공한다. 또한 애착이론은 날씨처럼 모든 사람이 언급하지만, 그것에 대해 어찌해볼 도리가 없는 어떤 주제(여기서는 사랑)를 정당화하려는 노력으로 간주될 수도 있다. 애착이론은 정서적 유대와 애착이 수행하는 기능을 강조하기 때문에, 사랑을 단순히 동시적 상호 조절로 여기는 것도 무방할 것이다.

애착이론과 자기심리학이 우리에게 계속 상기시켜주듯이 우리는 대상 추구의 동물이다. 우리는 선천적으로 태어날 때부터 친밀한 인간적 접촉을 추구하게 되어 있다. 우리가 이런 인간적 접촉을 박탈당하고 이러한 과제를 성취하는 능력이 얼마나 부족한가에 따라서 우리는 정서적으로 결핍되고 중독에 취약해진다. 국가의 약물 문제에 대한 해결책으로서 '마약이 아니라 포옹을'이라고 이상적으로 외치는, 유명한 자동차 범퍼 스티커는 우리가 종종 깨닫는 것보다 훨씬 더 진실에 가까운 것일지 모른다. 이러한 이상적인 말이 내포한 것은 단순하고도 직설적이다. 밀접한 대인관계적 접촉은 환자의 신경생리학을 안정시키고 변화시키는 수단으로서 약물에 대한 효과적인 대안이 될 수 있다.

이러한 입장을 비판하는 사람들은, 이런 진술은 치료사가 '환자를 사랑함으로써 치유' 할 수 있다고 믿는 순진하고도 잘못된 신념의 또 다른 예라고 본다. 지나치게 감상적이고, 이상적이고, 관대한 접근을 옹호하려는 태도에도 불구하고, 애착이론가들이 애착을 정의하는 방식을 유심히 탐구함으로써 성급한 판단이나 조롱을 삼간다면, 이런 입장으로부터 우리는 지혜를 얻을 수 있다. 초기의 상실이 아동에게 미치는 영향을 과학적으로 탐구하는 과정에서, 보울비는 부모와의 갑작스러운 유대의 단절이 개인의 발달과 성인으로서 맺는 관계들에 광범위한 영향을 미친다는 것을 발견했다. 보울비는 추측이나 선호하는 가설이 실제로 관찰된 행동보다 우선시되는 것을 용납지 않았기 때문에, 애착이론은 포유동물 사이에서 전형적으로 발생하는 일련의 명백한 상호 작용을 확인할 수 있었다. 상호 작용을 추동하는 이런 힘을 일반적으로 사랑이라고 부른다.

이런 주제가 중독과 어떤 관계가 있는지 조금이라도 의심이 든다면, 아래에 있는 캐롤라인 냅이 「음주: 하나의 러브 스토리」라는 책에서, 그녀 자신의 알코올 중독에 대해 기술한 것을 보라.

> 러브 스토리. 맞다. 알코올 중독은 하나의 사랑 이야기이다.
>
> 알코올 중독은 열정, 감각적인 쾌락, 깊은 몰입, 욕망, 굶주린 갈망 등에 관한 이야기이다. 너무 강해서 사람들을 무력하게 만드는 욕구에 관한 이야기이다.
>
> 당신이 그것 없이는 살 수 없는 어떤 것과 작별을 고하는 것처럼, 지극히 단절하기 힘든 어떤 것에 관한 이야기이다. 술이 나로 하여금 느끼게 하는 방식을 나는 사랑했다. 나는 가벼운 일탈 같은 특별한 느낌을 사랑했고 나의 초점을 자의식에서 벗어나게 하여 어떤 다른 곳으로 옮겨주는, 즉 나 자신의 느낌보다 덜 고통스러운 어떤 것에게로 옮겨주는 능력을 사랑했다. 나는 술 마실 때 나오는 모든 소리를 사랑했다. 코르크 마개가 와인 병에서 분리될 때 미끄러져 나오는 소리, 술을 잔에 따를 때 꼴록꼴록 하며 떨어지는 독특한 소리, 얼음 상자에서 얼음조각들이 부딪치

는 소리 등 나는 이런 의례들을 사랑했고, 다른 사람들과 술을 마시며 어울리는 것과 이런 어울림이 가져다주는 따뜻함, 평안함, 격려의 느낌을 사랑했다. [p.5]

애착은 단순히 먹이를 주는 것만이 아니다. 애착은 또한 속박과도 다르다. 애착은 소위 사랑과 유사한 복잡한 발달 과정이다. 애착이론은 또한 관계의 이론이다. 애착은 관계에 대한 하나의 사고 틀을 제공하는데, 특히 그 관계들이 위협이나 안전에 대한 욕구에 의해 구체화되었을 때 그러하다. 최근의 과학 발견과 70년에 걸친 집단 임상경험을 토대로 쓰인 필독서에서 르위스와 동료들2000은 사랑을 애착이론의 관점에서 검증해봄으로써, 사랑의 신비와 본질을 밝히고 있다. 사랑한다는 것은 서로 생리적인 영향을 주고받기 때문에, 대부분의 사람이 실감하는 것보다 더욱 깊고 사실적인 유대 경험을 남기게 된다. 변연계의 조절 기능은 연인 간에 서로의 감정, 신경생리, 호르몬 상태, 면역기능, 수면 리듬, 그리고 안정성을 조절하는 능력을 제공한다. 연인 중 한 사람이 여행을 떠나면 다른 한 사람은 불면증, 생리불순, 함께였다면 퇴치되었을 감기 등으로 고통을 당할 수 있다. p.207-208

충동적인 돌봄

르위스와 동료들2000은 사랑을 동시에 일어나는 상호 조절이라고 정의한다. 보울비나 애착이론에서 충동적 돌봄이라고 부르는 것과, AA에서 말하는 상호의존 사이에서 사랑이 혼돈되는 것을 막으려면 건강한 상호성과, 애착을 유지하기 위해 만성적으로 희생하는 것을 구분할 필요가 있다. 사랑은, 애착이론의 관점에서 보면 관계 안에서 주고받는 능력을 함축하고 있다. 강화와 관심에 대한 건강한 욕구를 많은 상호의존적 개인들이 끊임없이 관계들 속에서 보여주는 타인들의 칭찬이나 애정에 대한 지나친 의존으로 오인해서는 안 된다. 발달적으로 성숙한 모든 개인은 사랑받고 감탄을 받고 싶은 건강한 욕구가 있다. 상호종속적인 개인들이 가진, 애정과 칭찬에 대한 갈망은 그들의 삶 속에서 타인들이 실제로 담당하는 정서적 중요성과는 비례가 맞지 않는다. 상호종속적인 개인들은 칭찬과 애정에 대한 무차별적인 허기를 가지고 있어서, 상대방이 그가 좋아하는 사람이든 의미가 별로 없는 사람이든 상관하지 않는다. 사실, 그들은 어떤 사람을 알면 알수록 그 사람에 대한 진정한 호의나 사랑을 느낄 가능성이 작아 보인다. 그들은 자신이 잘 알지 못하는 다른 사람에게서 인정받는 것에 더 큰 관심을 두고 있다. 이들은 질보다 양('나는 모든 사람에게 사랑받아야 해')을 선택하는 쪽으로 기우는 것 같다. 결과적으로 그들은 자신이 알지도 못하고 심지어 좋아하지도 않는 사람들에게 칭찬받고자 무한히 갈망하고 있다는 것을 종종 인식하지 못한다.

가장 중요한 것은 그들의 사랑에 대한 소망과 그들이 사랑을 주고, 받고, 느끼는 능력 사이에는 현저한 모순이 있다는 점이다. 그들은 사소한 거절에도 쉽게 상처받기 때문에 속앓이를 할 수 있고, 그들 생각에 타인이 자신에게 상처 입힌 것은 불공평하다고 생각하면서 숨긴 채로 분을 삭이게 된다. 그들은 자신의 지나친 요구와 분노를 숨기고 있으며, 다른 사람들의 행동 때문에 부당하게 고통당한다는 희생적인 측면 뒤로 화를 숨기고 있다. 이들은 지나치게 사려 깊고 어떤 사람에게 도움을 주려고 열의를 다 할지 모르지만, 이들의 행동은 자발적으로 우러나오는 어떤 온화함에서 기인하기보다는 충동적이다. 그렇지 않음을 시사하는 행위와 행동에도 불구하고, 그들은 관심을 보이거나 염려할 수는 있지만 진정으로 자신을 내줄 수 없다. 부버1961는 충동적인 돌봄의 미묘한 부분들이 어떻게 진정한 따스함을 결여하고 있는지 웅변적으로 설명해준다.

> 더불어 사는 인간의 실존 안에서 가장 중요한 것은 고독이 아닌 관계이다. 우리가 기원의 문제를 제쳐 놓고 존재에 대해 순수한 분석을 한다 해도 별 차이는 없을 것이다. 전적인 고독 속에

서 인간은 본질적으로 자기 자신으로서만 남게 된다. 극도의 연민으로 마음이 움직여진다고 하더라도, 행동과 지지를 보낼 때 인간은 타인에게 마음을 기울이지만 자기 자신이라는 장벽이 그로 인해 없어지는 것은 아니다. 그는 타인들이 자기의 도움을 사용할 수 있게는 하겠지만 자기 자신을 내줄 수는 없다. 그는 어떠한 진정한 상호성도 기대하지도 않고, 사실상 진정한 상호성을 피할 것이다. 그는 타인에게 관심이 있지만, 타인이 그에게 관심 갖는 것에 대해서는 별로 상관하지 않는다. 본질적인 관계 안에서, 한편 개인의 존재라는 장벽은 사실상 무너지고 새로운 현상이 나타나는데 그것은 다음과 같은 방식으로만 나타날 수 있다: 한 생명이 다른 생명에 개방되는 것은 꾸준한 것이 아니라 단편적으로, 소위 생명의 극단적인 실재를 획득할 때에만 개방되고, 더 나아가 삶이라는 연속성 안에서 또 하나의 형태를 획득할 수 있는 방식으로 개방된다. 다른 생명은 단순히 상상이나 감정 속에서만 현존하는 것이 아니라 본인의 실체 속에 깊이 들어와 있게 되고, 그래서 한 생명은 자기 자신의 신비 안에서 타인의 존재라는 신비를 경험하게 된다. 두 사람은 서로의 삶 속에 아주 사실적으로, 정신적으로가 아니라 존재적으로 참여하게 된다. 이것은 일종의 은총에 의해서만 삶의 과정 중에 한 인간에게 찾아오는 어떤 것인데, 많은 사람은 우리는 그것을 모른다고 말할 것이다. 그러나 은총이 찾아오지 않은 그 사람도 구성적 원리로서, 그의 존재 속에 그 은총을 가지고 있다. 왜냐하면 은총에 대한 의식적 또는 무의식적 결여가 그의 존재의 속성과 성격을 결정하는 데 근본적인 역할을 수행하기 때문이다. 그리고 확실히 많은 사람은, 그들의 인생 과정에서 자신들 존재 안에 채워지지 않은 은총에 대한 기회를 부여받을 것이다. 그들은 자신들이 실제로 구현하지 못하는 관계들을 획득한다. 즉, 그들은 자신을 타인에게 개방하는 데 이 관계들을 사용하지 못한다. 그들은 최고로 소중하고, 대체 불가능하고, 복원할 수 없는 자료들을 낭비해버린다. 그들은 자신들의 삶을 지나쳐버린다. 그러면 이 공허는 존재를 뚫고 들어가 존재의 가장 심층까지 스며든다. 잘 드러나지 않고 거의 지각되지 않는 부분이지만, 그럼에도 존재 분석이 다가갈 수 있는 '일상' 은 '일상이 아닌' 어떤 것과 섞여 있다. [p.170]

다음 사례는 충동적인 돌봄과, 관계 안에서 상호성을 확립시키지 못하는 무능함이 어떻게 중독과 쉽게 연관되는지 보여준다.

돈나는, 5년 전에 그녀의 알코올 중독을 치료한 적이 있는 치료사와 약속을 잡으려고 전화를 걸었다. 치료를 다시 시작하기 위한 첫 만남에서, 그녀는 치료 종결 이후 단주와 단약을 잘 유지해왔고, 8년 이상 절제해왔으며, 아직도 규칙적으로 AA 모임에 나가고 있다고 말했다. 자신의 알코올 중독은 이제 더는 문제 될 것이 없다는 것을 치료사에게 확신시켜주고 나서, 그녀는 약속을 다시 하게 된 이유에 대해 설명했다.

"저를 기억하실지 모르겠지만, 내가 당신을 처음 찾아온 이유는 내가 심한 알코올 중독자와 파탄 난 결혼에 갇혀 있었기 때문이었고, 당신은 나 자신의 알코올 중독이 우리 부부가 동시에 술을 마시는 것과 너무 관련이 깊기 때문에 내가 먼저 술을 끊지 않고는 결코 결혼에서도 벗어날 수 없다고 말했었죠."

"네, 맞아요." 치료사는 고개를 끄덕였다. "기억이 나요."

돈나는 의자에 앉아 신경질적으로 움직거리며 말했다. "내가 당신을 본 뒤로 시간이 얼마나 지났는지 잘 모르겠네요…"

"5년입니다." 치료사가 끼어들며 말했다.

돈나는 천장을 쳐다보고 억지로 엷은 미소를 지었다. "말씀드렸던 것처럼, 당신을 마지막으로 본 뒤 5년 동안 결혼을 두 번 더 했고, 두 번째 남편과 이혼하고 세 번째 결혼도 끝낼 생각을 하고 있기 때문에 오늘 제가 여기 있는 거예요."

돈나는 망설였고 어떤 판단이나 비난의 기미가 보이지 않을까 하여 치료사의 눈치를 살폈다. 치료사가 어떤 기미도 보이지 않자 그녀는 말을 이어갔다.

"하지만, 또 한 번 이혼하기 전에 내게 무슨 문제가 있는지 알고 싶었어요."

"당신은 자신에게 문제가 있다고 생각해요?" 치료사가 물었다.

"맞아요." 돈나는 무릎 안에 손을 포개 넣으며 자신을 안정시키려고 했다. "내가 AA에서 배운 것이 있다면, 그것은 나 자신이 그 문제에 어떻게 기여하는가를 보려 하지 않는다면 어떤 해결책도 찾지 못할 거라는 거예요. 나는 자신에게 계속 물었어요. 세 번의 결혼에서 변함없는 변수는 무엇인가를요." 돈나가 치료사를 쳐다보고 찡그렸다. "바로 나 때문이에요."

"당신이 문제에 기여하는 방식을 찾아보려고 애쓰시는 걸 보니 저도 기쁩니다." 그러나 치료사는 책상 모서리에 놓여 있던 그녀의 의료 차트를 가볍게 두드리더니 "내 기억이 정확하다면, 당신은 모든 비난을 짊어지고, 그렇지 않은 데도 모든 것이 당신 잘못이라고 느끼는 경향이 있었습니다. 그러니까 어떻게 당신이 그 문제에 기여하는지 말해봅시다. 왜냐하면 당신이 생각하는 당신의 존재 방식은 실제로 당신이 존재하는 그 방식과는 많이 다를 수도 있기 때문입니다."

돈나는 미소를 지었다. "당신이 얼마나 나를 항상 이해해주고 알아주었는지 잊고 있었군요." 웃음은 빨리 사라졌고 돈나는 인상을 썼다. "그러나 이번에는 나 때문이라는 걸 알아요. 나는 어떤 것에도 만족하지 못하는 같아요. 나는 첫 번째 결혼과 두 번째 결혼에서 했던 걸 이번 결혼에서도 반복하려 하고 있어요."

"그런데 당신 말이 옳다면, 그리고 첫 번째 결혼에서 한 것처럼 두 번째 결혼에서도 같은 짓을 한 거라면, 그것은 당신이 정서적으로 당신을 만나주지 못할 어떤 사람을 택했다는 뜻이고, 또다시 그들로 하여금 당신이 받아 마땅하다고 느끼지 않는 그런 대우를 당신에게 하도록 강요하고 있다는 뜻이에요."

돈나의 얼굴에 혼란스런 표정이 역력했다. "그러면 그게 뭐죠?"

"사랑이죠." 치료사가 말했다. 치료사는 그 말의 의미가 스며들기를 바라면서, 돈나에게 시간을 주고 그녀의 견해를 기다리면서 잠시 침묵을 지켰다. "돈나, 예전에는 누군가가 당신에게 정서적인 것을 줄 때 얼마나 불편했는가를 말하면서 치료 시간을 보냈던 걸 기억해 봐요."

"아, 그랬나요?" 돈나는 얼굴을 붉혔다. "맞아요, 지금 기억나요."

치료사는 몸을 앞으로 기울이며 말했다. "당신 그거 알아요? 나는 당신이 치료를 떠났을 때, 당신이 치료를 떠난 이유가 바로 이런 게 아닐까 항상 의심했었지요."

"뭐라고요?" 돈나는 몹시 의아한 표정으로 바라보았다. "무슨 뜻으로 하시는 말씀인지 모르겠군요."

"당신이 치료를 떠났을 때, 당신이 치료를 떠난 건 아마도 당신이 내게서 얻었다고 느낀 보호와 지지가 불편하게 느껴졌기 때문은 아닐까 생각이 들더군요."

돈나는 치료사의 관찰 결과를 깊이 생각해보더니, 아랫입술을 깨물었다. "으음, 당신 말이 옳을지도…"

"나는 당신이 치료를 종결할 준비가 되지 않았다고 생각했었죠. 하지만 내가 말리는 일은, 당신 남편이 했었을, 그리고 당신이 집을 떠나려 했을 때 당신 아버지가 했던 바로 그 행동이었기 때문에 당신에게 머물라는 압력을 넣고 싶지 않았죠."

"이제 와 생각해보니 세 남자 사이에 유사성이 있군요." 돈나는 아랫입술을 계속 깨물면서 말했다. "그들은 모두 내가 필요했군요."

"음, 그것이 바로 당신 패턴이에요. 당신은 돌볼 누군가를 필요로 하죠. 그리고 그들은 자신을 돌봐줄 누군가를 필요로 했던 사람들이고요. 천생연분이죠." 치료사가 말했다.

"실제로는 악연입니다. 나는 결국 화가 나고 분노가 치밀었어요." 돈나는 눈살을 찌푸렸다. "그들은 내가 왜 그들에 대해서 규칙을 바꾸는지, 그리고 더 심하게 밀고 나가는지 이해하지 못했죠."

"내가 맞춰볼게요." 치료사가 말했다. "그들이 당신을 택한 거지, 당신이 그들을 택한 게 아니죠."

돈나가 주먹을 불끈 쥐면서 말했다. "아, 그랬구나. 젠장! 내가 그렇게 뻔한 사람이에요? 당신 말이 맞아요. 난 항상 인터뷰 당하는 사람이라고 당신이 말했었죠. 난 결코 능동적인 사람이 아니라고. 나는 '내가 그들에게 충분히 좋은 사람인가'에 너무 사로잡힌 나머지, 이 사람들이 내게 좋은 사람들인가는 한 번도 묻지 않았어요."

"사랑받을 자격이 없다는 당신의 느낌 때문에 당신은 이런 속마음과 어울리는 사람을 만나게 되고, 이런 사람이 당신이 불편해하는 것들을 당신에게 해도 되는 권리를 부여하게 되는 거죠."

회기는 끝났고, 돈나는 자신이 가지고 있는 낮은 자존감과 충동적인 돌봄을 다루어 보겠다는 새로운 결심을 했다. 그녀는 그와 함께한 치료에서 솟아나온 불편한 느낌들을 다루겠다고 약속했고, 그들 관계의 강렬함이 이런 문제가 해결되기도 전에 그녀로 하여금 치료의 종결을 고려하도록 자극할 때는 치료사가 이에 항변할 수 있게 허락했다. 우리가 모두 그렇듯이, 돈나도 정서적인 평형을 유지하려면 관계 안에 머물 필요가 있다. 내재화되고 수정되지 않은, 관계에 대한 암묵적 규칙들이 그녀로 하여금 건강한 상호성이나 안전 애착에서 어떠한 유익도 얻을 수 없도록 방해했다.

보울비1980는 타인에 대한 충동적 돌봄을 유도하는 특성과 특징들을 적절하게 묘사하고 있는데, 이러한 것들이 돈나와 같은 사람들의 삶을 지배한다. 그들은 대개 박탈을 경험한, 서럽고 어려운 삶을 살아온 사람들을 선택한다. 그들이 제공하는 돌봄은 거의 강박 수준에 이를 수도 있다. 그런데 이런 돌봄은 환영을 받을 수도, 받지 못할 수도 있지만 이런 반응과는 상관없이 주어진다. 또한 돌봄은 돌봄을 받는 사람이 실제로 상실을 겪었든 아니든 상관없이 주어진다. 단지 상실을 겪었을 거라고 믿어지기만 해도 돌봄은 주어진다. 이러한 돌봄은 돌봄을 받는 사람 편에서는 기껏해야 일시적인 가치밖에 없을 것이다. 최악의 경우 이러한 돌봄은 극도로 소유적인 관계로 끝날 수 있는데, 그것은 돌봄을 받는 사람을 위해서라는 주장은 가능하겠지만

> 결국 갇힌 자가 되는 관계로 끝나게 된다. 더구나 충동적인 돌봄을 제공하는 사람은 돌봄을 받는 사람이 즐기고 있다고 간주되는 그 편안한 상태에 대해 질투를 느낄 수도 있다. 충동적인 돌봄을 제공하는 사람은 그가 그 자신 안에서 보고 싶지 않거나 볼 수 없는 모든 서글픔과 어려움을 돌봄 받는 사람에게 전가하는 것처럼 보이기 때문에, 돌봄을 받는 자는 돌봄을 제공하는 그 사람의 대리인으로 간주될 수 있다. [1980, p.156-157]

돈나의 임상 사례는 치료의 가장 궁극적인 목표 중 하나를 보여준다. 중독자든 아니든 사랑을 주고받는 능력을 발전시키기 전까지는 항상 정동 조절장애에 취약성을 보일 수 있다. 프롬은 이러한 목표에 관해 아래 문단에서 명쾌하게 해설하고 있다.

> 우리가 사랑이라는 말이 관심, 책임, 존중, 그리고 다른 사람에 대한 이해와 인간의 성장을 위한 강렬한 소망의 경험과 관련된 능력을 뜻한다고 본다면, 신경증 환자가 어떤 불평을 하고 어떤 증상을 보이든지 간에, 그것은 사랑에 대한 그의 무능력 때문이다. 정신분석적 치료는 근본적으로 환자가 사랑에 대한 능력을 획득하거나 재획득할 수 있도록 도우려는 시도이다. 이러한 목표가 충족되지 않을 때는, 표면적인 변화 이외에 어떤 것도 성취될 수 없다. [1950, p.87, 원문은 이탤릭체로 표기되어 있음]

사랑과 안전 애착이 광범위하게 미치는 영향을 검토해보면, 거기에는 아동의 발달뿐만 아니라 성인 정신 병리와 중독에 관한 함의들도 많이 포함되어 있다. 안전 애착이나 사랑이 인간의 뇌가 발달하고 기능하는 방식을 변화시킨다는 증거들이 쌓이고 있으므로, 의학에서 항상 구분해왔던 생리학과 심리학의 구분은 이제 도전을 받게 되었다. 이러한 내용은 치료에 중요한 함의를 갖는다. 거듭된 연구들을 통해서 변함없이 지지되고 있는 변수 중의 하나는, 바로 치료 동맹이 성공적인 치료 결과에 중대한 영향을 미친다는 것이기 때문이다. 애착, 동맹, 긴밀한 유대, 우정, 상호 간의 생리적 조절, 사랑 등은 친밀한 관계들에 개입되는 복잡하고 미묘한 요소들과

뉘앙스들의 의미를 정의하고 설명하려는 시도라고 할 수 있다. 신경생리학과 애착의 관계에 대해서는 6장에서 더 깊이 있게 다루기로 한다.

4
중독: 실패할 운명인 자가복구의 시도

우리 자신이 되기 위해서는 우리 자신을 완전히 이해해야 한다.

-윌 듀란트 (1926)

보울비의 연구가 아무리 포괄적이고 강한 설득력이 있다 해도, 그의 이론은 성공적인 중독 치료에 관여하는 모든 미묘한 요소들을 철저히 다루는 데 한계가 있다. 보울비의 관찰은 아동에 관한 연구에서 발전하였기 때문에, 그의 이론을 임상에 적용하는 일이 항상 쉽지만은 않다. 보울비의 관찰 자료와 동물행동학적 틀이 중독 치료에 활용될 수 있으려면, 다른 이론들에서 나온 개념들로 확장될 필요가 있다. 관계모델이론, 특히 자기심리학의 공헌은 보울비의 모델을 더욱 실용적인 패러다임 내에 위치시킴으로써, 애착이론이 가진 한계들을 보완해준다.

코헛과 보울비가 서로의 저작에 공개적으로 영향을 받았다는 증거는 전혀 없지만, 이들은 일반 정신역동이론과, 특히 대상관계이론에 대한 관심을 공유했다. 이들의 이론은 각자 개별적으로 발전하여, 서로 직접적인 영향을 받지 않고 독립적으로 성취된 것으로 보인다. 코헛의 임상 작업은 일차적으로 자기애적 항상성을 유지하는 데 장애가 있는 성인 환자를 다루기(보울비는 아동들에게서만 자료를 수집했다) 때문에, 특히 애착이론이 중독 치료에 적용될 때 부족한 중요한 관점들을 보완해주었다. 코헛의 공헌들을 잠시만 살펴보아도 두 이론 간의 긴밀성과 둘 사이의 관계가 갖는 중요성을 알 수 있다.

자기심리학

공허감과 우울감을 주요 장애로 가진 환자들과 함께한 코헛의 작업1972은 여러 측면에서, 안전 애착에 대한 아동의 발달적 욕구가 방해받았을 때 발생하는 어려움에 대한 보울비의 관찰의 연장선에 있다. 코헛은 욕동이론의 표준적 개념들을 넘어서 분석적 사고를 확장시킴으로써, 자기애적 취약성이 손상되거나 부적절하게 형성된 자기self의 결과라고 이해할 수 있게 했다. 보울비처럼 코헛도 자기조절 능력이나 개인성과 상호성의 능력이 형성되려면 내적 정신 구조가 발달해야 하는데, 이런 구조가 발달하는 데는 부모의 반응성이 결정적인 영향을 미친다고 강조했다. 코헛은 아동의 핵심 자기는 유아기 동안 형성되고, 이 핵심 자기가 기본적인 자기 존중감, 이상, 그리고 아동의 야망을 구체화한다고 강조했다. 핵심 자기는 두 개의 극을 가지고 있으며, 이상과 야망이라는 두 개의 극을 중심으로 조직되어 있다. 마지막 책1984에서 코헛은 자기의 세 번째 구성 요소를 추가했는데, 이 요소는 제2자아 욕구나 쌍둥이적 욕구들의 성숙에 관여한다.

일차 양육자와의 애착은 다양한 인자들agencies, 욕동, 정신 장치의 갈등들이 하나의 통합된 자기 감각으로 통일되게 해준다. 코헛1977은 '자기'를 주도성의 중심축이자 감각 인상들의 수용체이며, 공간 속에서 응집되어 있고, 시간 속에서 지속성을 띠는 하나의 단위라고 정의했다p.99. 그러나 핵심 자기는 지나친 찬양이나 질책에 의해 형성되지 않는다. 오히려 자율과 주체성을 향한 건강한 분투를 긍정해주는 것은 바로 아동의 욕구에 대한 어머니의 공감적, 비언어적, 직관적 반응이다. 양육자가 조성하는 그 분위기는 핵심 자기를 통합시키기도 하고 파편화시키기도 한다. 아동의 발달적 성취를 결정하는 데는 부모가 무엇을 하는가보다 부모가 어떤 인격인가가 더 중요하게 작용한다.

> "당신의 음주 습관에 특단의 조처를 하지 않으면 아이들도 못 만나게 하고 이혼할 것"이라는 남편의 협박을 받고 사라는 치료에 나왔다. 사라의 인생에서 유일한 애착 인물은 바로 아이들이라는 것이 처음 몇 회기 동안에 드러났다. 자녀를 잃을지도 모른다는 위협은 음주에 대한 충동보다 더 강력한 동기로 작용했다. 그녀는 일주일에 한 번 정신 치료와 AA 모임에 참석하기로 기꺼이 동의했다. 사라는 우아한 매력과 지성을 갖춘 교양 있는 여성이었지만, 가정을 벗어나 본 적이 없었고 남편과의 관계는 "공허하고 차가운" 것이었다고 묘사했다. 그녀는 항상 혼자 술을 마셨다. 남편이 밤에 잠자리에 들었을 때나, 아이들이 안전하게 학교에 있을 때에만 그녀는 와인이나 보드카를 마셨다. 그녀는 상냥한 미소, 영리한 위트, 호감 가는 태도에도 불구하고 가까운 친구가 없었다. 왜 그러냐는 질문에 그녀는 이렇게 답했다. "대부분의 사람은 나를 재미없는 사람으로 봐요." 치료는 몇 달 동안 지지부진했다.
>
> 사라는 주의가 산만했다. 많은 회기가 고통스럽고 불편한 침묵 가운데 진행되었다. AA 모임에 참석하도록 권유받았을 때 그녀는 "사람들이 우호적이거나 반기는 것 같지 않았다"면서 설득력이 없는 저항을 보였다. 치료사가 그녀의 고립 상태가 회복이나 우울증에 좋지 않은 영향을 준다고 그녀에게 재차 경고한 이후, 어느 날 회기 중간에 모든 것이 극적으로 변화되었다. 그녀는 평소 성격과 다르게 그에게 발끈했다. "뭐 잘 못 드셨어요? 내가 어떤 사람인지 모르세요?" 그녀는 팔을 힘차게 벌리며 "저를 보세요. 당신이나 다른 사람이 날 흥미로운 사람으로 보기나 하겠느냐고요?"

"실제로 난 당신이 흥미로운 사람으로 보이는데요." 치료사가 대답했다.

그녀는 할 말을 잃고 그를 뚫어져라 쳐다보았다. 그녀는 반신반의하는 표정이 역력했다. "글쎄요, 그건 다 연극이에요. 연막 작전일 뿐이라고요. 피상적인 것으로 밖에는 안 보여요. 결국 당신도 다른 사람들처럼 내게 질릴 거고, 내가 누군지 제대로 보게 될 거예요." 그녀는 이런 고백 뒤에 울음을 터뜨렸고, 두 손으로 머리를 감싸며 울었다.

치료사는 그녀가 울음을 그치기를 기다렸다. 그리고 그녀 쪽으로 몸을 기울이며 다정하게 확신을 심어주었다. "사라, 이런 일이 고통스럽다는 거 알아요. 하지만 당신이 고통에 대해 말하도록 자신을 허용하고, 이렇게 했을 때 무슨 일이 일어나는지 아는 것은 중요해요. 당신은 자기 자신에 대해 진실을 말하고 있다고 느껴요. 하지만 내가 당신을 경험한 바로는 그렇지 않아요. 당신의 이런 느낌들은 어디서 오는 걸까요?"

사라는 의자에 기대어 눈물을 훔쳤다. 가슴에서 깊은 한숨 소리가 났다. "음, 이런 느낌에 대해서 별로 생각해본 적이 없어요." 그녀는 자세를 곧추세우고 치료사의 눈을 바라보았다. "이런 얘기를 누구한테도 한 적이 없는 것 같은데, 제가 대여섯 살 때쯤 전 거실에 있던 큰 의자 뒤에 숨곤 했죠. 아무도 나를 보거나 찾아내지 못하도록 말이죠. 나는 눈을 감고 나 자신이 사라지게 하려고 했어요. 몇 년 동안이나 이 짓을 했지요."

사라는 미시시피 남부의 작은 소도시에 있었던 자신의 가정사에 대해 고통스러워하면서도 자세히 설명해 나갔는데, 부모님은 높은 사회적 지위와는 전혀 안 어울리게 정서적으로 메말라 있었다고 한다. 그녀는 자신의 가정을 고통스럽지만 자세히 설명해나갔다. 그녀의 아버지는 마을에서 유일하게 극장을 소유한 사람이었다. 그녀의 부모는 좁은 지역사회의 저명인사였고 그들을 아는 모든 사람에게 존경과 사랑을 받았다. 사라는 부모가 마을 사람들 앞에서 도자기 인형처럼 찬사를 받으며 활보하게 했던, 예절 바르고 조신한 외동딸이었다. 그러나 집에서의 분위기는 사뭇 달랐다. 아버지는 그녀를 골칫거리로 여겼다. 40대 초반의 어머니와 50대 초반의 아버지 사이에 태어난, 계획에 없던 아이였기 때문이다. 부모는 최고의 옷과 교육, 그리고 돈으로 살 수 있는 예복들을 그녀에게 모두 사주었지만, 그녀가 있을 때 그들은 어색하고 거북스런 느낌을 받았다. 아버지는 아이들이 뿜어내는 활력이 차분하고 격조 있는 삶의 방식에 방해된다고 생각했기 때문에, 특히 자신의 딸이 보여주는 초기 아동기의 활력을 방해되고 성가신 것으로 여겼다. 사라는 아버지가 어머니에게 불평하는 소리를 자주 들었다. "당신, 아이 좀 조용히 시킬 수 없소? 애 때문에 방해된단 말이오." 밤은 대부분 그들의 시골 저택에서 고요히 지나갔다. 그 집은 10에이커나 되는 고립된 농장 중앙에 있었는데, 그녀의 부모는 정면 현관에 앉아서 칵테일을 마시며 조용하고 친밀한 담소를 나누었다. 그러는 동안 사라는 자기 방에서 조용히 혼자 놀고 있었다.

이런 중요한 고백 이후로, 사라가 자신의 내적작동모델을 수정하면서 치료는 나머지 몇 달 동안 급속히 진전되었다. 그녀의 내적작동모델은 "사람들에게 사랑을 불러일으키지 못하는 무언가가 내게 있다"는 경향을 띤 강한 구성 요소를 포함하고 있었다. 치료사와의 관계는 깊어졌고, 그녀의 우정은 AA 모임 안팎에서 더욱 풍성해졌고 만족스러워졌다. 또 대인관계의 비중이 높아져서 정서 조절의 원천이 풍부해짐에 따라, 음주에 대한 맹렬한 충동적 욕구도 한결 줄어들었다.

공감

자기심리학의 관점에서 아동이 응집된 자기를 발달시키려면 부모 인물에게 공감적 조율을 받을 필요가 있다. 응집된 자기, 즉 "두 개의 극을 가진 자기란, 원시적인 과대 자기를 자기 주장성이 있는self-assertive 야망으로 변형시키고, 이상화된 자기를 성숙한 가치와 이상들로 변형시킴으로써 얻어진 하나의 발달적 성취이다" Stone 1992, p.335. 사소하고 산발적으로 일어나는 공감의 실패는 심신에 해롭지 않다. 사실 간헐적으로 일어나는 공감의 부재는 변형적 내재화라는 중요한 과정을 촉진한다. '충분히 좋은 엄마'에 의해 제공되는 안아주는(홀딩) 환경에서 일어나는 최적의 좌절은 정신 구조의 형성을 촉진할 뿐 아니라, 외부 대상들이 이전에 제공한 기능들을 내재화하는 것도 촉진한다. 코헛은 공감과 조율의 결여가 정신 병리의 일차적 요인이라고 보았기 때문에, 치료 도구로서 공감을 사용하는 것이 자기의 회복에 중요함을 입증했다. 자기심리학자에게 공감, 즉 '대리적 내성vicarious introspection' 은 자료 수집의 일차적 수단이 된다. 치료사의 임무는 환자가 요구하는 자기대상 기능을 확인하는 것이며, 이 자기대상 기능은 전이 관계에서 활성화되고 증명된다. 아이들이 역기능적인 경로(예: 알코올 약물, 섹스 등)를 통해서 정동을 조절하고자 하는 잘못된 시도들은, 원래 부모가 자녀에게 자기대상 기능을 적절하게 제공하지 못한 데 있기 때문에, 발달 정지 사례에서 회복의 핵심 요소는 치료사가 환자에게 자기대상이 되어주는 것이다.

나르시시즘

코헛이 자기심리학에 기여한 일차적 공헌의 하나는, 나르시시즘을 개념화하는 방식에 변화를 준 것이다. 코헛은 나르시시즘을, 건강하고 나이에 맞는 애착 욕구나 대상관계 욕구들에 필요한 정상적인 발달 과정으로 인정했다. 한편 고전적인 욕동이론에서는 나르시시즘이 이기성이나 완고한 자기중심성, 또는 만족을 지연시키지 못하는 개인의 성향을 반영한다고 보았다. "모든 것을 내 방식대로 가져야 해"라는 주장은, AA가 회원들에게 알코올 중독자의 부풀려진 자아의 위험성을 경고할 때의 태도와도 관련된다. 코헛의 관점에서는, 자기애적 욕구들이 이기적인 것으로 간주되지 않고, 자기의 가장 중요한 타자인 자기대상들 간의 관계에 장애가 있음을 반영한다. 나르시시즘은 다른 사람들에게서 받지 못한 것을 자기 자신에게 제공하려는 간접적인 시도라고 볼 수 있다.

자기대상

타인이 "자기 감각을 불러일으키고, 유지하고, 긍정적으로 영향을 준다고 심리내적으로 경험될 때, 이 사람은 자기대상이 된다" Wolf 1985, p.271. 자기대상은 자기도 아니고 대상도 아니다. 자기대상은 하나의 관계가 수행하는 어떤 기능의 주관적인 측면이라고 할 수 있다. 자기대상 전이는 물질 남용에서처럼, 진정한 자가 복구의 시도라고 볼 수 있다. 취약한 개인이, 아동기에 시작되었지만 완성되지 못한 어떤 과정을 끝마치려고 시도하는 것이다. 코헛에 의하면, 우리는 자기 자신을 완성하려는 희망을 절대 포기하지 않는다. 이와 비슷하게 폴 오른슈타인 개인 서신 1982도, 치료적 틀과 치료 동맹을 유지하는 것의 중요성을 언급하면서, "자기는 자기 자체를 완성하는데 적절한 환경을 항상 찾고 있다"고 덧붙이고 있다.

코헛은 건강한 나르시시즘과 병적 나르시시즘의 중요한 차이를 구분했다. 아동의 자기대상 욕구에 대해서 그 단계에 적절하고 공감적인 반응을 해주는 것은 자기의 응집과 발달에 필수적이며, 이는 건강한 자존감을 형성하게 한다. 이상화하고 반영해주는 자기대상이 없을 때, 아동은 정동 조절에 혼란과 어려움을 겪게 하고 중독 행동의 가능성을 높이는 자기애적 취약성을 가진 사람으로 성장하기 쉽다. 결과적으로 취약한 개인은 인생 후반기에 필연적으로 따라오는 정서적 상처나 실망(정동 불안)을 관리하는 데 반드시 필요한 내적인 구조를 갖추지 못하게 된다. 바칼 1985이

썼듯이 "자기대상의 잘못된 반응으로 야기된 자기 안의 결함들은 코헛이 '전이와 유사한 상태' 라고 불렀던 상태를 갖게 한다. 이런 전이와 유사한 상태에서 개인은 자기의 복구를 위해서 필요하지만, 자신이 과거에 놓쳤던 경험을 제공해줄 자기대상을 찾아 헤매게 된다"p.488. 이러한 관점에서 바칼이 주장하는 것은, 전이적 관계들은 근본적으로 자기 복구에 대한 시도라는 점이다. 바칼의 입장은 칸치안1982의 자가 치료의 가설과 유사하다. 칸치안과 코헛은 물질 남용과 원시적 자기대상관계는 공통된 기능을 수행한다고 본다. 이것들은 결함 있는 자기를 떠받치려는, 처절하고 부질없는 시도라 할 수 있는 보상적 행위이다.

자기대상관계와 전이

코헛과 그 외 연구자들예: Stolorow et a1. 1987, Wolf 1988은 자기애적 취약성으로 고통받는 환자들과 수년간 작업한 끝에, 다음 7개의 자기대상 전이를 확인할 수 있었다.

1. 거울 전이: 생기, 중요성, 고유성의 내적 감각을 확인시켜주는 반응이다. 엄마가 아기의 느낌이나 흥미에 공감적으로 조율되어 있을 때 보이는, '엄마 눈 속의 반짝거림' 이 그것이다. 이러한 경험을 통해, 아동은 건강한 나르시시즘과 자기 위대성grandiosity을 발전시킨다. 이것은 적절한 자기 주장성의 감각을 동반한 건강한 자존감을 낳으며, 완성과 성취로 나아가게 하는 추진력이 된다.
2. 이상화 전이: 아동에게 이상화를 허용하고 제공하는, 강하고 위안을 주는 자기대상이 있을 때 아동은 건강한 이상, 가치, 원칙들에 대한 능력을 내재화한다.
3. 제2자아 또는 쌍둥이 전이: 아기와 자기대상 사이의 최적의 상호 작용에서 생기는 확고한 자기 감각은, 이 세 번째 항목을 첫 번째 항목(거울 반영)과 연결하게 해준다. 거울 반영으로부터 권력과 성공에 대한 기본적 분투가 생겨나며, 두 번째

극(이상화)은 이상적인 목표나 가치들을 품어준다. 인격의 핵심은 야망과 이상을 연결하는 동시에, 기본적인 재능과 기술들을 포함하고 있는 중간 영역인 긴장의 호the tension arc에 의해 결정된다. 자기대상 요구는 자신보다 더 큰 무언가에 소속되고자 하는 욕구, 즉 인간들 속에 한 사람으로 참여하고자 하는 욕구이며, 소외와 고립에 맞서려는 것이다. 자기대상 요구는 공동체의 일원이 되고자 하는 욕망을 나타낸다.

4. 적대적 전이: 상대방을 파괴하지 않을까 하는 두려움 없이, 자신의 온전한 가능성을 발휘하고 완성하려는 욕구이다. 아동에게 이것은, 파괴적인 보복을 두려워하지 않고 공격성을 드러내며 놀이하려는 욕구를 뜻한다. 성인에게 이것은, 다른 사람이 자신의 분노를 용인해 줄 것이며 관계가 깨어짐이 없이 불화가 해소될 것이라는 믿음을 뜻한다. 이러한 경험은 개인에게 회복력을 발달시킨다.
5. 효능감 전이: 다른 사람과의 관계에서 자기의 중요성과 비중을 경험하는 것이다. 이것은 자신의 현존, 반응, 행동 등이 타인에게 긍정적인 영향을 미친다고 느끼는 것이며, 자신이 누군가에게 도움이 되고 중요한 사람이라고 느끼는 것이다.
6. 자기 구분적 전이: 애착 상실에 대한 위협감 없이, 자기의 개별화 및 분리를 촉진하는 대상과의 관계를 말한다. 종종 이것은 애착 관계를 유지하기 위해 특정 방식으로 상대방이 행동하도록 하는 압력을 없애지 않으면서, 상대방이 그 자신일 수 있도록 허용하는 관계를 말한다.
7. 증인 되어주기의 전이: 이것은 자기대상이 목격자가 되어주기를 바라는 욕구이자, 자신에게 가해진 불공평한 일들과 잘못들에 대해 정서적으로 이해해주기를 바라는 욕구이다. 이러한 관계는 특히 외상을 겪고 난 사람들에게 중요하다.

AA와 자기대상 기능

반영mirroring, 이상화, 변형적인(혹은 쌍둥이적인) 대상 기능을 제공하는 타인에 관한 자기심리학의 개념들은, AA가 왜 멤버들에게 유익한가를 설명하는 대안이 될 수 있다. 반영은 AA 멤버들이 자신의 본연의 모습으로 받아들여진다고 느낄 때, 그리고 자신이 다른 사람들에게 긍정적인 영향을 미친다고 느낄 때 일어난다. 반영의 부족(반영에 굶주린 인격들)으로 고통받는 사람들은 대개 이전에 건강한 과대성, 과시주의, 존중에 대한 욕구들이 충족되지 못한 경험들을 가지고 있다. 그런데 이런 욕구들은 지속적인 단주 생활을 통해서 충족되는 것이다. 이상화는 그것이 스폰서에 대한 것이든, AA 집단에 대한 것이든, 혹은 위대한 상위의 힘에 대한 것이든, 어떤 멤버가 어떤 위대한 힘이나 지혜의 원천으로 인해 원기 왕성해진 느낌을 받는다고 말할 때 명백하게 드러난다. 장기간의 단주와 절제를 실천하고 있는 회원들은 다른 회원에게 열심히 본받도록 자극하는 역할 모델이 된다. 쌍둥이 관계는 멤버들이 유사한 경험을 가진 동료를 발견하고 집단에 속하는 경험이 가져다주는 치료적 효과에 대해 말할 때 작동하는 것이다. 다른 많은 자기대상 기능들은 지속적인 12단계 작업(다른 사람들을 돕는 작업)과 지지 후원을 통해 제공된다.

부모가 사망하고 나서 세실은 미국 중서부에 사는 친척들에게 양육되었다. 17세경, 그는 재빨리 해군에 입대했고 22세에 명예롭게 전역할 때까지 전 세계를 돌아다니며 나머지 4년을 보냈다. 그는 해군에 있을 때 술을 마시기 시작했고, 이후 20년 동안 어떤 문제의식도 없이 성인기 내내 술을 마셨다. 지난 10년간 짧은 교제들은 꾸준히 해왔지만, 두 번의 결혼 실패가 다시 여자와 관계 맺는 일을 어렵게 만들었다. 그는 항공사에서 일했고, 직업상 매년 이동을 해야 했다.

어느 날 세실은 치료실에 나타나 "우울과 삶에서의 의미 상실"을 호소했다. 그는 이 도시로 전근 온 뒤 AA 모임에 몇 번 참석했고, 자신을 알코올 중독자로 결론 내렸다고 신속하게 보고했다. 사실은 어떤 AA 멤버가 그에게 이 치료사의 이름을 알려주면서 약속을 잡아보라고 권했다. 항우울제가 즉시 처방되었고, 세실은 외래 집단 치료에 참가하기로 했다.

이후 몇 달 동안 세실은 AA와 외래 집단 치료에 진지하게 참석했다. 지속적인 단주와 더불어 그는 자신의 음주 패턴을 확인할 수 있었다. "아버지나 남성들과는 술 마시는 때를 제외하고는 편안함을 느껴본 적이 없어요." 그는 술 친구들로 둘러싸인 한 남성, 다른 사람들을 만나는 장소로서 동네 선술집을 드나들던 한 남성을 치료사에게 묘사해 보였다.

결국 AA도 그에게는 지역 선술집과 비슷한 역할을 하게 되었다. 그는 "가정 같은 집단"과 감탄하고 존경할 수 있는 사람들을 발견한 것이었다. 세실은 스폰서와 관계를 발전시켜나갔고, AA 프로그램의 단계들에 성실하게 작업했으며, 자주 「빅 북」과 「매일 명상」을 읽곤 했다. 그는 "친척들이 제게 강요하던 하느님 어쩌구 하는 것들은 받아들여 본 적이 없지만, 높은 힘이나 영성은 일리가 있어 보여요" 하며 시인했다.

몇 달 후에 그는 흥분한 어조로 "AA 모임에 참석하고 있는 의사와 변호사들이 함께 커피를 마시자고 초청했어요. 그들은 12단계 작업을 어떻게 해야 하는지 제게 물었어요. 변호사 중 한 명은 제게 스폰서가 되어달라고 요청했어요"라고 집단에 알렸다.

회복을 위한 접근

치료적 접근으로서의 자기심리학의 중요성을 설명하면서 하워드 바칼1992은 "고전적인 욕동이론을 수정하지 않고 그대로 임상에 적용한 다음, 환자가 이해받는 느낌을 가질 것을 기대해서는 안 됩니다" p.56라고 썼다. 바칼은 "영향력 있는 고전주의 이론가들의 이론과 그들의 임상적 실천 사이에 있는 커다란 간극"을 지적하기도 했다p.56. 그의 비판은 타당성이 있다. 왜냐하면 고전적인 정신역동이론과 중독 환자에 대한 치료의 실제들을 통합하려는 시도이기 때문이다. 자기심리학은 그러한 통합에 도움이 된다. 왜냐하면 자기심리학은 중독뿐만 아니라 모든 정신 병리에 고유한 관점을 제공하기 때문이다. 자기심리학은 정신내적 갈등을 강조한 프로이트의 고전적 역동이론과 구별된다. 왜냐하면 자기심리학은 관계들이나, 단계 적절한 발달적 욕구들(이런 욕구가 충족되지 않음으로써 정서적인 발달 정지가 일어난다)로 관심의 초점을 옮겨놓았기 때문이다. 정신 구조의 회복을 통해 정지된 발달이 복구되기 전까지는, 외적인 만족의 원천을 찾아 헤매게 된다. 내적인 자기 구조가 이런 필요한 능력을 제공해주지 못하기 때문이다.

오르몬트2001는 현대 정신분석의 관점에서 글을 쓰면서, 발달 실패(부모 인물이 성숙에 필요한 투입을 해주지 못함으로써 아동이 발달 상 인격적 결함을 갖게 됨)는 언어 성숙 이전에 발생하므로, 전오이디푸스기 환자들은 말이나 해석에 반응하지 못한다고 주장했다. 성격의 변화는 해석을 통해서 일어나는 것이 아니라, 자기대상인 치료사가 수행하는 기능들을 '미세하게 내재화함'으로써 일어난다. 이러한 경험이 없이는 정신적 성장은 불가능하다고 오르몬트는 주장한다.

이러한 관점에서 보면, 치료는 전오이디푸스기 환자의 발달 정지와 맞물려야 하는데, 이러한 발달 정지로 인해 환자는 자신의 감정들을 신호로써 활용하지 못하고, 자신의 감정을 조절하는 능력도 갖지 못하게 된다. 발달이 정지된 환자들이 정신 구조 속의 결함을 복구하려면 교정적인 정서적 관계가 필요하다. 이러한 관점에서 치료는, AA가 단주와 회복에 꼭 필요하다고 멤버들에게 요구하는, 변형적 경험과 유사한 치료 목표를 설정하게 된다. 오르몬트2001는 이러한 치료적 접근의 중요성에 대해 다음과 같이 말한다.

어린 아이처럼 환자도 어려움을 극복하고 장애를 물리치는 데서 기쁨을 얻는, 양육자에 대한 경탄을 내재하려는 욕구가 있다. 이 아동-환자는 이상화된 부모 인물과 융합하고자 하는 욕구와, 안전함 속에서 기준들을 공유하고 분석가의 평안을 공유하려는 욕구가 있다. 그러나 자기애적인 욕구들은 나중에 자기 자신을 돌볼 수 있는 능력으로 변해간다. [p.345]

건강한 자존감의 회복

건강한 자존감은 부모로부터 단계 적절한 반응을 충분히 받거나 정서적 조율을 받았을 때 얻어지는 최종적 산물이다. 부모의 건강한 역할 모델은 건강한 나르시시즘을 낳는 이상화의 또 다른 필수적 요소이다. 건강한 나르시시즘은 정서 건강의 기본이며, 주관적 안녕감과 자기 가치에 대한 확신으로 이루어져 있다. 자신의 중요성이나 잠재능력에 대해 균형 잡힌 평가를 할 수 있고 타인들과 성숙한 관계를 맺을 수 있는 사람들은 대개 의미에 대한 감각이 있으며, 자신을 세상 속에 끼워 넣는 방법을 안다.

이와는 반대로, 대다수의 코카인과 알코올 중독자들은 직업생활에서 매우 성공적이고 높은 성취를 이룬 것처럼 보이지만, 이런 환자들과 꾸준히 작업해본 치료사들은 이들이 갖고 있는 기본적 자기 가치감이 너무 낮은데 놀라곤 한다. 재력과 지적인 성공을 향한 그들의 과대한 분투에도 불구하고, 승인과 수용에 대한 욕구로 인해 그들은 계속해서 상처, 거부, 수치, 굴욕 등에 취약한 상태로 남는다. 코헛과 울프1978는 다음과 같이 말한다.

갓 태어난 자기들이 불충분한 반응을 받았던 개인들은 자신을 압도해오는 고통스러운 무력감을 물리치기 위해 유사 흥분 상태를 만들고자 이용할 수 있는 모든 자극을 사용하게 된다. 성인들은 훨씬 더 광범위한 자기-자극의 도구들을 가지고 있는데, 특히 성적인 영역에서는 중독성 난교 활동들이나 다양한 도착 행동이 있으며, 비성적인(non-sexual) 영역에서는 도박이나, 약물과 알코올에 의해 촉발된 흥분들, 과다-사교성으로 특징지어지는 생활양식 등이 있다. 이런 행동들로 표현되는 방어적인 측면 아래로까지 분석가가 파고들 수 있다면, 그는 필경 우울증을 발견하게 될 것이다. [p.418]

건강한 나르시시즘과 불건강한 나르시시즘

자기심리학은 건강한 나르시시즘, 즉 성숙한 나르시시즘이란 자기에 대한 정서적 투자의 감소가 아니라, 주는 행위와 받는 행위가 균형을 이루는 서로 만족스러운 관계를 형성할 수 있는 개인의 능력이라고 일관되게 간주해왔다.

오른슈타인1981에 따르면, "자기self가 비교적 독립된 주도성의 주축이 될 수 있을 때, 타인 안에서도 주도성의 중심축을 어느 정도 인정할 수 있게 된다" p.358. 건강한 나르시시즘의 경우, 사람들은 자신의 고유성을 존중할 수 있고, 동시에 다른 사람의 고유한 특성과 독립성에 대해서도 상호적인 공명이 가능하다. 이런 사람들은 받을 수도 있고 줄 수도 있다. 그리고 관계 안에서 상대를 제압하거나 상대에게 제압당하지도 않는다.

반면 병리적인 나르시시즘의 경우, 상처받은 개인은 자기애적 항상성을 유지하기 위해 이상화된 타인("당신의 힘에 의해 나의 가치가 증진됩니다")이나, 반영해주는 자기대상("나의 가치는 내 능력에 대한 당신의 찬탄으로 확고해집니다")을 필요로 한다. 이 두 범주에 속한 자기대상들은 임시적인 위치를 차지하며, 그들이 필요로 하는 기능을 제공하지 못하면 평가절하나 경멸의 대상이 되기 쉽다. 관계 안에서 진정으로 주고받는 상호성은 너무 부담스런 것이고, 자기와 타인 안에 있는 불완전성을 수용하는 일은 자기애적 환자의 능력을 벗어나는 일이다. 따라서 건강하고 성숙한 관계의 일부인 주고받기가 자기애적 환자에게는 유지될 수 없다.

자기애적인 사람은 서커스 쇼의 마술사와 같다. 마술사는 자신이 숨기는 것을 관객들이 눈치 못 채고 자신이 보여주려는 것만 보게 하려고 열심히 손놀림을 한다. 방어로서의 과대성grandiosity과 정신 구조의 건강한 구성 요소로서의 과대성은 구별되어야만 한다. 바칼1992은 다음과 같이 주장한다.

> 내 생각에, 과대성이라는 것은 이 단어가 가리키는 자기 상태를 항상 적절히 지칭하는 것 같지 않다. 코헛이 이 용어를 가지고 의미했던 바를 두 가지 개념으로 나누어보는 것이 좋을 것 같다. 두 가지 개념 중 하나는, 자신의 고유한 중요성에 대한 개인적인 확신을 반영한다. 이런 확신감은 자기대상으로부터 반영을 받는 최적의 경험에서 생겨나는 자기 지각일 것이다. 이것은 건강한 정서적 톤을 띤다. 과대성의 두 번째 개념은, 전통적인 의미의 과대성에 더 가까울 것인데, 개인이 정상적으로 경험할 수 있는 것을 넘어서 부풀려진 자기 지각을 말한다. 이것은 병적인 자기 상태라고 간주할 수 있다. 게다가 이것은 낮은 자존감에 대한 부인과 연관이 있다. [p.72]

이런 관점에서 본 나르시시즘은 건강한 자기 존중이나 자존감의 원천이 되지 않고 일종의 방어(고통스러운 수치감과 낮은 자존감에 대한 반동으로 형성되는 거짓 자기나 과대 자기)가 되어버린다. 모리슨1989이 설득력 있게 증명했듯이, 자기애적 방어 뒤에는 수치와 모멸감이 항상 추동으로서 작용한다. 알코올 중독자의 과대성, 자기중심성, 겸손함의 부족 등은 가장 중요한 장애물이다. 이 장애물들은 단주 생활이 유지될 때 수정될 수 있다. 정신역동적 개념들에서 끌어온 개념을 기술적으로 잘못 사용하고 있긴 하나, AA는 회복에서 가장 먼저 다루어야 할 본질적인 문제들을 잘 포착하고 있다.

과대성과 나르시시즘에 대한 코헛의 이론적 공식화가 있기 훨씬 전부터 알코올 치료 분야 선구자들은, 알코올 환자의 회복에서 "부풀려진 자기를 버리는 것"의 필요성에 대해 역설했다Tiebout 1954. 베이슨1971도 알코올 중독자들의 회복에 가장 큰 걸림돌은, 그들이 "거짓 자만"을 포기하지 않으려 한다는 점이라고 썼다. 전문 용어는 서로 다를지 몰라도 기본 전제는 비슷하다. 초기 이론가들은 과대성과 같은 자기애적 특성들이 중독 과정에서도 당연하게 나타난다는 것을 인정했다. 따라서 거짓 자만, 부풀려진 자기, 과대성 등은 열등감과 부적절감에 대한 방어로 간주된다. 티부1954가 주장하듯이, 사람은 자신을 부풀려야만 하는 이유가 있다. 만약 중독자들이 열등감이나 부적절감 등을 편안하게 받아들였다면 자기 부풀림이나 거짓 자만의 필요성은 전혀 없었을 것이다. 이런 관점에서 볼 때, 사람은 자존감, 확신, 자긍심, 건강한 나르시시즘이 있을 때 과대성에 대한 욕구를 느끼지 않는다. 건강한 자존감이 부재함으로 인해 고통당하는 개인들은 소위 수치심이라는 참을 수 없는 정서 상태에 시달리게 된다.

모리슨1989도 쓰고 있듯이, "수치심에 대한 자기self의 경험은 대단히 고통스러운 것이어서 완벽성, 과대성, 우월성, 자기 효능감 등에 대한 자기애적 완벽 강박이 수치심 자체를 제거하고 부인하기 위해서 생겨난다…. 이럴 때 수치심은 실패와 결점으로 인한 자기애적 불완전성에 대해 느끼는 불가피한 감정이라고 볼 수 있다." p.66

중독자들이 경험하는 후회, 수치, 자기혐오의 악순환은 그들로 하여금 이 같은 일이 다시는 일어나지 않게 하겠다고 거짓 약속이나 서약을 하게 한다. 통제하려는 시도는 당연히 실패로 이어지며, 자기혐오를 더욱 악화시키고 방어를 더욱 고착시킬 뿐이다. 반복되는 실패로 인해 부끄러움과 후회감이 늘어난다. 중독자들은 그들의 유일한 자원인 알코올이나 약물을 가지고 자신의 고통스러운 정서와 싸우도록 강요당한다.

칸치안1994에 따르면, AA 프로그램은 거짓 자만이라는 자기애적 방어를 통찰할 수 있게 해주기 때문에 알코올 중독자에게 교정의 효과가 있다. 칸치안은 알코올 중독자들이 고통스러워하는 일차적인 이유는 그들이 음주를 조절할 수 없고, 자신을 스스로 통제할 수 없기 때문이라고 본다. 자신의 취약성을 인정할 수 없기 때문에 그들은 고립되며, 타인은 물론 자기 자신에게도 단절된다. 그들은 꼭 해야 하는 것(자신의 취약성을 다른 사람들에게 인정하는)을 수치심이나 성격으로 굳어진 과대적 방어 때문에 할 수 없게 된다. 일단 AA 프로그램에 들어서면 AA는 효과를 발휘한다. 일단 프로그램에 입문하기만 하면 다른 사람들과의 접촉이 유지되고, 다른 중독자들과의 지속적인 상호 작용을 통해 지금까지 자신의 삶을 지배해왔던 역기능적인 인간관계의 유형을 변화시킬 수 있기 때문이다.

타인과의 접촉을 유지함으로써만 자기 장애들은 회복될 수 있다고 칸치안은 설명한다. 그는 병적인 알코올 중독자를 네 가지 면에서 확인하고 있다. (1) 감정의 조절 (2) 자존감 또는 건강한 나르시시즘의 결핍 (3) 상호 간에 만족을 주는 인간관계 (4) 자기 관리.

알코올 중독자들에게 참여나 애착이 어려운 것은 바로 수치심 때문이라는 점에 대해서는 칸치안도 쿠르츠1982나 다른 AA 평가자들에게 동의한다.

중독의 새로운 정의

나르시시즘에 대한 치료는 중독의 치료와 여러 면에서 유사하며, 나르시시즘의 치료는 중독 치료에 적용될 수 있다. 특히 중독을 수치, 공포, 다른 고통스러운 정동에 대한 자기애적 방어라고 간주할 때는 더욱 그러하다. 중독처럼 나르시시즘도 애착 욕구를 회피하는 수단으로서 과대 자기나 거짓 자기의 인격을 형성한다. 이런 관점에서 중독은 채워지지 않은 발달적 욕구에서 비롯되며, 이 채워지지 않은 발달적 욕구들로 인해 어떤 개인들은 손상되고 취약하고 응집성이 결여된 파편화된 자기를 갖게 된다. 취약한 개인들은 정서를 조절할 수 없으며, 많은 경우에는 자신이 느끼는 것이 무엇인지조차 모른다. 동원할 수 있는 내적 자원이 전혀 없기 때문에 '저기 바깥' 에서 외부적으로 제공되는 자기-조절의 원천을 지속적으로 요구하는 대상 허기 상태에 놓이게 된다. 고통스럽고, 거절하고, 수치스러운 관계들이 자기 결함의 원인이므로, 그들은 자신에게 필요하거나 아직 받아본 적이 없는 것을 얻기 위해서 다른 사람에게 의존하는 법을 모른다. 욕구 박탈과 대상 허기로 인해 이런 환자들을 비현실적이고 수용하기 어려운 정동 상태에 놓이게 되는데, 이러한 정동들은 타인에게 불편감을 주고 자기 자신에게는 수치심을 준다. 물질 남용자들에게는 선택의 여지가 거의 없기 때문에 자기 조절을 위해서 알코올, 약물, 다른 외부적 원천 등에 의존한다(예: 음식, 섹스, 일, 도박 등).

결과적으로 약물과 알코올 환자들은 항상 충동적이고 강박적인 행위와 중독 행위에 취약해지고, 자기 구조 내의 취약성이 수정되고 복구되기 전까지는 한 가지 중독에서 다른 중독으로 끊임없이 옮겨가게 된다. 자기의 복구와 회복은 치료적이고 건강한 관계 안에서만 성취될 수 있다. 환자는 지속적이고, 양육적이고, 반영적이고, 안아주는 환경이 필요하다. 이러한 환경은 환자가 건강한 내사물들과 내적 대상 표상들을 확인하고 내재화할 수 있도록 기회를 줌으로써 부정적이고 파괴적인 충동들을 담아내고 관리할 수 있다.

하지만 일단 정신 구조가 회복되고 나면 모든 살아있는 유기체가 그렇듯이, 자기가 계속 성장할 수 있는 양육적인 환경이 제공될 때만 자기 구조는 유지될 수 있다. 정신 구조는 약물 남용자들이 치료적 환경 바깥에서 건강하고 친밀한 상호관계를 형성, 유지하는 법을 배울 때에만 성취될 수 있다. 관계는 또한 충동적이고 중독적일 수 있기 때문에, 물질 남용자들은 대인관계 영역에서 자신들이 어떻게 어려움을 야기하는지를 온전히 이해하기 위해서 타인들과의 관계 안에서 자신을 경험해볼 필요가 있다. 친밀한 대인관계를 성취하기 전에는, 지속적으로 만족스러운 관계가 부족한 물질 남용자는 공허감을 느끼거나 만족을 위해서 외부적인 원천을 찾아 헤매게 된다.

결함 이론으로서의 자기심리학

하나의 범주 속에 모든 중독 현상을 일반화하는 것을 어렵게 생각하는 사람도 있을 것이다. 많은 중독자가 있고 그들은 각각 특별한 성격을 가지고 있지만, 모든 중독자에게는 공통된 심리내적 발생 원인이 존재한다. 모든 이론에는 공통된 중요한 측면이 있는데, 그것은 복잡하고 서로 관련 없어 보이는 현상들을 하나의 고유한 진리값으로 통합해내는 능력을 갖고 있다는 점이다. 자기심리학과 애착이론도 이러한 능력을 가진 이론들이다. 코헛1977은 모든 중독의 근저에는 유사성이 있다고 주장했는데, 중독들은 모두 부적절한 정신 구조에서 비롯된, 방향이 잘못 잡힌 자기 복구 및 정동 조절의 시도라는 것이다. 정신 구조가 확립되기 이전에 중독자와 알코올 중독자가 친밀한 애착 관계를 확립하는 것은 어렵기 때문에, 자신을 압도해 오는 공허감으로부터 주의를 돌리려고 다양한 강박 행동들을 사용하게 된다. 따라서 자기 내의 결함이 복구되지 않는 한, 강박적인 행동들은 포기되지 않고 다른 강박 행동으로 대치될 뿐이다. 코헛은 다음과 같이 말한다.

> 자기에 관한 새로운 심리학(자기심리학을 말함)의 설명력은 다음 4개의 심리적 장애와 관련해서 가장 명백하게 발휘된다. (1) 자기애적 성격장애 (2) 성도착 (3) 범죄 행위들 (4) 중독. 외견상 동떨어진 이들 현상이 왜 동일한 개념 틀로써 풍부하게 검토될 수 있는가? 왜 서로 다르고 심지어 대조적인 이런 모습들이 자기심리학의 관점에서 이해될 수 있다는 것인가? 달리 말해, 이들 네 가지 상태들은 어떻게 서로 연결되어 있는가? 서로 매우 다르고 심지어 대조되는 증후를 보임에도 이것들이 공통으로 가지고 있는 것은 무엇인가? 이 질문들에 대한 대답은 간

> 단하다. 이러한 장애들로 고통당하는 개인들은, 중심의 허약함과 인격의 핵심에 존재하는 취약성 때문에 고통당한다. 그는 자기 안의 결함 때문에 고통을 당한다. 이들 장애의 증상들(비교적 모호하거나 숨겨져 있건, 더 두드러지고 드러나 있건)은 자기 안의 결함들에서 이차적으로 파생된 것이다. 이들 장애의 표출은, 그것들이 모두 인격 안의 주된 결함을 치유하려는 시도(이 시도는 성공할 수 없으며, 이 점을 기억해야 한다)임을 염두에 둘 때 이해될 수 있다. [1977, p.vii]

자기의 취약성은 발달 실패와 초기의 환경적 박탈에서 비롯된 것이다. 안전 애착의 부재는 비효율적인 애착 유형을 가져오며, 이것은 성인기 내내 지속된다. 회복의 시도로서 나타나는 물질 남용은 역기능적인 애착 유형을 더욱 악화시킨다. 왜냐하면 신체적인 의존과 독성물질의 사용이 이미 존재하는 생리 구조와 심리 구조의 타락을 더욱 악화시키기 때문이다. 기존의 구조에 더해지는 장기적인 스트레스는 정동 조절의 어려움을 심화시키는데, 이것들은 적절하게 행동을 조절하지 못함, 빈약한 자기 관리, 경직된 대상관계 패턴 등을 불러와 인격장애를 더욱 악화시킨다. 이것은 적절한 행동에 대한 미숙한 조절, 빈약한 자기 돌봄, 그리고 경직화된 대상관계들로 인도하고 결국은 성격 병리를 더욱 악화시킨다. 코헛1977은 중독과 정신적 결함 사이의 관계를 명료하게 설명한다.

> 중독자가 약물에서 얻는 안정 효과나 흥분 효과는 영원하지 않다. 투입된 물질의 화학적 속성이 어떠하든… 정신적 구조는 전혀 세워지지 않고 자기 안의 결함은 여전히 남아 있다. 이것은 마치 누공(fistula)이 있는 사람이 음식으로 허기를 달래려고 시도하는 것과 같다. 그는 음식을 광적으로 섭취함으로써 유쾌한 미각을 누릴 수는 있겠지만, 음식물이 소화 체계 내로 들어가서 흡수되지 않기 때문에, 계속해서 굶주림을 느끼게 된다. [p.viii]

자가처방 가설과 정동조절

코헛1977의 초창기 이론적 입장을 토대로 칸치안2001은 중독자와 알코올 중독자의 치료와 회복에 기여할 수 있는 효과적이고 실제적인 공식화들을 제공함과 동시에 질병 개념에 적합할 뿐만 아니라 질병 개념을 더욱 확장시키는, 중독 과정에 대한 대안적 설명을 제공한다. 자가처방 가설은 정신 치료에 대해 중요한 함의를 갖는다. 이 가설은 물질 남용자가 왜 중독을 대체하는 경향을 가지고 있는지를 설명해줄 뿐만 아니라, AA와 12단계 프로그램이 물질 의존을 치료하는 방식을 보완해 준다.

마약 중독자와 함께한 그의 초기 작업에서 칸치안1982은 무엇보다 마취약은 그것의 특별한 약리 효과 때문에 일부 사람들이 선호하는 약물이었음을 알았다. 또한 칸치안은 헤로인 중독자들이 자신들이 쓰는 약물은 공격성을 억누르는 효과가 있다고 자랑한다는 것을 알았다. 헤로인이 그들 안에 있는 격노의 감정을 가라앉히고 진정시키는 데 도움을 주었다는 것이다. 하지만 그는 결국 이것이 불안, 우울, 혹은 다른 고통스러운 정동 상태를 경감시켜주는 다른 약물들과 유사하다는 것을 발견했다. 물질 의존자들은 어떤 의미에서 보면, 자신들이 갈구하는 어떤 것을 복구하거나 회복하기 위해 스스로 무면허 의사와 같이 행동하고 있는 것이다. 결과적으로 칸치안은 약물 중독자들이 추구하는 것은 쾌락이기보다는 자신들의 정서적 자기를 조절하여, 순간일지라도 자신들의 삶을 지배하는 박탈, 수치, 부적절감에서 벗어나고자 한다는 가설을 제시했다.

칸치안은 자신의 후기 저작에서, 모든 물질 남용자들은 특히 정동 조절에 결함이 있기 때문에 평소 약물 남용이나 특정 약물에 의존되기 쉽도록 조건화되어 있음을 알았다. 그는 중독자들이, 특정 약물이 특정한 감정을 조절하는 데서 그들이 가지고 있는 특유한 결함과 연결되어 있기 때문에 특정 약물에 이끌린다고 가정했다. 대부분의 중독자는 다양한 약물들을 시험해보지만, 특정 약물이 문제가 되는 자신의 정동 상태를 조절해주기 때문에 그것들에 특별한 매력을 느낀다는 것이다. 예를 들면 약물 중독자들은 공격성, 화, 격노와 연결된 불쾌한 상태를 완화시키는 효과 때문에 아편 제제에 이끌리게 된다. 만성 우울증, 양극성 장애, 과다행동 장애, 주의력 결핍 장애ADD는 코카인 중독자에게서 많이 볼 수 있다. 지루함, 공허감, 내면의 죽음, 삶의 무의미성을 경험하는 중독자들은 흥분제에 이끌리기 쉽다. 후기의 경험을 통해 칸치안은 역의존적이고, 억제되어 있고, 내성적인 사람들은 알코올과 진정제에 이끌릴 가능성이 높다는 것을 알았다. 높은 불안 지수와 만성 불안으로 고통받는 사람들은 벤조디아제핀정신안정제용 화합물을 사용하는 경향이 있고, 발륨이나 자낙스 같은 진정제에 의존될 가능성이 크다. 반면에 좀 더 고립된 분열성 환자들은 마리화나와 다른 환각제에 끌리게 된다. 칸치안이 썼듯이 "이런 자가 선택은 약물마다 차별적인 향정신성 작용과 관련이 있다…. 다양한 약물들에 대한 효과 실험을 통해 어떤 사람들은 특정 약물을 다른 약물보다 더 선호하게 된다는 것을 알았다" p.587.

자가 처방 가설은, 비록 이 이론의 초창기 가설들이 이후 연구에 의해 수정되었지만, 치료에 중요한 함의를 갖고 있음이 밝혀졌다. 물질 사용을 자가 처방 기능으로 인식하는 것은, 중독자들이 물질을 사용하는 이유를 이해하는 데 있어 쾌락 추구가 아닌 고통의 완화 쪽으로 초점을 옮기도록 했다. 이러한 초점의 변화는 임상가로 하여금 좀 더 긍정적이고 온정적인 치료 관계를 형성하도록 했다.

정동조절 이론

정동조절 이론은, 약물이나 알코올 중독자뿐만 아니라 모든 사람이 정동조절을 도와주는 자기대상이 필요하다는 것을 함축하고 있다. 어떤 사람들은 유전적, 환경적 변수 때문에 그리고 정동조절 능력에 좀 더 심각한 결함이 있기 때문에 좌절에 더욱 취약해진다. 취약한 개인들은 외부적인 원천에 의존하거나, 우리 인류가 타인을 통해서 정서를 조절하도록 유전적으로 설계되어 있는데도 이러한 조절을 얻어내는 데 필수적인 대인관계 기술을 갖지 못하게 된다.

코헛과 칸치안의 설득력 있는 논증 덕분에, 정동조절 이론은 중독에 대한 정신분석적 사고가 고전적인 추동 혹은 본능 이론에서 적응, 발달 정지, 자기 구조 내의 결함을 더 강조하는 관계적 모델Fairbairn 1952, Guntrip 1974로 옮겨가게 되었다. 코헛1977의 초창기 이론적 입장을 토대로 칸치안2001은 중독자와 알코올 중독자의 치료와 회복에 기여할 수 있는 효과적이고 실제적인 공식화들을 제공함과 동시에 질병 개념에 적합할 뿐만 아니라 질병 개념을 더욱 확장시키는, 중독 과정에 대한 대안적 설명을 제공한다. 애착이론은 애착 경험의 정신생물학적 측면을 강조함으로써 정동조절 이론의 많은 측면을 정당화시켜주었다. 애착이론과 정동조절 이론은 양자 모두 그동안 우리 문화나 정신 건강 모델을 지배해온 암묵적인 편견(의존은 악이라는)에 도전했다.

의존과 병리

보울비는 의존을 건강한 애착 욕구와 혼동하는 치료사들의 경향에 대해 경고했다. 너무도 빈번히 임상가들은 성인의 병리를 설명하기 위해 애착이란 용어를 사용한다 West and Sheldon-Keller 1994. 한 사람이 특히 어려움을 겪는 시기에 안심, 위안, 이해에 대해 욕구를 가질 때(특히 그가 상실의 위험에 처해있을 때는) 이것을 병리적인 행동이나 미성숙한 행동으로의 퇴행으로 해석하지 않아야 한다. 많은 치료사가 너무나 성급하게 이런 관점을 강요하거나, “너무 힘들어요” 하며 어쩔 수 없이 인정하는 환자들의 자기 평가에 너무 쉽게 동조해버린다. 이러한 가치 판단들이 환자들을 의존적으로 보게 한다. 이러한 가치 판단들은 종종 치료사의 평가 속에 반영되어 나타나며, 이것들은 독립성을 성숙이나 정신 건강과 동일시하는 문화에 의해 강화되어왔다. 의존이라는 악마와 투쟁하면서 환자들은 종종 외상을 입는데, 이것은 마치 그들이 아동기에 위로와 안심을 찾아 부모에게 달려왔을 때 비판적인 부모에게 수치를 당했을 때와 같다.

누군가에게 의존한다는 것과 애착은 같은 것이 아니다.

애착은 돌봄, 친밀성, 계속성과 더불어 시간 속에서 형성되는 정서적인 유대를 말한다. 어떤 사람들은 애착되어 있으나 의존적이지 않다. 그러므로 의존되어 있으면서 애착되어 있지 않은 상태 또한 가능한데, 이것이 바로 상호 종속이다. 애착이론이 함축하고 있듯이, 의존이라는 개념은 혼란스럽고 부정적인 용어일 뿐만 아니라, 어떤 대가를 치르더라도 자율과 독립을 성취해야 한다는 강박관념에 가까운 우리 문화 내의 편견을 반영한다. 그러나 자율이나 독립은 우리 종족이 처해있는 생물학적인 현실과 어긋나 있다.

데이비드는 결혼 생활을 악화시키고, 최근의 실직과 관련이 있는 우울증을 호소하며 치료를 찾았다. 4년 가까이 AA에 적극적으로 참여했던 데이비드는 가정의 위기를 두려워했고 새 직장을 구하는 데 따른 어려움이 그의 회복을 위협할 정도였다. 그의 결혼과 직업 사이에서 유사한 패턴이 즉시 확인되었다. 그는 새로운 관계나 직업을 찾는 데 어려움이 거의 없었던, 명석하고 미남이고 활동적인 사람이었다. 하지만 그것들을 6개월 이상 유지하는 것 역시 그에게는 극도로 어려운 일이었다. 데이비드는 금방 실망을 했고 사장에게 비판적이었다. 종종 사장을 부적절하거나 신뢰할 수 없는 사람으로 인식했다. 유사한 반응들이 그의 삶에서 여성들과의 관계에서도 종종 일어났다. 이에 대한 치료사의 언급들을 데이비드는 재빨리 거부했다. '이러한 패턴들은 아동기에 아버지가 데이비드를 그의 기본적 욕구도 채워주기 힘겨웠던 신체장애인 어머니에게 맡겼던 것과 관련이 있다' 고 알려주는 치료사의 말들을 처음에는 "우연의 일치일 뿐"이라며 무시했다. 이러한 자신의 패턴에 대해 분명히 알아갈 즈음 그는 돌연히 치료를 종결했다.

6개월 후 데이비드는 "사소한 일로 그냥 몇 번 만나고 싶다"며 다시 전화를 걸어왔다. 치료사는 그에게 집단 치료에 참가할 것을 권유했다. 치료사는 단 한 사람에게 의존하는 것에 대한 데이비드의 두려움과 관련된 전이의 강렬함이, 집단 내의 다른 사람들에게 전이되고 확산됨으로써 희석되기를 희망했다. 데이비드는 내키지 않았지만 동의했고, 이후 몇 달간의 과정을 끝냈고, "무능력한 운영"을 이유로 두 번 더 직장을 그만두었다. 집단은 점차 그에게 그의 패턴을 직면하게 만들었다. 데이비드는 결국 "내가 사장들에게 반응하는 방식에 대한 집단의 관찰에는 어떤 진정성이 있을 것"이라고 인정했다.

집단 내에서의 일들은 몇 달간 순조롭게 진행되었다. 데이비드는 마침내 한 여성과 새로운 관계를 시작했고, 그 후 곧 치료를 종결하겠다고 집단에 알렸다. 그가 6개월의 사이클을 반복해왔다는 멤버들의 논평에 대해 그는 "이번은 다르다"고 변명했다.

1년 반이 채 지나기도 전에 데이비드는 다시 약속을 잡으려고 전화를 걸어왔다. 그는 다른 집단에 참가하고 싶어 했다. 그는 현재까지 거의 2년 동안 직장을 옮기지 않았고, 얼마 전에 승진했다고 자랑스럽게 보고했다. 그의 새로운 직위는 그에게 "재량권을 가지고 다른 사람의 간섭 없이 일할 수 있는" 기회를 제공해주었다. 하지만 여성들과의 관계는 개선되지 않았다. 다른 집단에 들어갈 것이라면 의존에 대한 그의 공포를 직접 다뤄보라고 권유를 받았을 때, 데이비드는 "난 어떤 것에도 얽매이고 싶지 않아요"라고 말했다.

그 후 치료사는 데이비드의 소식을 다시 듣지 못했다. 하지만 1년 후에 가까운 동료 치료사에게서 치료 집단 내에서 반복적으로 문제를 일으킨 환자가 있었노라는 고백을 들었다. 환자의 이름을 밝히지는 않았지만, 데이비드가 이전에 치료사들에게 보여준 적이 있는 그런 역의존적counterdependent 행동에 연루되어 있었음이 분명했다. 데이비드의 충족되지 못한 의존 욕구를 지배하고 있던 두려움과 혐오의 상태는, 그로 하여금 자신이 가장 원하던 것(타인에 대한 건강한 의존)을 받아들이지 못하도록 방해했다.

AA를 비판하는 사람들예: Jones 1970, Tournier 1979은 중독자들이 종종 프로그램에 지나치게 의존할 수 있다면서, AA에 대한 알코올 중독자들의 의존을 염려와 의심의 눈초리로 바라보곤 한다. 우리는 이러한 주장의 논거를 수용할 수 있다. 하지만 다른 사람을 돕고 건강과 절제를 증진하는 조직에 의존하는 것이 자신과 자신의 가족, 그리고 사회에 질병, 죽음, 엄청난 고통 등을 불러오는 약물에 의존하는 것보다는 더 낫지 않을까? 몇몇 이유 때문에 많은 전문가는 자신들이 교회나 테니스클럽 또는 전문가 집단에 헌신하는 일이, AA 멤버들이 AA에 헌신하는 것 못지않게 중독적이라는 것을 알지 못한다. 와인버그1975도 이와 유사한 정서를 표현하고 있다.

> 우리가 이러한 주장의 논거를 인정한다 할지라도(일관성을 갖기 위해서 이 논거는 기성 종교나 정신분석과 같은 정신의학적인 컬트에 대한 헌신도 배제하는 것 같다) 필자는 이러한 주장이 합리적이라는 생각이 들지 않는다. AA에 대한 의존은 청결함, 안정, 타인을 돕는 것 등을 뜻하는 반면, 알코올 의존은 개인과 가족과 사회에 극히 해롭다는 것을 부인할 수 없는 마당에, 알코올 의존을 AA 의존으로 대체하는 일이 왜 문제가 된다는 것인지? [p.34]

AA 멤버들은 실제로 "당신은 평생 AA 모임에 다닐 수 있기 때문에 진정으로 술을 끊었다고 볼 수는 없다"는 말을 듣는다. 사실 의존은 이 프로그램에서 권장하는 사항이 아니다. AA에 비판적인 사람들이 종종 의존으로 간주하는 것은 사실 알코올 중독자들이 AA의 친목 관계 속에 자기 자신을 투자한다는 점 때문이다. 종종 이것은 AA 멤버가 술에 취하거나 약물을 하지 않은 채로 어떤 의미 있는 인간적 접촉에 참여하는 첫 경험이 된다. 와인버그1975는 이러한 참여involvement의 중요성을 강조한다.

> 시간 속에서 형성되는 수용적인 동료 집단과의 긴밀한 유대는 첫 잔을 마시지 않게 하는 강한 동기가 될 뿐만 아니라, 이 집단 내에서 체면을 잃지 않으려는 강한 동기 부여가 된다. 그래서 AA 모임은 자주 사교적인 행사들을 후원한다. 야유회나 댄스 등 집단 참여를 촉진시키고, 알코올 중독자에게는 절제와 즐거움이 결합된 분위기 속에서, 그가 성인기에 한 번도 경험해보지 못했다고까지는 말할 수 없겠지만 수년간 전혀 경험해보지 못한 단체 행동의 기회를 제공한다. 이렇게 절제와 즐거움의 결합을 배우고 익히는 것은 대단히 중요하다. 왜냐하면 알코올 중독자가 술을 마시지 않은 채로 어떠한 흥미를 느낄 수 없다면, 단약 유지의 과정은 거의 인센티브가 따르지 않기 때문이다. [p.42]

수많은 전문가가 AA의 활동들을 부정적으로 바라보는 것은 유감스런 일이다. AA의 의도는 중독자들이 세상을 있는 그대로 보게 하려는 것이다. AA가 하나의 의존을 다른 의존으로 대체함으로써 병리적 의존을 부추긴다는 비난에 맞서, AA에 의존하는 행동의 출현은 실제로 긍정적인 방향으로 중요한 변화가 있음을 알려준다는 주장이 있다. 알코올 중독자가 사람들에게 걸려드는 것은 오히려 다행스러운 일이다. 이런 일이 일어나는 것은 중독자가 일대일 관계에 관여할 수 있음을 보여주는 첫 번째 증거가 된다. 이러한 일대일 관계에서 환자는 도움을 바라는 자신의 욕구를 수용하게 되고, 자신이 동일시할 수 있는 새로운 사람들을 발견하게 된다. 이러한 과정은 시간이 걸린다. 이 과정이 중단되지만 않는다면 중독자는 결국에 건강한 상호성과 애착 능력을 발달시키게 된다.

자기대상에 대한 자기애적 욕구의 성숙이나 정동의 조절은, 타인에 대한 건강한 의존이라는 이러한 원리와 밀접한 관련이 있다. 코헛은 자기대상에 대한 원시적 욕구(정신 구조의 형성을 포함한 복구의 과정임)와 자기대상 반응성을 향한 성숙한 요구(최적의 수준에서 서로가 기능을 하도록 조절적인 형태를 제공하는, 건강한 두 개인 사이에서 작동되는 상호 조절과정이 포함됨)를 구별했다. 회복 초기 단계에서는 중독자들이 전형적으로 원시적 자기대상을 필요로 한다. 이들이 지나치게 사용하는 과대적 방어들은 알코올과 마약 문화에서 표현되는 가치관들과 뒤섞여 있다. 회복이나 단약은 물질 남용 생활에 대한 중독자들의 자기애적 고착을 방해한다. 치료는 건강한 자기애의 성숙을 촉진해주는 회복 과정이 제공될 때 성공할 수 있다. 이를 위해서는 중독자가 때로 AA 프로그램에 이상화 애착을 형성할 필요가 있다.

프로그램에 대한 이상화 애착은 개인의 자기애적 욕구가 건강한 방식으로 만족되게 해준다. 물질 남용자가 프로그램의 철학 안에 표현된 숭배할 만한 가치들을 내재화시켰을 때, 회복적인 경험이 될 수 있다. AA 멤버들은 종종 AA의 가치들을 열정적으로 수호했기 때문에, 그들은 알코올과 약물 문화에 의해 유지된 교리들과 정면으로 대결하는 모습을 보여준다. AA 프로그램의 가치들을 이상화함으로써 중독자들은 알코올과 약물 사용에 덜 유혹될 뿐만 아니라 그들이 이상화하는 것들에 대한 건강한 의존을 발전시킨다. 새로운 찬탄의 대상이 초기의 부모 인물이나 이전의 알코올 및 약물 사용 친구들보다 훨씬 더 의존할 만하고 공감적이기 때문에, 중독자들은 다른 인간 존재에게 의존하는 것의 위험성을 더욱 기꺼이 감수하게 된다. 이러한 분위기 속에서 개인적인 변화가 가능할 거라는 희망의 감각이 생겨날 수 있고, 동일시할 수 있는 새로운 대상의 도움을 받아 좀 더 적응적인 관계 유형을 가질 수 있는 것도 바로 이런 분위기 안에서이다.

자기대상 전이: 치료에 대한 함의

불충분한 자기대상 반응의 결과로서, 물질 남용자들은 자기 가치감이 결여되어 있고, 낮은 자존감과 수치심에서 비롯된 만성적인 느낌들로 인해 고통받는다. 정신 구조의 형성이라는 특별한 과정은 바로, 반응적인 환경과 정서적 조율이라는 모체 속에서 발전한다. 구조의 형성은 이전 단계에서 반영, 쌍둥이 관계, 이상화에 대한 아동의 욕구가 효과적으로 반영되지 않는 한 생겨날 수 없다. 정신의 구조는 공감적 자기대상들의 반영과 비외상적인 공감 실패의 결과로서 생겨난다. 특히 구조는 자기와 자기대상 역할을 하는 사람 간에 부서진 유대가 회복될 때 세워진다Harwood 1998. 최적의 좌절이라는 이상적 분위기 속에서 불화를 해결하는 것은, 자기로 하여금 이전에 자기대상이 제공했던 기능을 점차로 내재화하게 해준다. 최적의 좌절은 이렇게 사소하고 비외상적 공감 실패가 일어나는 이상적인 환경 조건에서 일어난다.

최적의 좌절이라는 맥락에서 일어난 공감 실패는, 자기 자신을 위로하고 진정시키는 능력을 발전시킴으로써 점차 이전에 자기대상이 해주었던 기능을 대체하도록 한다. 코헛은 이 과정을 변형적 내재화 과정이라고 불렀다. 정동의 조절과 자기 위로의 능력이 내재화되면 그 사람은 만족의 외부적인 원천에 덜 의존하게 된다. 안아주는holding 환경이 공감 실패가 해소, 회복될 수 있도록 더 많은 기회를 제공할수록 양육자와의 붕괴된 유대는 다시 확립될 가능성이 더 커지고, 결과적으로 구조는 더욱 강하게 형성된다Beebe, 1993.

> 도로시의 여성 치료사는 남녀 혼성집단으로 그녀를 의뢰해 그녀가 가지고 있는 남성들과의 문제를 다루어보게 했다. 도로시는 이미 2년이 넘게 단주를 유지해왔고 AA에도 적극적으로 참여하고 있었다. 공군 소령이었던 아버지와 네 아들로 구성된 가족 중에서 유일한 딸이었던 도로시는 조롱과 냉소의 대상이었다. 치료 집단은 남성과 여성 두 리더가 이끌고 있었기 때문에, 도로시는 그룹 내의 여성들과 보조를 맞추면서 집단 내의 남자 형제들을 다룰 때 그녀들을 완충지대로 사용할 수 있었다. 그런데 가장 큰 문제는 그녀가 집단의 남성 리더를 다루는 방식이었다. 그의 편에서 그녀를 옹호하거나 이해하는 데 조금만 실패해도(상상의 것이든 실제로 일어난 것이든) 그녀는 항변과 분노의 감정들로 응수했

> 다. 압도해오는 도로시의 보복에 대한 두려움에 대해 집단, 특히 집단 내의 여성들이 방어막이 되어주었기 때문에, 그녀는 일어나는 모든 상처를 해소해 나갈 수 있었다. 남성 치료사의 꾸준한 인내 덕분에, 매번 일어나는 회복은 그녀에게 정신적 구조를 형성시켜주었고, 그녀에게 자기 자신을 보호하는 능력과 남성들의 단점들을 격렬히 비난하지 않고 더 잘 수용할 수 있는 능력을 신장시켜 주었다.

자기심리학의 관점에서 말하는 정신 구조란, 어떤 단위나 행위 인자가 아니라 자기 경험의 유지, 회복, 고정과 관련된 일련의 심리적 기능들을 뜻하는 어떤 능력을 말한다. 정신적 구조 혹은 자기 구조는 파편화시키는 정서를 의미 있는 경험으로 통합해내고 조직화해내는 능력 또는 역량을 뜻한다. 구조의 형성(즉, 패턴들과 의미의 획득)은 이전에 외부적 대상들이 제공하던 기능들을 내재화함으로써 발달하는데, 이제 자기대상에게 지나치게 의존하지 않고 이런 기능들을 스스로 할 수 있는 능력을 반영한다. 외부적 의존을 증가시키는, 정신 구조나 자기 구조 내의 결함들은 대개 애착 욕구들이 발달 단계에 알맞게 충족되지 않았던 것과 관련된, 발달 실패의 결과라고 할 수 있다. 역으로, 성공적인 자기 구조의 확립은 정동조절 능력을 반영하는 하나의 발달 성과라고 볼 수 있다.

치료에서, 최적의 좌절과 치료사 편에서 환자를 의도적으로 좌절시키는 것을 혼동해서는 안 된다. 좌절은 진정으로 진행되는 관계들에서는 당연히 발생한다. '최적'이라는 말은, 붕괴된 유대 관계가 최적의 반응적 태도 가운데 재확립되도록 해주는 홀딩 환경에서 나타나는 분위기를 가리킨다. 적절한 치료 환경이 조성되어 있다면, 구조 형성은 치료 관계에서 일어나는 자발적인 상호 작용에서 자연스럽게 생겨나온다.

정신 구조와 내적작동모델의 유사성

코헛의 정신 구조와 보울비의 내적작동모델 사이에는 상보적 관계가 있다. 자기대상 전이에 관한 코헛의 연구에 의하면, 물질 남용자들은 경탄과 격려와 존중을 적절하게 내재화할 기회를 박탈당했으며, 충분히 좋은 부모 인물의 성품을 이상화할 기회도 제대로 갖지 못했다. 이러한 경험이 부재할 경우, 이후의 발달적 성장이 억제되고 자기대상 기능들의 점차적인 내재화도 방해를 받는다. 이러한 능력이 내재화되지 않으면 취약한 개인들(반복 충동을 통해서)은 현재 속에서 그들의 과거를 재연하게 된다. 외부 세계에 있는 나쁜 외부 대상(예: 차갑고 비판적인 엄마, 약물, 알코올 등)에 애착된 상태는 내재화된 대상이나 자기표상들이 해소 혹은 수정되지 않는 한 감소시키기가 매우 어렵다. 오그덴1983은 이렇게 말한다.

> 저항은 환자가 자신의 무의식적인 내적 대상관계들에 관여된 병적인 애착을 포기하지 못하는 것이라고 이해할 수도 있다… 이러한 유대는, 그 대상이 내가 바라는 그런 사람으로 바뀌기를 바라는 욕구에 바탕을 둔다. 나쁜 내적 대상에 대한 유대의 두 번째 범주는… 내적 대상의 불공정함, 차가움, 잘못된 행동거지 등을 폭로하려는 사명감의 형태를 띤다. [p.236]

안달하게 하고, 내재화되고, 분열된 좋은 대상과 자기표상들에 대한 애착은 중독 과정을 더욱 부추기는 유대를 형성한다. 애정에 굶주려 있으나, 자격 없는 좋은 자기표상들은 결코 만족시킬 수 없는 밑 빠진 독과 같다. 그리고 안달하게 하는 좋은 대상은 완전한 사랑이나 수용에 대한 자신의 약속을 결코 지킬 수 없으며, 어떤 제한이나 실망도 없이 돌봐주겠다는 약속도 완수하지 못한다. 지나치게 관대하고, 지나치게 만족을 주고, 일관성이 없는 엄마는 냉정하고 비판적이고 거절하는 엄마만큼이나 아기의 발달에 해를 줄 수 있다. 앞의 사례는, 좌절을 견디는 능력이 전혀 내재화되어 있지 않아 충동 조절이 안 된다. 오그덴은 "나쁜 내적 대상에 대한 유대 유형 중 하나는, 굶주린 자기가 안달하게 하는 대상에게 애착하는 것이다. 이러한 대상 유대의 속성은 바로 중독자가 중독 물질에 갖는 유대의 속성과 같다p.236.

발달 초기에 발생한 애착장애는 정신 병리의 잠재성을 증가시킬 뿐만 아니라 미래의 애착 유형에 영향을 줄 내적작동모델을 형성한다. 따라서 애착 지향의 치료는 내적작동모델을 촉발시키고, 탐구하고, 통합하는 한 방법이라고 정의할 수 있다. 모든 대인관계적 상호 작용은 두 가지 수준에서 작동한다는 것을 생각해 두면 유용할 것이다. 우리는 외부 세계에 있는 개인들 간에 일어나는 상호 작용도 관찰할 수 있지만, 각 개인의 내적작동모델 안에서 일어나는 내적 자기표상과 대상표상 간의 상호 작용도 관찰할 수 있다. 각 수준에서 일어나는 상호 작용은 서로에게 영향을 미친다. 한 사람의 외적인 행동이 다른 사람들과의 상호 작용을 통해 수정되듯이, 내적 자기표상과 대상표상도 적응을 거쳐 변화된다. 치료에 대한 이러한 접근은, 외부적 행동 변화가 지속적이고 맹종 이상의 것이 되려면 내적인 구조 변화가 필요하다는 원리에 입각해 있다.

자기대상과 정서 조절에 대한 욕구는 일평생 지속된다

보울비1979는 인간 행동의 한 부분으로서, 상호 정동 조절을 제공해주는 건강한 관계들에 대한 욕구는 "요람에서 무덤까지" 지속된다고 보았다. 코헛도 이에 동의하면서, 우리는 결코 자기대상에 대한 욕구에서 벗어날 수 없고, 치료 환경 바깥에서 건강한 애착 관계를 형성할 수 있을 때에만 치료는 완성된다고 말했다. 애착이론과 자기심리학의 또 다른 중요한 측면은 이 이론들이 AA와 조화를 이룬다는 점이다. 애착이론과 자기심리학의 관점에서는, 정동 조절과 정신 구조 내의 결함을 복구하려는 시도가 실패한 것이 바로 중독이다. 발달 상의 실패는 취약한 개인들에게 친밀한 애착 관계를 형성할 수 없게 하며, 알코올과 약물 중독자로 하여금 인간관계를 물건이나 물질로 대체하게 한다. 이 두 이론은 질병 개념을 하나의 은유로 간주하고, 왜 AA가 효과를 발휘하고 단주가 필요한지에 대해 대안적인 설명을 제공한다. 하지만 애착이론이 우리에게 상기시켜주듯이, 나이나 정서적 발달과는 상관없이 우리는 항상 어느 정도는 다른 사람들로부터 정서적 조절을 받을 필요가 있다. 타인에 대한 욕구를 부인하는 사람은, 인간관계라는 영역 밖에서 만족(예: 약물, 알코올, 음식, 섹스, 일, 도박 등)을 구하게 된다.

AA와 나르시시즘

중독을 자기 장애로 바라보고, 자기애적 현상들을 자기대상 반응성에 대한 욕구의 잘못된 표현으로 바라볼 때, 우리는 왜 AA와 다른 12단계 프로그램들이 물질 의존자에게 효과가 있는지에 대하여 대안적 설명을 제공할 수 있다. 자기심리학자들이 자기애적 장애가 치료되기 위해서는 반드시 필요하다고 보는 기본적 원칙들이 있다. 코헛은 자기애적 장애는 자기의 상처에서 나오는 반응들이라고 보았고, 자기와 자기대상 간의 유대 경험은 정신 건강과 성장에 중요하다고 보았다. 코헛은, 생애 초기에 긍정적인 자기대상 반응을 경험하는 것과, 알코올이나 약물 또는 이렇게 상처를 주는 관계성을 대신하는 다른 만족의 원천을 찾는 경향성 사이에는 반비례 관계가 있음을 넌지시 암시한다. 역으로 이들이 '자기 복구'의 빗나간 시도들을 포기할 수 있으려면, 건강한 대인관계들–자기대상 반응(반영, 융합, 이상화)에 대한 욕구가 점진적이고 만족스러운 방식으로 충족되는 관계– 로 대체할 수 있는 법을 배워야 한다.

AA와 다른 12단계 프로그램은 다양한 방법으로 이런 일들을 해낸다. 무엇보다도 AA는 예견 가능하고 일관된 홀딩 환경을 제공한다. 이런 환경에서는 중독자가 착취적이지 않고, 파괴적이거나 수치심을 주지 않는 방식으로 자기대상 욕구를 만족시킬 수 있다. 충족되지 않은 발달적 욕구들로 인해, 중독자들은 인간적인 반응에 너무도 강하고 압도적인 욕구(대상 허기)를 느끼기 때문에, 자신의 욕구는 도저히 만족시킬 수 없고 수치스럽다고 느낀다. 이들은 이전에는 자신 안에만 있다고 믿었기 때문에 받아들일 수 없었던 것을, 다른 중독자와의 동일시를 통해서 이제 있는 그대로 받아들이게 된다. 이러한 원리는 유명한 저자이자 강연자이고, 안수 받은 개신교 목사이자 자칭 회복 중인 알코올 중독자인 존 브래드쇼가 어떤 학회에서 분명하게 밝혔다. 브래드쇼는 자신이 처음 AA에 들어갔을 때의 경험담을 청중에게 말하면서, 그가 자주 꺼내는 주제인 "해로운 수치심"에 대해 언급했다. "저는 알코올 중독이 너무 심해져서 형편없이 되는 바람에 결국 AA에 나갈 수밖에 없었습니다. 모임에서 시간이 좀 흐른 뒤에, 저는 음주가 제 인생에 끼친 해악들에 너무 수치심이 느껴져서, 여러 사람 앞에 서서 과거에 음주하면서 저질렀던 온갖 끔찍한 일들을 다 말했습니다. 15분이 넘게 저는 과거에 술을 먹고 했던 지저분한 행동들을 기억나는 대로 모조리 쏟아냈답니다. 말을 끝내고 주위 사람들을 겨우 쳐다보면서 저는 사람들이 제게 구역질을 느낄 것으로 생각했지요."

브래드쇼가 놀라는 모습을 상상해보라. 방 안에 있는 다른 중독자들은, 술을 먹고 저질렀던 일들을 알고 그를 배척했던 신도들이나 교회 당국과는 전혀 다른 반응을 보였다. "오히려," 브래드쇼가 말했다. "역겨워서 날 피하지 않고 모든 사람이 내게로 와서 전화번호를 주고 필요하면 언제든 전화하라고 하더군요."

중독자들은 이런 수준의 정서적 취약 상태에서만 수용을 받아들인다. 왜냐하면 이들은 아주 기초적인 공감적 수준에서 이해를 받았다고 느끼기 때문이다. 자기심리학에서는 공감과 정서적 조율이 치료의 초석이 될 뿐 아니라, 물질 의존자들이 이전에 경험하지 못하고 수용하지도 못했던, 일종의 반응을 얻고 만족을 얻는 경험을 시작하게 한다고 본다.

쿠르츠1979가 「Not God」이라는 책에서 설득력 있게 주장했듯이, 알코올 중독자들은 자신의 자기애적 방어들을 멈춰야 하고, 하느님 노릇도 그만두어야 한다.

> '하느님이 아님'이 뜻하는 것은 무엇보다 '당신이 하느님이 아니다' 라는 AA의 메시지이다… AA가 회원들에게 전달하는 근본 메시지는 그들이 무한자, 절대자, 신이 아니라는 것이다. 이러한 통찰에 의하면, 모든 알코올 환자의 첫 번째 문제는 신 같은 힘을 주장한다는 것, 특히 신적인 통제력을 주장한다는 점이다. 그러나 이 메시지가 강조하듯이, 알코올 중독자는 적어도 통제 가운데 있지 않다. 심지어는 자기 자신조차 통제하지 못한다. 알코올 중독에서 벗어나는 회복의 첫 걸음은 이러한 사실(나조차도 통제 못 한다는)을 수용하고 인정하는 것이다. 이 사실은 충동적인 음주자 자신만 고집스럽게 부인할 뿐 타인들에게는 너무나도 명백한 사실이다. [p.42]

그림 4-1은 쿠르츠의 견해를 요약하고 있다. 애착이론이나 자기심리학에서처럼, 쿠르츠도 알코올 중독자가 자신이 중독자임을 부인하게 하는 것은 바로 타인들에 대한 자신의 욕구의 부인이라고 말한다. 따라서 회복은 이러한 과정을 역전시킴으로써 일어날 수 있다. 무엇보다 알코올 중독자는 자신이 알코올 중독자이고, 자신에게 사람들이 필요하다는 것을 인정해야 한다.

실존적인 의미에서 볼 때, 물질 남용자들이 되려고 하는 모습과 그들이 실제로 존재하는 모습(신이 아니라는 점)의 격차를 직면하면, 나쁜 신념 속에서 살아가는 일(알코올 중독자로서의 삶)을 그만두게 되고, 진정한 삶이 부과하는 한계들을 인정하면서 더욱 진실해진다("안녕하세요. 저는 조예요. 회복 중인 알코올 환자지요"). 욕구를 만족시키는 원시적인 방법들이 점점 줄어들고 더욱 성숙하게 친밀한 인간적 접촉(프로그램을 하면서 인격적 결함이 제거됨)을 형성해가면서, 중독자들은 자기 돌봄과 정동 상태의 조절을 좀 더 내재화하게(변화를 가져오는 내재화) 된다. 이 과정에서 가장 중요한 이슈는 자기를 있는 그대로 수용하는 것이다. 자기를 있는 그대로 수용하려면 이전에 감추었던 자기에 대한 수치심을 다룰 수 있어야 한다.

안아주는 환경인 AA는 또한 중간 대상이 된다. 즉, 개별화와 내재화가 확립될 때까지 단 한 사람에게 너무 많이 의존하는 일이 없도록 충분히 분리 상태를 제공하는, 건강한 의존 상태에 있게 한다. 중독자들은 점차 과대적 방어(나르시시즘)와 거짓 자기를 버리고 자기의 발견(참자기)에 도달한다. 데이비드 트레드웨이1990가 지적했듯이, 자조 운동은 그것의 성공이나 실패와 상관없이 '잃어버린 공동체의 혼' 을 회복하고자 하는 사람들에 의해 추진되어 왔다.

중독

I) 다른 사람들에 대한 필요성에 대한 부인
("나는 어느 누구도 필요치 않아요")

2) 알코올과 약물에 대한 필요성에 대한 부인
("나는 알코올과 약물에 중독돼 있지 않아요")

lst Step

3) 알코올과 약물의 필요성에 대한 인정
("나는 알코올과 약물에 중독돼 있어요")

회복

4) 다른 사람들의 필요성에 대한 인정
("나는 다른 사람들이 필요해요")

그림 4-1

5
신경생리학과 애착

의학은 다음과 같은 진실을 놓쳐버렸다: 애착은 생리학이다.

- Lewis, Amini, and Lannon (2000)

그러나 마음을 '생물학적인 것'과 '심리적인 것'으로 나누는 것은 빛을 소립자나 파동으로 분류하는 것만큼이나 불합리한 것이다.

- Lewis, Amini, and Lannon (2000)

애착의 중요성을 강조하는 보울비의 이론은 당시 독창적이고 혁신적이었을 뿐만 아니라 논쟁의 대상이었다. 그가 이론을 처음 소개했을 때, 애착 유대의 광범위한 중요성에 관한 그의 초창기 이론을 모든 사람이 기꺼이 동의하고 수용한 것은 아니었다. 그 당시의 전통적인 과학적 토대가 애착이론의 폭넓은 함의들을 모두 인정하기까지는 애인즈워스1969, 할로우1958, 로버트슨1953과 다른 사람들예: 메인 1995, 스피츠 1945의 파격적인 연구들이 있어야 했다. 왜냐하면 애착이론은 다윈의 혁명적 이론과 잘 부합되었을 뿐만 아니라 이러한 상보적 관련성은 많은 회의론자가 보울비의 이론을 상당 부분 받아들이게 해주었다. 비평가들은 특히 애착 관계의 목표 뒤에 놓여 있는 사고(무력하기 때문에 보호자와의 근접성을 요구하는 애착이 유아에게 신체적 안전을 제공한다는)를 반박하기가 어렵다는 것을 알았다. 자연도태의 법칙 또한 인류의 생존 보장에 유리하기 때문에 근접성을 추구하는proximity-seeking 행동을 선호하게 한다는 증거들이 늘고 있다. 점차 사회과학은 우리가 사회적인 존재이고 서로 긴밀하게 연결되어 있기를 요구하는 동물의 무리라는 결론을 받아들이게 되었다. 하지만 이러한 견해들이 오늘날 인정받고 높이 평가되고 있지만, 보울비에게조차도 애착 관계의 중요성을 발견한 것은 그가 상상했던 것 이상으로 놀라운 것이었다. 기술의 진보를 통해 연구자들은 애착이 유전자 발현을 변화시키고 생물학적 기질을 수정한다는 것을 발견하게 되었다. 관계성의 생리학을 면밀히 조사해본 결과, 애착은 인간의 존재와 관련해서 신경계의 핵심을 말해주고 있다.

애착과 상실

역설적이게도 애착에 대한 보울비의 관심은 아동 발달에 미치는 초기의 분리와 상실의 영향에 관한 연구에서 시작되었다. 보울비와 다른 연구자들은 상실과 분리에 대한 반응들은 문화적 장벽을 넘어서 모든 인간이 공통으로 보인다는 점과, 이러한 반응 패턴들이 인간에게 너무도 유사하게 나타난다는 것을 발견했다. 르위스와 동료들2000은 "인류가 애착 유대의 단절에 대해 보편적이고 포유동물적인 반응을 보인다"는 점을 적시했다p.87. 단기간의 분리는 보통 항변이라는 날카로운 반응을 유발하고, 장기적인 분리는 생리적, 심리적 절망상태를 불러와 결국 우울증을 일으킬 수 있다.

르위스와 동료들2000은, 이러한 보편적 반응이 모든 사회적 포유류가 공유하는 변연계 구조를 반영한다고 말한다.

> 성인인 인간도 다른 포유동물 못지않게 항변을 표시한다. 열렬한 사랑 가운데 버림받은 사람은 우선 항변의 감정을 경험한다. 이런 항변의 감정은 피할 수 없는 내적 불안감이며, 잃어버린 그

> 사람과 접촉하고 싶은 강력한 욕구('말이라도 하고 싶은')이며, 어디에서나 잃어버린 그 사람을 보는 것이다(여기에는 바짝 경계하며 사람을 찾는 일과 맹목적인 희망이 분노 가운데 뒤섞여 있다). 모든 것이 항변의 일부이다. 다시 접촉하고자 하는 욕동이 너무나 세서 사람들은 이것에 저항할 수 없다. 떠난 사람이 그들과 접촉하기를 원치 않는다는 것을 이해한다 해도 어쩔 수 없다. 사람들은 장문의 편지, 신경질적인 전화, 이메일 등에서 누군가를 찾고 부른다. 그리고 단지 누군가의 목소리를 들으려고 자동응답기에 전화를 건다. [p.77]

분리와 상실의 결과는 어린 아동의 경우 훨씬 더 불길할 수 있다. 분리가 아주 초기에 발생하고 장기화하면, 많은 경우에 유아는 죽을 수도 있다. 다른 적절한 애착 대체물이 제공되지 않는다면, 이 아동은 너무 병적으로 탈애착되어 대개 반응성 애착장애reactive attachment disorder라고 불리는 증후군을 보이게 된다. 베셀 반 데어 콜크의 연구는 방임과 정신적 외상이 사람의 기억력과 정신생물학에 광범위한 영향력을 미친다는 것을 보여준다. 더욱 중요한 것은, 조율이 부족한 보호자에 의한 환경적 혼란이나 결핍이 조금만 생겨도 뇌의 생리적 발달에 중대한 영향을 줄 수 있다는 증거들이 나오고 있다.

악명 높은 유너바머 테드 카진스키Kaczynski[역주 3)]처럼 최근에 대중적으로 알려진 사례들에서 보이는 증거들은 애착의 파괴가 한 사람의 인생에 미칠 수 있는 광범위한 영향을 보여준다.

대중매체들은 아이비리그 명문대에서 교육을 받은, 겉보기에 정상적인 소년이 어쩌다 몬태나 주 숲 속 작은 오두막에 숨어 추운 겨울을 여러 해 보내면서 알지도 못하는 사람들을 암살할 계획을 세우게 됐는지 밝히려고 했다. 뉴스위크지1966는 어떻게 한 불안한 소년이 위험한 남성으로 바뀌었는가를 재구성했다.

역주 3) 전형적인 행복한 백인 가정에서 자라 하버드 대학교를 졸업하고 수학교수로 재직하다가, 기술의 진보가 인간을 망치는 주범이라 인지하고 그에 맞서 싸우려는 시도로 17여 년간 사업가, 과학자 등 다양한 사람들에게 편지 폭탄을 보내 3명을 살해하고 29명에게 부상을 입혔다. 유나바머(Unabomber, university and airline bomber)라는 이름으로도 알려져 있다. (한글 위키피디아 인용)

> 첫 번째의 실마리는 카진스키가 겨우 6개월이었을 때 일어난 일이었다. 연방정부의 조사에 따르면, 그는 복용한 약에 심각한 알레르기 반응을 일으켜 입원해있었다. 그는 격리되어야만 했다. 그의 부모는 몇 주 동안이나 그를 보지도, 안을 수도 없었다. 가족들은 조사관들에게 이렇게 분리를 경험한 후로 한때 기운차고 명랑했던 아기는 무미건조하게 보였다고 말했다. [p.29]

애착은 뇌가 기대하는 경험이다

애착이론은 어떤 다른 이론적 관점보다도 유아의 신경생물학적 발달을 결정하는 데 있어 초기 애착 경험의 결정적인 필연성을 강조한다. 모든 유아는 주어진 유전적 기질을 가지고 이 세상에 태어난다. 유아의 뇌 구조가 발달하려면 뇌가 예측하고 기대하는 일이 반드시 일어나야 한다. 이러한 일이 일어나느냐 아니냐에 따라, 뇌의 구조는 삶을 위해서 좋게 혹은 나쁘게 준비된다. 중요한 초기 경험의 존재 여부에 따라 뇌의 특정한 신경 조직은 강화되기도 하고 약화되기도 한다. 특정한 경험들이 반드시 제공되어야 하는 중요한 발달 단계들이 있다. 제때에 이 경험이 제공되지 않으면 이런 경험을 할 기회는 영원히 상실된다. 중요한 경험들이 부재할 경우 이것은 아동의 여생 동안의 뇌 구조를 형성하며, 많은 경우 취약한 개인에게 변형이 불가능한 발달 결과를 가져오게 된다.

예를 들면, 유아의 뇌는 양안 시각의 경험을 기다린다. 이러한 경험이 생후 4개월째에 주어지지 않게 되면, 이후로는 거리 지각을 결코 획득할 수 없다. 외국어의 습득은 또 다른 좋은 예이다. 5세 이내의 발달하는 아동의 뇌에 다국어 경험을 제공하는 문화권에서는 뇌가 이러한 기회를 잡을 기회가 있다. 외국어를 나중에 배울 수도 있지만, 그러려면 훨씬 더 어렵고 더 열심히 해야 한다. 마찬가지로 생후 1년 동안에 경험하는 초기 애착 관계의 질은 한 사람의 정서적 관계의 핵심이 발달하는 데 강한 영향을 준다. 발달하는 유아의 뇌 구조는 비교적 수용적이고, 애착 경험의 질에 의해 좀 더 근본적으로 형성되는 경향이 있다. 확인할 수 있는 이런 패턴들이나 애착 유형들이 유아의 뇌 안에 일단 정착되고 나면, 이것들은 제거하기가 어렵고 일생 지속된다. 정신적 외상과 같은 경험들이나 다른 애착 관계들은 이런 관계적 핵에 영향을 주지만, 애착 유형에 생긴 변화들은 없애거나 벗어버리기가 어렵다.

애착과 정서의 생물학적인 이해

정서에 대한 생물학적 연구가 최근에 밝혀낸 성과들은 정서에 대한 새로운 모델을 제시했다. 이 모델은 실제로 관찰 가능한 행동들의 실제를 잘 보여준다. 이 모델은 이론적으로 더 효과적이며 임상에도 잘 적용된다. 이러한 관점에서 볼 때, 정서들은 한 사람의 생리적 구조와 분리될 수 없다. 이러한 사실은 인간뿐만 아니라 대부분의 사회적 포유류에게도 적용된다. 폴 에크만1992의 고전적 작업은 동물과 인간이 표정과 감정 간의 생리학적 연결고리가 동일하다는 것을 보여주는 증거 중 최신의 예이다.

에크만과 다른 사람들예: Izard 1971의 연구는 다윈이 처음 주장한 적자생존의 원리를 확인시켜준다. 다윈은 인간의 표정은 문화권을 초월해 전 지구에 걸쳐 동일하다고 주장했다. 정서적 삶은 보편적인 선천적 기능들로 인해 시작된다. 이러한 선천적 기능들은 특히 초기 경험들에 의해 형태를 띠고 모든 정신 활동을 조직하는 주된 동력으로서 계속 작용하게 된다. 애착은 이것의 특수한 예이다. 애착은 일차적인 보호자와 정서적 신호들을 주고받는 유아의 자연스러운 능력에서 시작된다. 자기와 타인의 정서적 신호들을 정확하게 읽어내는 아동의 능력의 질은 모아mother-infant 유대에 의해 형성되어, 이후 모든 대인적 관계들의 무의식적 기초가 된다. 이러한 발견들은, 감정이 보편적이고 우리의 생리적 현상들과 밀접하게 연관돼 있으며 인간의 모든 경험과 관계성에 핵심이 됨을 시사한다.

감정은 또한 소통의 기능을 수행하는데, 이러한 소통은 모아 관계에서 처음 시작된다. 정동의 표현은 애착(예를 들면, 분리 시의 울음)을 유지하는 데 도움이 되며, 가장 초기의 의사소통 형태이자 가장 원시적인 형태이다. 감정은 애착을 매개해주고 기본적인 생존 기능으로서 작용한다.

정서들은 학습된 것이 아니라 선천적이며, 애착이 뇌의 구조를 형태 짓고 기억에 영향을 준다는 증거들이 쌓이면서, 애착이론가들은 애착이론 이전의 모든 정신역동 모델들이 뇌, 정서, 애착 간의 정확한 상호 작용을 분명하게 보여주지 못한다고 결론 내렸다. 이전의 다른 모델들이 부적절하고 부정확했던 가장 일차적인 이유는 그런 모델들이 심리학과 생물학의 이분법 때문에 방해받았기 때문이다. 이러한 이분법은 르네 데카르트의 영향이 남아 있는 정신-신체의 이원론이라는 의학적 전통의 결과이다. 이러한 이분법은 애착이론과는 완전히 모순된다. 애착이론의 관점은 정서들을 정신역동적 갈등의 표현이 아닌, 기본적인 뇌 기능으로 본다.

다윈은 이러한 이분법이 없는 이론을 처음으로 제안한 사람 중 하나였다. 그는 감정에는 종의 생존과 번식을 촉진하는 힘이 있기 때문에, 감정이 유발되고 지속성을 띤다고 믿었다. 감정들이 내장되어 있고 표정과 밀접하게 연결되어 있다는 에크만과 같은 증거들 때문에, 감정들은 우리의 발생학적 측면의 하나로 받아들여져야 한다. 즉, 정서는 우리가 다른 포유류들과 유전적으로 공유하는 하나의 과거인 셈이다. 정서에 관한 생물학과 심리학을 통합하는 애착이론은 정서 능력이 선천적이며 학습된 것이 아니라는 가정을 하고 있다.

다윈1871은 백 년도 더 전에 이런 문제를 제기했다.

> 동물들은 애초부터 사회화되었고, 그 결과 서로 떨어져 있으면 불편하고 함께 있을 때 편안함을 느낀다고 종종 가정되어왔다. 그러나 동물들이 사회를 이루어 사는 것이 유리하기 때문에 그들이 함께 살도록 유도되는 방향으로 이러한 감각들(불편감/편안함)이 먼저 발달되었다고 보

는 것이 더 일리가 있다. 왜냐하면 가까이 어울려 살면 이익이 있기 때문이다. 사회 안에서 즐거움을 많이 얻는 동물 개체들이 여러 위험을 모면할 가능성이 가장 크다. 동료를 잘 배려하지 않고 홀로 사는 동물들이 가장 많이 도태되었다.

이러한 감정의 능력은 뇌 기능의 큰 부분을 차지하게 되는데, 이때 뇌는 환경을 인식하고 주어진 상황에 적절하게 반응(도망 혹은 싸움)할 수 있도록 몸을 준비시킨다. 우리의 감정적 반응들은 또한 이러한 경험들에 대한 우리의 기억에도 영향을 준다. 그리고 바로 이러한 이유 때문에 감정은 우리의 우선순위, 신념, 소신들을 형성하는 정신활동의 중요한 조직 인자로 간주된다. 그러므로 우리의 감정과 기억의 연결은, 우리를 인간으로 규정하고 정의하는 데 매우 광범위한 함축적 의미를 갖는다.

감정은 또한 인간의 사회화에도 중요한 역할을 한다. 감정 체계는 타인의 감정 신호를 읽고 자신의 적절한 정서 상태(예: 사랑하는 사람이 방으로 들어올 때 웃는 것)를 타인에게 보여주는 것이므로, 특히 인간 환경의 사회적 부분을 겨냥하고 있다. 유아는 선천적인 감정적 유연성을 가지고 있으며, 감정은 엄마와 유아 사이에 즉각적인 언어를 제공한다. 감정은 정보 교환의 매개물이 되는데, 애착 관계가 발달하면서 생기는 이러한 정보 교환은 다시 애착 관계를 강화한다. 뇌에 관한 이런 모델은 감정이 우리에게 의사소통의 초기 형태를 제공하는 기본적 뇌 기능이라는 믿음을 가지고 있는데, 이러한 초기 형태의 소통은 애착의 기능으로 사용되고 애착을 매개하며, 모든 정신활동을 전반적으로 조직하게 돕는다. 하지만 초기의 정서적 분위기가 부족하거나 잘못되어 있으면(예: 조율이나 반응이 빈약함) 그로 인한 결함이 타인의 감정적 신호들을 정확히 읽어내는 일을 심히 저해하고, 그로 인해 개인의 관계 능력은 매우 손상될 수 있다.

윌슨은 심란해진 아내에게 이끌려 치료에 나왔다. 그녀는 그가 똑바로 살지 않으면 이혼하겠다고 협박하고 있었다. 치료사는 물질 남용 전문가에게 윌슨을 의뢰하기 전에 부부 치료를 위해 잠시 그들을 조사했다. 5년 동안 마리화나에서 손을 뗀 윌슨은 2~3년 전에 AA와 NA단약 모임에 나가는 것을 멈춰야 했다고 말했다. "왜냐하면 거기에는 친절한 사람이 한 사람도 없었기 때문이죠." 그의 아내 또한 그가 몇 달 전 모임에서 만난 회복 중인 중독자였다. 그의 초기 시절을 조사해보니, 외상 후 스트레스 장애가 있었던 아버지와 윌슨에게 "미쳤다"고 말한 엄마가 있었다. 그의 어린 시절은 친구도 별로 없었고, 학우들에게 자주 비웃음당하는 고통스러운 이력이 지배적이었다.

윌슨과 몇 차례 회기를 가진 후 그가 왜 학교에서 그런 고통을 겪었는지, 그리고 12단계 모임에서 그에게 친밀하게 대하는 사람들이 왜 별로 없었는지가 곧 드러났다. 윌슨은 충분히 유쾌했지만 그의 사회적 행동은 조화되지 못했고 삐걱거렸다. 그는 악수할 때 너무 밀착해 있었다. 그는 너무 크게 말했고 항상 곁눈으로 상대방을 쳐다본다는 인상을 주면서 시선 접촉을 유지하지 못했다. 그는 음성에 생기가 없었고 옷차림은 낯설었고 동년배의 남성들에 비해 다소 괴짜로 보였다. 윌슨은 사람들과 상호 작용하거나 사람의 마음을 읽는 법을 모르는 지성인처럼 보였다. 그는 사람들이 자신을 회피하거나 거절하는 것에 정말로 당황했다. 윌슨은 사회적인 주고받기의 법칙을 직관적으로 완전하게 이해할 수 없었다. 한번은 매우 남성적인 상관에게 자신에게 준 어떤 조언에 감사하려고 꽃 몇 송이와 감상적인 카드를 선물했다. 그는 사람들이 대개 감사의 표시로 작은 선물을 주고받는 것을 보았었다고 설명했다. 선물에 대한 상관의 냉담한 반응에 그는 완전히 좌절하고 말았다.

애착의 해부학적 차원

감정과 기억에 대한 신경생물학과 신경해부학의 최근의 진보들 때문에, 애착이론은 감정과 기억의 요소들을 매개하는 뇌의 부분들에 특히 관심을 쏟는다. 애착이론가들은 변연계가 감정과 기억의 장소이기 때문에 변연계를 뇌의 중요한 장치로 본다. 변연계는 애착의 강력한 매개자이다. 그리고 감정과 기억 사이의 복잡한 상호 작용은, 분리와 상실이 사람의 생리적, 심리적 상태에 가하는 충격을 이해하는 토대가 된다. 변연계는 복잡한 뇌 기능을 조직화하는 데 필수적인 신경해부학적 교차로에 있기 때문에 조직화 업무를 수행하기가 유리하다. 학습이나 조건화는 모두 변연계 수준에서 일어난다. 정보는 변연계에서 암호화되고 저장되어 음식, 약탈자, 성적 파트너와 같이 감정적으로 중요한 대상들의 위치를 나타내는 동기화 지도를 형성하게 된다. 이런 지점들에서는 정보가 매우 잘 처리되므로 개인은 자신의 환경을 탐색하고 즉각적으로 안전지대와 위험지대를 감지하게 된다. 변연계 수준에서 뉴런의 재빠른 점화는 사람에게 위험이 있다는 것을 말해줄 수는 있으나, 왜 그런지는 말해줄 수 없다. 이것은 마치 환자가 내장의 느낌은 있지만, 그것을 설명할 수 없는 것과 같다.

고차원적 뇌 기능의 신화

우리 사회가 사실들과, "말하기 치료"라는 심리학의 필수적 유산들에 집착하기 때문에, 뇌의 위계 구조에 대해 우리가 모두 갖고 있는 동일한 편견을 과학도 가지고 있다. 뇌의 하부지대(변연계를 포함하는)는 하부 뇌 기능을 수행한다는 것이 일반적인 가르침이다. 신피질은 인류의 진화에서 가장 최근에 발달한 부분으로 간주되기 때문에 신피질이 더 고차원적이고 중요한 뇌 기능을 담당한다고 추정된다. 애착이론가들은 이것은 잘못된 것이라고 보며, 이러한 대중적 위계 구분은 오해를 낳을 수 있고 뇌 기능에 대한 올바른 이해를 저해한다고 주장한다. 실제로 변연계는 우리가 어떻게 인생을 살고 운영해야 하는가를 결정하는 뇌의 중요한 조직 요소에 해당한다.

애착이론에 따르면, 신피질은 소위 뇌의 저차원적 기능들에 사용되며 가장 중요한 소통이 일어나는 곳은 바로 변연계이다. 정서가 담기지 않은 말들이 얼마나 설득력이 없는지 생각해보라. 엄마-유아 간에 이루어지는 무언의 강력한 소통을 증명하는 연구 결과들을 또한 고려해보라. 르위스와 동료들2000은 이러한 소통 형태의 섬세함을 논하면서 모호한 것이라고 해서 항상 무의미한 것은 아님을 우리에게 상기시킨다.

> 변연계 뇌는 물리적 세계의 한 부분(다른 포유류의 내부 상태)만을 정확히 탐지하고 분석하는 것을 전문으로 하는 또 하나의 미묘한 신체 장치이다. 정서는 변연계를 가진 동물들의 사회적 감각 기관이다. 시각이 전자기 방사의 반사된 파장을 경험하게 한다면, 청각은 주변 공기 속의 기압파에 대한 정보를 제공한다. 그리고 정서는 포유류로 하여금 자기 주변의 포유류들의 내적 상태와 동기를 감지하게 해준다. [p.62-63]

발달하는 뇌

모든 신경의 발달은 유전적 기질과 함께 시작한다. 신생아의 뇌 안에서는 신경계 시냅스의 높은 초기 발육이 일어난다. 유아가 발달하면서 두뇌는 경험을 기다린다. 이러한 경험이 제공되느냐 아니냐에 따라 두 가지 잠재적 결과가 발생한다.

피어나기Blooming: 신생아의 두뇌가 발달함에 따라 신경계 시냅스의 초기 발아가 일어난다. 유아의 한정된 정신운동 능력 때문에 이 단계의 두뇌는 경험을 기다리는 수동적인 용기recipient이다. 경험과 환경적 자극이 제공되면서 이러한 자극들이 뇌의 구조를 형성한다.

가지치기Pruning: 만일 특정한 경험과 나이에 적합한 환경적 자극이 주어지지 않는다면 가지치기가 발생한다. 가지치기는 시냅스의 실제적인 죽음을 말하는데, 이로 인해 시냅스의 잠재력은 상실되고 신경 회로들이 약해진다.

특정한 경험이 제공되는 정도에 따라 발달하는 뇌가 신경의 성장에 반응하는 것도 달라진다. 이러한 경험이 제공되지 않는다면 잠재적으로 큰 신경 기질substrate을 가지고 있던 아동의 뇌는 가지치기와 자극의 결핍으로 형성된 신경 기질로 변화된다. 자극의 결핍과 가지치기는 뇌 구조의 변화를 가져오고 이런 변화는 평생 지속된다. 아동이 언어, 소리, 표정에 노출되면, 이것은 시냅스 연결을 강화한다. 심지어 인과 관계(예: 유아의 미소에 반응하는 엄마의 미소)에 대한 학습도 뇌의 영속적인 부분(피어나기)이 된다. 초기 경험에 의해 재강화되지 않은 임시적 연결들은 제거된다(가지치기). 여기에는 양안 시각, 언어 발달, 음악적 재능, 애착 능력 등이 포함된다. 생후 4개월간 시각적 자극이 박탈된 새끼고양이들은 양안시 능력(거리 지각)을 영원히 잃게 된다. 생후 몇 년 이내에 외국어와 음악에 노출된 아동들은 나중에 이것들을 배우려는 사람들보다 훨씬 더 성취도가 높다. 중대한 자극의 시기가 제공되지 않는다 해도 뇌는 계속 발달한다. 남아있는 신경 구조를 변화시키기는 어렵다. 적절하고 필요한 반응들을 발달하는 뇌에 제공하지 않음으로써 생기는 파괴적 결과들은 인간적인 온정과 애착이 영원히 불가능한, 고립되고 무감정한 사이코패스들에게서 볼 수 있다.

건강한 발달은 외부 대상에게 자신을 애착할 수 있는 유아의 능력에 의해 결정된다. 호너1979는 타인과 유대를 맺을 수 없는 유아의 무능력이 어떻게 생겨나는지를 기술한다.

> 가장 원초적인 수준에서, 애착의 실패는 초기의 자기 구조화에 심각한 결함을 가져온다. 시설에 수용되는 것과 같은 환경적 요인들로 인해 애착을 발전시키거나 만족스러운 공생 관계를 이루는 데 실패하면 규칙을 지키고, 죄책감을 느끼고, 지속적인 관계를 유지할 능력이 없어, 애정에 굶주리거나 다정한 것을 분별하지 못하는 등의 전형적인 장애들을 갖게 된다. '감정 없는 사이코패스' 도 애착에 따르는 감정적 유대를 발전시키지 못했다는 점이 특징적이다. 병리적 애착의 또 다른 형태는 거짓 자기의 형성을 통한 애착이다. 이러한 상황에서는 진정한, 핵심 자기가 애착되지 못한 상태로, 대상관계가 전혀 없는 상태로 남게 된다. [p.28-29]

생후 5~6개월 동안 발달적으로 건강한 아기는 정상적인 공생 관계를 위해 선천적인 애착 추구의 행동을 보인다. 자기와 대상에 대한 가장 초기의 정신적 표상들(구분되지 않은 자기-대상표상)은 이 단계의 전형적인 특성이다. 말러1979는 육체적인 것과 정신적인 것의 구별도 없다고 주장한다. 이것은 말러의 발달심리학의 핵심이다. 그녀는 모아 간에 소통의 신호가 선택되어야 하는 것도 바로 이 시기라고 말했다. "우리는 유아들이 욕구, 긴장, 기쁨 등을 가리키는 다양한 신호들을 보여준다는 것을 관찰했다. 복잡한 방식으로 엄마는 이러한 신호 중의 오직 몇 가지에만 선택적으로 반응한다" p.18. 말러는 이러한 신호보내기가 스타인1961이 말한 "자신의 특별한 엄마의 아기가 되기"라는 복잡한 패턴을 창출한다고 지적한다p.19.

보울비1979는 유아 스스로 자신의 환경을 결정하는 데 기여하는 부분을 강조한다. 과잉 반응하거나 예측하기 어려운 경향이 있는 부류의 유아들은 엄마가 충분히 좋은 돌봄을 제공하기가 어렵다. 그러나 생후 1년이 될 무렵에는 둘 사이에 일어나는 상호 작용의 양과 질을 결정하는 데 유아보다 엄마의 역할이 훨씬 더 크다.

애착의 실패는 생애 초기의 자기 조직화에서 몇 가지 결함을 발생시킨다. 장애가 나타나는 방식을 결정하는 체질적·환경적 요인들은 미묘하게 상호 작용한다. 말러는 이러한 과정을 명료하고 세밀하게 묘사한다.

1. 무감정한 사이코패스는 애착에 동반되는 정서적 유대 형성에 실패한 것이 특징적이다.
2. 분리와 상실로 인한 애착의 붕괴는 일생 분열성 탈 애착을 일으킬 수 있다. 이 경우, 탈애착은 대상과의 관계에서 오는 무서운 영향력에 대한 방어로서 사용된다.
3. 병적 애착의 또 다른 형태는 거짓 자기의 형성을 통한 애착으로, 이것은 자기애적 인격 구조를 낳는다.

몇 년 전에 나는, 주립 교도행정 체계 안에 있는 물질 남용 그룹을 지도하도록 고용된 상담가 그룹을 위한 훈련 워크숍 연속 강의 준비에 채용된 적이 있었다. 물질 남용자 집단을 인도하는 데 필요한 전략들을 설명하면서, 한편으로 나는 병존해서 나타나는 인격장애에 관한 주제를 다루었다. 전오이디푸스적 인격과 초기의 발달 정지를 주제로 생생한 토론이 벌어졌다.

학교를 갓 졸업한 것처럼 보이는 한 젊은 상담자가 손을 들고 말했다. "내가 알기에는, 여기 감옥에서 우리가 치료하는 대부분의 사람은 심한 외상, 방임, 아주 초기의 박탈을 경험한 사람들이에요."

나는 동의하면서 끄덕였다.

"그런데요." 그 젊은이는 말을 이었다. "이것은 생의 아주 초기에 그들이 손상을 경험했기 때문에 재활하기가 매우 어렵다는 것을 뜻하지요."

내가 반응하기 전에 주립 교도소에서 오랫동안 일했던 한 나이 든 상담자가 소리쳤다. "재활 좋아하시네! 우리는 지금 회복에 대해 말하고 있는 거야. 회복도 안 된 사람을 네가 어떻게 재활시킨다는 거야?"

애착과 발달

뇌의 다양한 영역 안에 있는 회로들은 각기 다른 시간에 성숙한다. 결과적으로 각기 다른 시간에 다른 회로들이 인생 경험에 더 예민해진다. 아동의 뇌가 발달하는 전형적이고 중요한 기간을 생각해보자.

생후 1년까지 : 운동발달, 정서적 조절, 시각, 애착, 암묵적 기억, 어휘 등.

1세-2세 : 제2 언어, 수학, 논리, 명시적인 기억의 기초적 신호들(예: '곧', '저녁 식사 후' 등의 의미는 이해할 수 있지만, 날짜와 시간 개념이 부족함).

2세-3세 : 음악, 분리와 개별화, 대상 항상성, 대상들 간의 관계성.

두뇌는 환경과 상호 작용하고 환경에 쉽게 영향을 받는 열린 체계이다. 아동의 뇌와 환경의 관계는 상호적이다. 즉, 뇌의 발달은 경험에 대한 아동의 반응에 영향을 주고, 아동의 경험들은 뇌 발달에 영향을 준다. 더 나아가 대인관계와 애착은 정상적인 두뇌 발달에 필수적이다. 연구 결과는, 애착과 대인관계들이 뇌 활동에 영향을 줄 뿐만 아니라 뇌 발달에도 중요하다는 것을 보여준다.

예를 들면, 안전 애착에 의해 제공된 정서적 조율은 실제로 아동의 전두엽 쪽으로 혈액순환을 증가시킨다. 이리하여 정서와 주의력의 센터(전두엽) 안에서는 신경조직들의 성장이 일어난다. 애착 인물의 조율을 통해 제공되는 정서적 공명이 없다면 아이의 뇌에서 흥분과 전두엽 각성이 일어나는 부분은 위축되고 억제를 조장하는 뇌 부분은 성장이 가속화된다. 안전 애착이 두뇌의 중요한 영역들에서 성장을 자극한다는 것을 증명하는 수많은 연구가 있지만, 그 반대의 경우 또한 옳다. 뇌 발달의 중요한 단계에서 자극이 부재하면 신경계의 성장이 방해받을 수 있다. 또한 스트레스는 신경화학물질의 메커니즘을 통해 뇌 발달에 상당한 영향을 줄 수 있다. 신경

화학적 스트레스는 성숙한 두뇌뿐만 아니라 미숙한 뇌와 발달 중인 뇌에도 좋지 않은 영향을 미칠 수 있다. 연구들은 방임된 아동들은 방임되지 않았던 아동들과는 뚜렷이 다른 뇌를 가지고 있다는 것을 보여주었다. 방임된 아동들의 뇌 둘레는 훨씬 짧았고, 이들의 뇌의 자기공명 스캐닝은 수백만 개의 세포 손실을 입증했다. 유사한 해부학적 변화가 우울증 엄마에 의해 양육된 아동들에게서도 발견되었다. 이 모든 사례 연구 결과는 '양육nurture' 이 '인간 본성nature' 에 영향을 미칠 뿐 아니라 '인간 본성' 을 결정하기도 한다는 점을 분명히 입증해 보였다.

보상 결핍 증후군

부적절한 애착 관계가 발달하는 아동의 뇌에 심오한 영향을 줄 수 있다는 연구 결과들이 많이 있지만, 어떤 좋지 않은 평범한 일로 중독이라는 질병에 취약해지기도 한다. 어떤 유전적인 이상과 알코올 중독 사이의 관계를 조사해본 결과, 아래에 열거된 많은 행동 증후군들과 관련이 있는 하나의 유전적 변수(대립 유전자라고 불리는 것으로, 염색체를 짝짓는 위치에 있는 유전자의 대안적 형태이다)가 있었다. 이 변수는 중독장애들, 흡연, 충동적 과식, 비만, 주의력 결핍 장애, 병적 도박, 뚜렛 증후군 등의 질병을 일으킨다.

이들 질병은 공통의 생물학적 기질(세포들과 신호를 내보내는 분자들로 이루어진 내장된 구조)과 연결되어 있으며, 이 기질은 뇌의 변연-간뇌 부분(통상적으로 뇌의 쾌감 중추로 불리는) 안에 선천적, 혹은 불러일으켜진 불균형을 가져온다. 그리고 이러한 불균형은 환자에게 안전감, 온화함, 포만감이 결여된 느낌을 남기게 된다. 만일 이러한 요구들에 반응해주지 않으면 변연계가 위협, 불안, 불쾌의 신호로 내보낸다. 이렇게 되면 갈망craving이 유발되는데, 이 갈망은 개인으로 하여금 부정적인 감정들을 제거하도록 동기화시킨다.

위에서 설명한 보상결핍 증후군블룸 외 1996은 두뇌 쾌감 기제들의 감각적 박탈을 수반한다. 이 증후군은 개인이 일상의 활동들에서 보상을 얻어내지 못하는 생물화학적/신경학적 무능력의 결과라고 본다. 도파민과 세로토닌 부족이 이러한 증후군의 원인이 된다고 가정하고 있다. 정상적인 사람은 신경전달물질들이 함께 작용하여 흥분이나 억제의 폭포(cascade, 복잡한 자극들과 반응들 사이에서)를 불러와 건강한 균형에 도달한다. 보상에 관한 폭포 이론에서는 유전적 이상, 장기적인 스트레스, 장기간의 남용 등이 인간과 동물 모두에서 비정상적인 갈망이라는 자기 보존적 패턴을 가져온다고 본다. 균형의 붕괴는 다음과 같은 것들에 의해 생겨날 수 있다.

장기간의 스트레스(셀리그만의 학습된 무력감)
유전적 이상
장기간의 알코올 남용
장기간의 물질 남용
충동적인 폭식
충동적인 도박

보상결핍 증후군은 최근의 중독에 관한 신경생물학적 연구에서 나온 새로운 결과들을 뒷받침해준다. 장기적인 물질 사용은 시냅스를 변화시키고 특정 신경전달물질의 내분비를 변화시킨다. 어떤 지점에 이르면 중독된 뇌는 중독되지 않은 뇌와 질적으로 달라진다.

미국의 국립약해연구소NIDA의 소장인 알랜 레스너1966는 장기적인 약물 사용이 뇌의 신경생리학에 영속적인 변화를 일으킬 수 있다고 주장한다. 이러한 '변화'가 뇌 안에서 발생할 때, 물질 사용자는 이제 남용자에서 약물 중독자 혹은 알코올 중독자로 변화된다. 중독된 뇌는 중독되지 않는 두뇌와는 신경생리학적인 면에서

질적으로 다르다. 중독은 뇌 기능의 생물학적·생리학적 변화를 가져오며 뇌의 신경 회로에도 개조가 일어난다. 미국 국립정신건강연구소NIMH 소장인 스티브 헤이만 1996도 이와 비슷한 말을 하면서, 중독은 뇌 기능의 생물화학적·생리학적 변화가 수반되어 결국 뇌의 신경 회로에 적응적 변화를 가져온다고 덧붙인다. 중독자의 행동은 더 이상 자유의지에 의해 통제되지 않으며, 그들의 행동은 뇌의 보상회로와 조건화된 신호에 적응하는 방식으로 결정된다. 약물 갈망과 충동적인 사용은 내부의 정동 상태와 조건화된 신호에 대한 반응으로서 일어난다. 장기적인 화학물질의 사용은 '뇌의 동기 중추를 점령하는' 결과를 가져온다.

알랜 레스너 1997a는 화학물질의 사용과 중독 간의 근본적 차이점을 인지하는 것의 중요성을 다음과 같이 설명한다.

> 중요한 것은 중독이 많은 약물에서 기인할 수는 있지만, 이것이 많은 약물의 사용과 동일한 것은 아니라는 점이다. 약물 사용과 약물 중독은 약물 사용–약물 남용–전적인 약물 남용–약물 중독과 같은 말의 연속선상에서 함께 놓여 있지 않다. 약물 사용자는 이러한 연속선 위에서 전후로 마음대로 움직일 수 없다. 중독은 질적으로 다른 상태이다. 왜냐하면 중독된 뇌는 사실상 중독되지 않은 뇌와는 신경생물학 자체가 다르기 때문이다. [p.2]

안전 애착은 신경 생리에 항상성을 가져오는가?

애착 부재의 결과는 뇌 신경생리의 파괴에 그치지 않는다. 양육, 사회적 친교, 놀이, 의사소통은 변연계를 토대로 하며, 몸의 다른 측면들도 애착이 손상될 때 심각한 영향을 받게 된다. 방임된 사람들은 항상성 전반에 대해 복합적인 붕괴를 경험한다.

르위스와 그의 동료들2000은 아동이나 성인이 상실을 처리하도록 강요받을 때 잘못될 수 있는 모든 놀라운 것들에 대해서 말한다.

> 장기적인 분리는 감정들보다 더 큰 영향을 준다. 절망 속에서는 많은 신체 척도들이 무실서해진다. 왜냐하면 분리는 신체 균형을 흐트러뜨리고, 관계의 상실은 신체적 질병을 일으킬 수 있기 때문이다. 절망 상태에서는 성장호르몬 수준이 떨어지는데, 이것은 사랑을 박탈당한 어린이가 성장을 멈추는 이유이고, 아무리 칼로리를 취해도 체중이 줄고 쇠약해지는 이유다. 병원에 오랫동안 갇혀 있는 아동들이 대거 이런 증상들을 보인다. 르네 스피츠는 이들의 고통을 '병원 부작용hospitalism' 이라고 불렀다. 동어반복이지만 좀 더 나은 표현을 쓰자면 '자라는 데 실패' 한 것이다. 일단 의사들이 사회적 상실 속에 포함된 신체적 타격들을 평가하고 난 후에는, 아동들을 부모와 좀 더 접촉하게 함으로써 회복 가능성을 높일 수 있다.
>
> 상실의 어려움에 몸으로 반응하는 사람은 아동뿐만이 아니다. 성인들 또한 장기적인 분리가 일어나면 심장혈관 기능, 호르몬 수준, 그리고 면역 과정이 동요된다. 그래서 의학적 질병이나 죽음이 종종 배우자의 상실이나 결혼의 종말에 뒤따른다. 예를 들면 한 연구는 사회적 고립이 심장 발작 이후 사망률을 3배나 높인다는 것을 발견했다. 또 다른 연구는 집단 치료에 참가하는 것이 여성에게 유방암 수술 후의 수명을 2배나 늘린다고 보고한다. 또 다른 한 연구는 강한 사회적 지지를 받는 백혈병 환자들은 2년의 생존율을 보이는데, 이는 그렇지 않은 환자들보다 2배나 높은 것이다. 그의 매혹적인 책 「사랑과 생존」이라는 책에서 딘 오니쉬는 고립과 죽음의 관계에 관한 문헌들을 조사했다. 그의 결론은 고립된 사람들이 조기 사망할 가능성이 월등히 크다는 것이었다. 홀로 사는 사람들은 돌봐주는 배우자, 가족, 공동체와 유대를 맺고 사는 사람들보다 3~5배 더 높은 사망률을 보여준다는 것이다. [p.79-80]

상실의 영향에 대한 축적된 증거들에 따르면, 애착 인물들(혹은 관계들)은 생리 기능을 정상적으로 조절해주는 강력한 요소이다. 어떻게 한 사람이 분리와 상실을 처리하느냐는 그들의 초기 애착 관계의 기간이나 질에 의해 결정된다. 이러한 초기 관계의 질은 그 사람의 기억이나 변연계 안에 암호화되어 있다. 애착과 분리가 사람에게 미칠 수 있는 전반적인 영향을 논하기 전에, 기억의 생물학과 신경해부학을 탐구해 볼 필요가 있다.

요컨대 애착에 대해서는 기억해야 할 중요한 세 가지 요점이 있다.

1. 안전 애착은 안정적인 신경생리학적 항상성을 가져온다.
2. 안전 애착 경험을 가진 사람은 자기를 더 잘 조절할 수 있다.
3. 안정된 애착 경험이 없는 사람은 붕괴에 더 취약하다.

암묵적 기억 vs 명시적 기억

초반에 말했듯이, 기억과 감정 사이에는 밀접한 고리가 있다. 왜냐하면 이러한 연결이 인간을 종으로서 살아남게 하기 때문이다. 모든 감정적 학습이 변연계 수준에서 발생하기 때문에, 그리고 변연계는 해부학적으로 기억, 즉 회상에 사용되는 정보와 내부적으로 연결되어 있기 때문에 애착, 정신 병리, 그리고 학습에 깊은 영향을 미친다. 감정이 실린 정보는 바로 여기에 저장되고 부호화되어 '동기 부여의 지도'로서 기능한다. 이 지도는 음식, 약탈자, 성적 파트너와 같은 중요한 대상들을 정서적으로 가리키는 중요한 과제에 사용된다. 원시인은 즉각적으로 주어진 환경을 탐색하고 안전상황과 위험상황을 대비해서 감각(장내장 감각, 직감 등)할 수 있다. 이러한 정보는 사람이 멈춰 생각하거나 이유를 설명하지 않고도 즉각 위험을 감지하고 반응할 수 있도록 정교하게 처리되고 저장된다.

설명할 수 없는 지식

많은 독창적이고 창조적인 연구들에 따르면, 사람들은 자신이 문제를 왜 그렇게 해결했는지를 이해하지 못한 채 지식을 얻고 업무 능력을 향상시킬 수 있다. 이들 연구의 실험 대상자들은 새로운 과제에서 업무 능력의 향상을 보여줌으로써 지식을 획득했음을 보여준다. 어떻게 문제를 해결했는가를 그들에게 물어보면, 그들은 해결에 사용한 전략을 설명하지 못한다. 이와 유사한 결과들이 뇌 손상을 입어 해마(명시적 기억을 저장하고 다시 불러내는 데 필요한 부위)를 잃은 사람들에게서도 발견되었다. 해마가 없는 사람들도 새로운 과제를 배울 수 있고 주어진 과제를 완수함으로써 이러한 능력을 보여주지만, 그것을 배웠다는 것은 기억하지 못한다. 그들은 또한 자신들이 그 문제를 어떻게 풀고 완수했는지 설명하지 못했다.

인지 없는 지식도 과학적으로 증명된 현상이다. 기억과는 상관없이 이해를 경험하는 이런 능력은 정신역동이론에서 무의식이라고 부르는 것과 유사한데, 애착이론가들은 이것을 명시적 기억과 암묵적 기억으로 구분하는 것을 더 선호한다. 왜냐하면 이들은 이 용어들이 좀 더 해부학적으로 정확하고 뇌에서 실제로 일어나는 것과 더 가깝기 때문이다. 명시적 기억은 기억에서 작은 비율을 차지한다. 이것은 회상할 때 접근 가능한 정보이며 사실의 저장이나 검색과 더 관련된 정보이다. 암묵적 기억은 설명될 수 없는 지식이다. 그것은 이해와 사고의 힘과는 상관없는 기억이다. 우리의 지식 중 가장 많은 부분은 암묵적으로 저장되어 있고 검색하기가 더 어렵다. 암묵 기억은 또한 우리가 배웠던 것들(예: 볼을 치거나 자전거를 타는 것과 같은 근육 기억 등)을 말한다. 우리는 이것들을 어떻게 하는지는 설명할 수 없지만 그래도 그것들을 할 수 있다. 무의식과 다소 유사성은 있지만 단순히 억압, 적극적 검열, 혹은 해리는 아니다. 정보가 거기에 나와 있고 사람의 행동으로도 표현되지만, 설명되지는 못한다. 암묵적 기억은 명시적 기억과 다음 세 가지 특징에서 구별된다.

1. 관계 기억: 이러한 기억의 형태는 생존 목적에 기여하기 때문에 더욱 감정이 실려 있다. 이것은 해부학적으로 강력한 정동 상태(공포, 분노, 갈망, 성)에 의해 추동된다. 그것은 순간적으로 활성화되므로 정보를 처리하는 데 시간 손실이 없다. ("곰이 날 덮치려는 걸까? 난 위험한가? 무얼 해야 하지?")
2. 초기의 기억: 이것은 언어발달 이전의 유아기에서 빈번히 작동하는 기억이다. 이 기억은 유아들이 매우 취약하고 강력한 정동 상태 아래에 있을 때 사용된다.
3. 정서 기억: 암묵적 기억은 정서와 변연계에 내장되어 있다. 이것은 애착을 매개하고 보울비의 내적작동모델 개념과 밀접한 관련이 있다.

암묵적 기억이란 사물들의 관계와, 생존하기 위해서는 이런 관계에 어떻게 반응해야 하는가에 대한 추출된 규칙들을 일반화한 것이다. 학습된 이런 반응들에 형태를 부여하고 조건화하는 데는 직접 경험이 직접적인 설명보다 훨씬 더 강력하다. 아동은 '살아남고 버려지지 않으려면 당신과 관련해 어떻게 행동해야 하는가'를 근본적으로 배운다. 의식awareness을 동반하지 않는 지식과 이러한 과정을 지배하는 규칙들은 내재화되어 한 사람의 내적작동모델의 중요한 요소가 된다. 일단 규칙이 학습되고 뇌의 기본적 특질이 되면 이것은 암묵 기억의 일부가 된다. 상대방과 관련해서 어떻게 행동할 것인가를 결정하는 규칙은 폐기하기 어렵다. 왜냐하면 이러한 정보는 명시적 기억에 잘 사용되지 않기 때문이다. 관계성의 규칙은 개인의 의식 밖에 놓여 있기 때문에 개인의 행동은 자기-영속화 된다. 타인들과의 경험은 암묵 기억을 지배하는 강력한 정서들에 영향을 받으며, 그들의 행동이 규칙에서 벗어나지 않는 것이 되게 하려고 타인들을 강하게 왜곡하게 된다. 관계의 규칙들은 지식이 없이도 계속 적용된다.

내적작동모델('내가 만일 저렇게 하면 이런 일이 생길 것이다')은 장기간 영향을 미치며 바꾸기 어렵다. 암묵적 기억에 대한 최근의 발견들에 의하면, 우리 각자가 가진 감정적 반응들의 패턴은 우리의 암묵적 정서 기억들 속에 각인되어 있다. 이런 관점에서 볼 때, 치료는 기억에 각인된 정서적 반응들이 치료 관계에서 일어나는 동시적 정서 교환을 통해 새로 각인되는 방식을 목표로 삼게 된다. 사람은 초기의 일차적 애착 경험 이후에도 오랫동안 자신의 애착 유형을 유지한다. 이러한 애착 유형들은 다음 장에서 자세히 논할 것이다.

애착과 동물 연구

포유류의 애착 실패 결과는 동물 연구에 의해 폭넓게 증명되어 왔다. 원숭이 연구는, 고립된 원숭이와 중독자 및 알코올 환자에게서 볼 수 있는 중독 유형의 행동들 사이에 많은 유사점이 있기 때문에 특히 유용하다. 안전 애착을 빼앗기고 그들 집단의 다른 원숭이들에게서 고립된 채로 길러진 원숭이들은 원숭이 사회로 돌아왔을 때 적응하거나 살아남는 데 극도의 어려움을 갖게 되었다. 그들은 적절한 감정과 신호를 읽거나 표현할 수 없기 때문에 다른 원숭이들과 좋은 관계를 맺는 데 어려움을 갖고 흔히 홀로 있다. 고립된 원숭이들은 빈번히 싸움에 빠지는데, 종종 자해적이고 공격적이고 부적절한 성적 행동을 나타낸다. 또한 그들은 음식과 물을 폭식하고 역기능적인 행동 패턴을 버리는 데 어려움을 보인다.

크래머1985의 '고립 증후군'은 중독과 특별한 연관성이 있다. 고립된 원숭이와 알코올과 약물 중독자들 간의 유사성을 보라. 진단과 치료에 대한 함의가 깊다.

중독자나 알코올 환자처럼 고립된 원숭이들은 다음의 행동들을 보이는 경향이 높다.

- 음식과 물을 폭식
- 정상적인 원숭이보다 더 많은 알코올을 소비하고 선호하는 경향
- 학습된 행동 패턴을 없애거나 반응들의 조합을 변경시키기가 어려움

- 불안정하고 공격적인 관계
- 자멸적인 행동
- 빈약한 성적 관계
- 돌봄을 제공하기가 어려움
- 고립되는 경향('고독자')

동료 원숭이

연구는 또한 이들 외로운 원숭이들이 건강한 애착 관계를 지닌 '동료 치료사 원숭이들'과 함께 있을 때, 아프고 고립된 원숭이들이 정상적으로 보이기 시작한다는 점을 보여주었다. 그들은 행동이 변화되고 집단 안에서 다른 원숭이들에 적응하기 시작한다. 그러나 동료 치료사 원숭이들에서 멀어지게 되면 그들의 개선은 지속되지 않는다. 그들은 빠르게 악화되고 잘 기능하지 못한다. 이들은 적절한 정서적 신호나 단서를 학습하고 그것에 반응하는 능력이 아직 없기 때문이다.

동료 원숭이와 치료사 원숭이에 대한 애착은 부모와의 빈약한 애착 경험을 상쇄할 수 있다. 알코올 중독자 부모에게 양육되었거나 편부모 밑에서 자란 아동에게도 이와 유사한 현상이 나타난다. 때로는 가족 내의 형제·자매들이 부모의 결손을 보상해줄 수 있다. 하지만 치료사 원숭이들이 병든 원숭이들과 장시간을 보내고 좀 더 큰 집단에 돌아왔을 때 그들은 더 많은 우울과 불안의 신호를 보인다. 크래머의 치료사 원숭이 격에 해당하는, 어려움을 가진 사람들을 광범위하게 만나는 치료사들 역시 이와 비슷한 것을 경험할 것이다. 치료사격 원숭이와 인간 치료사가 모두 고통받는 증상은 일반적으로 치료사 소진burn-out이라고 불리는데, 이런 일은 흔히 있다.

고립되거나 아픈 원숭이들 또한 신경화학적 불균형의 신호들을 나타낸다.

1. 노르에피네프린 수치가 낮아진다. 수치가 너무 낮아지면 절망의 반응은 더욱 악화된다.
2. 도파민 체계가 조절 불가능해지고 이로 인해 감각적 자극에 더 쉽게 압도당한다.
3. 세로토닌 수치가 나빠진다. 낮은 수준은 우울을 불러오고 높은 수준은 군집 안에서 높은 지위를 차지하게 한다.
4. 몸의 자연스런 진정 체계opiate system가 타격을 받는다.

양육 대 천성

애착 경험의 질은 행동에만 제한된 것이 아니라 유전자 발현에도 영향을 줄 수 있다는 것이 쥐 실험 결과 밝혀졌다Hofer 1996. 양육 수준이 높은 어미 쥐에게 자란 어린 쥐는 더 안정적이고, 스트레스도 더 잘 처리하고, 호르몬 장애도 덜했다. 양육 수준이 낮은 어미 쥐를 떠나 양질의 쥐에게 입양되어 양육되면, 새끼 쥐들은 스트레스를 더 잘 처리하고 높은 수준으로 양육된 쥐들이 갖는 건강한 신호들을 보여준다. 양육 수준이 낮은 어미한테서 떨어져 '입양된 쥐들' 이 느끼는 중압감이 수세대 동안 대물림될 때, 학습된 행동은 유전적이고 생물학적인 것이 된다는 증거가 있다. 이런 쥐들이 장성하면 좋은 양육을 못 받은 쥐들보다 더 높은 수준의 행동을 보여줄 가능성이 크다. 안전 애착은 유전자 발현과 신경 회로의 구조적 성숙을 변화시킨다.

애착과 진정 수용체

중요한 발달 시기에 아동이 빈약한 애착 경험을 했을 때 그들의 뇌는 진정수용체 밀도가 더 낮아진다. 결과적으로 그들은 정서나 자기 위안을 조절하기가 어렵다. 몸에서 분비되는 천연 진통제가 적절하게 공급되지 않기 때문에 이들은 고통스러운 정동 상태에 더 취약해진다. 고립된 원숭이들에게 높은 용량의 마취제를 투여하면 분리로 인한 울부짖음이 억제된다. 항아편제가 주입되면 분리의 울음이 돌아오고 분리로 인한 스트레스 반응도 증가한다. 이런 상황은 분리나 상실에 적절히 반응하지 못하는 인간 헤로인 중독자와 매우 유사하다. 헤로인 중독자는 고양돼 있을 때 사람들을 전혀 중요치 않다는 듯이 다룬다. 혈관 안의 헤로인은 중독자에게 분리 불안이나 애착 상실에서 오는 공황상태를 못 느끼게 한다.

> 조Joe는 헤로인 정맥주사 사용을 그만둔 지 겨우 3주째였다. 마지막 주사 이후 충분한 시간이 흘렀기 때문에, 헤로인 중독에 뒤따르는 심각한 철회 증상에서 오는 고통도 더는 겪지 않았다. 그의 의식은 뚜렷해졌고 병원에서도 중독 상담자와 이전보다 더 진지하게 대화할 수 있었다. 조는 NA 모임에서 하얀 칩(AA나 NA의 12단계 프로그램 안에서 1단계를 시작할 때 미팅에서 발표하는 모든 신입회원에게 주어지는 포커 칩)을 집어 들었고 "약물을 멀리하고 나의 삶의 방향을 바꾸고자 하는" 그의 진지한 소망을 표현했다. "나는 내가 떠있을 때 했던 짓을 믿을 수가 없어요." 조는 의자 앞쪽으로 몸을 기울이며 두 손으로 얼굴을 감싸더니 마룻바닥을 쳐다보았다. "나 자신이 부끄러워요. 내가 탕진한 돈과 함부로 대했던 사람들…"
>
> "약물에서 가장 나쁜 점은, 들뜨지 않았다면 전혀 안 했을 행동을 하게 한다는 거죠." 상담자가 이렇게 말했다.

조는 상담자를 올려다보았다. 충혈된 눈이 그의 정서적 고통을 분명히 보여주고 있었다. "당신 말이 옳기를 바랍니다. 저는 이제껏 제가 행동해온 것이 약물 탓이라고 하느님께 기도합니다."

"AA와 NA에 충분히 머무르세요. 그러면 모든 중독자가 중독 때문에 수많은 사람을 괴롭혔다는 것을 알 거예요." 상담자는 두 손으로 동그라미를 그려 보였다. "우리가 상처 주고 멸시했던 사람들에게 보상해주는 것이 회복 프로그램에서 중요한 부분을 차지하지요."

"내가 잘 알지도 못하는 사람들에게 뭘요? 어떻게 그들에게 보상한다는 거죠?" 조는 머리카락을 손으로 쓸어 넘기며 무슨 불쾌한 기억이라도 떨어내듯 머리를 흔들었다. "병원에 들어오기 바로 전 주에, 나는 다른 중독자들과 주사를 놓고 있었어요. 그들 가운데 반은 아예 모르는 사람들이었고 신경도 안 썼죠. 그런데 어떤 한 사람이 내게 특별히 친절하게 대했어요. 그는 더러운 주삿바늘에 대해 경고했고 믿을 수 없는 중독자들을 조심하라고 일러줬어요. 몇 시간 후, 우리가 모두 약을 한 뒤에 그는 부엌 싱크대 옆에 서 있었는데 갑자기 주저앉더니 감자 자루처럼 바닥에 쓰러졌어요." 조는 상담자의 눈을 응시했다. "내가 어떻게 했는지 아세요?" 조는 주먹으로 자신의 다리를 쳤다. "난 그냥 어깨를 으쓱하고는 다시 약을 하러 갔어요. '꽤 좋다. 이러니 헤로인을 더 할 수밖에' 하면서요."

6
회피적인 사회: 손상된 애착의 문화적 근원

알도록 되어 있지 않은 것을 알고,
느끼도록 되어 있지 않은 것을 느끼는 것에 관하여.

– John Bowlby (1979b)

서구 사회는 지난 200년 동안 방대하고 복잡한 실험을 해왔다. 이러한 연구의 정확한 결과는 아무도 모른다. 다만 몇 년 전에 코헛1984이, 치료실을 찾아오는 성격장애 환자의 수가 증가하는 것은 이러한 실험적 연구의 한 결과라고 주장했을 뿐이다. 이러한 연구는 저명한 교수 집단에 의해 수행된 매우 통제된 일련의 연구들이 아니고, 소위 핵가족들에 의해 수행된 하나의 평가다. 이러한 평가 덕분에 우리 현대 사회는 홀딩 환경을 많이 누리게 되었다. 괴로운 부모들(맞벌이와 직장 통근, 그리고 학교, 유아원, 소프트볼 경기장 등으로 자녀를 태워다주며 너무 분주한)은 용기를 내서 자녀의 애착 요구들을 만족시켜보려 하지만 허사다. 부모들의 노력은 근 2백만 년간의 인류의 진화에는 배치되지만, 그들은 대가족이나 지역공동체, 친척 혹은 마을의 지지나 도움 없이 이런 힘겨운 삶을 계속하고 있다.

얼마 전에 나는 대학원 졸업 이후 보지 못했던 오랜 친구 스코트를 방문하기 위해 국토를 횡단하는 여행을 했다. 그는 박사 학위를 받자마자 결혼했고, 지금 두 부부에게는 우리 사회가 청소년들에게 가장 권하는 활동들에 빠져 있는 13세 난 아들이 있었다. 나는 그들이 아들을 아침에는 테니스 레슨, 오후에는 축구 경기, 저녁에는 댄스 스쿨로 실어 나르는 것을 보면서 주말을 보냈다. 이튿날 스코트가 휴가를 냈고 우리는 오후에 함께 학교로 가서 그의 아들을 차에 태우고 시내를 통과해 축구 경기장에 데려다 주었다. 경기장에 그를 내려주고 우리는 집으로 돌아왔다. 아내가 퇴근해서 돌아올 때까지 거실에 앉아 기다리던 스코트는 소파에 지쳐 나자빠졌다. 몇 분 후 그의 아내가 서둘러 집에 들어와 고양이에게 밥을 주고 깔개를 정돈해준 다음 식료품점으로 달려가 열심히 흥정하고 아이들을 찾아와서는 우리와 함께 서둘러 저녁 식사를 하러 나갔다. 그들은 같은 도시에 사는 가족도 없었고 둘 다 양육과 직업적 성공을 위해 처절하게 일했다.

선사시대에 인류가 나무에서 기어 내려와 다른 포유류들과 함께 땅 위에서 살게 된 이래로, 인간은 살아남고자 함께 무리지어 살아야 했다. 무리지어 동굴에서 살든 함께 사냥하든 인간의 생존은(특히 아이들에게는) 상대방을 가까이에 두는 것을 요구했다. 과거에 많은 사람은 이러한 안정화를 위해 무엇보다 그들의 가정의를 찾곤 했다. 관리 간호의 출현과 현대 의학이 관계보다는 기술을 더 중시함에 따라 스피츠1994가 자신의 연구에서 발견한 것과 유사한 불모의 환경이 형성되었다. 스피츠가 말하는 불모의 환경이란, 아동들이 안전 애착을 제외하고 모든 것이 다 제공되는 환경에서 죽어가거나 심각하게 병이 드는 것을 말한다. 현대의학의 퇴보는 관계의 중요성에 더 낮은 우선순위와 가치를 부여하는 사회에서 볼 수 있는 비극적 결과이다.

카렌1994은 애착에 관한 그의 고전적인 책에서, 이러한 발달적 변화에 대한 좀 더 최근의 역사적 문화적 분기점들을 웅변적으로 다루고 있다.

> 현대 이전에는 대체로 가족적인 삶의 경향이 강했다. 산업혁명 이전의 유럽에서는 생산이 가족 농장이나 작은 점포에서 이루어졌다. 고용된 노동자들은 빵 제조업자, 농부, 구두장이와 함께

> 살았고 그의 친척들도 가족 구성원으로 간주되었다. 하인들도 함께 정서를 나누는 일원이었다. 주인의 자녀와의 관계는 종종 아저씨, 아줌마와 비슷한 관계였고, 친자녀들과도 형제·자매나 사촌 비슷한 관계를 맺었다. 도제는 아들처럼 대우받았고 주인에 대한 복종은 당연시되었으며 21세가 될 때까지는 주인에게 완전히 의존했다. 소수의 사람만이 일하기 위해 밖으로 나갔다. 노인들도 퇴직자 마을이나 시설 속에 격리되지 않았다. 이러한 환경에서 생기기 마련인 강렬한 증오, 분개, 혹은 살인적인 질투로 인해, 환경은 폐쇄공포증적인 것이었을지 모른다. 그러나 거기에는 또한 사랑, 친숙함, 의문의 여지없는 소속감 등이 있었다. [p.411]

한 가지 더한다면 거기에는 상호 정서 조절을 위한 무한한 기회들이 있었을 것이다. 정서를 조절해주는 집단에 애착하는, 고립되고 조절이 어려운 개인들이 얻는 위안은 12단계 프로그램의 대중적 인기를 설명해줄 뿐만 아니라 특히 고립되고 외로운 개인들이 위험한 종교 집단에 희생되기 쉬운 내재적 취약성도 설명해준다. 우리 사회가 점점 유동적이고 파편화됨에 따라, 부적절한 안정화에 머물거나 안정화시키는 관계들이 부족한 사람들을 더 많이 양산하게 된다. 개인들은 자신의 고통을 덜어주고, 외롭거나 때로 무의미한 존재감을 편안하게 해줄 무언가를 점점 애타게 찾는 자신을 발견하게 된다. 물질과 다른 중독 행동들은 종종 안정적인 대인 애착의 결핍에서 생긴 공백을 채우는 데 사용된다.

카렌1994이 정확히 암시했듯이, 근대 전에 제공되었던 가까운 애착 유대에는 책임이 따른다. 생존은 빈약한 영양 상태와 원시적인 의학적 기술, 열악한 생활환경, 그리고 위협적인 빈곤으로 인해 여러 면에서 불안했다. 심리적 장애들도 오늘날만큼이나 무시할 수 없는 것이었다. 비록 장애의 형태는, 프로이트와 다른 초기 정신분석가들이 자신의 환자들에게서 발견했던 종류(히스테리성 전환증상, 신경증 등)에 더 가까웠지만, 당시 개인들은 좀 더 안정적인 안전함을 경험했다. 이러한 안전함은 전통과 가치가 당연시되는 사회에서 생기는 안전함의 형태이다. 당시 사람들은 소속감을 느꼈다. 그 소속감이 특별한 대가를 요구하는 것이긴 했지만. 산업혁명과 가장 최근의 기술혁명이 우리에게 부과한 변화에는 그것만의 대가가 뒤따른다. 카렌은 이것을 다음과 같이 묘사한다.

> 사람들은 변함없고 친근한 유대, 가정적인 환경, 자연의 투명한 리듬 등에 의해 더 이상 돌봄 받지 못한 채로 비인간적이고 때로 파괴적인 환경에 놓인 일터로 간다. 빈번히 그들은 마음을 단단히 먹고 자신의 감정적 욕구들을 억눌러야 했다. 이전에 불필요한 개념이었던 '의존' 은 이제 남성에게 바람직하지 않은 자질이 되었고, 좀 더 후에는 여성에게도 바람직하지 않은 자질이 되었다. 한편 오랜 유대 관계가 해체되거나 개인의 삶에 비중을 덜 차지하게 되면서 각 개인의 친밀함의 공간은 축소되었다. [p.413]

카렌의 관찰은 우리 사회가 어떻게 아이들을 기르는가에 대한 중요한 함의를 가지고 있을 뿐 아니라 그의 비평 또한 애착장애로 고통받는 개인들의 치료에 큰 타당성을 가지고 있다. 우리 문화가 어떤 식으로든 자율을 크게 강조하고, 그로 인해 의존성에 대한 두려움이 있기 때문에 자율을 위해서 안전이 희생된다. 우리 사회의 의존에 대한 회피가 바로 이 사회가 약물에 몰두하게 된 이유 중 하나일 것이다. 결국 우리 사회는 약물 지향적인 사회가 되었다. 약물이 헤로인처럼 비합법적이든, 니코틴이나 커피처럼 합법적인 '비마약물' 이든, 중심 주제는 비슷하다. 우리는 기운을 차리기 위해 혹은 진정시키기 위해 약물을 한다. 모닝커피로 시작해서 대낮에 콜라를 마시고, 저녁에 마티니 한 잔으로 마무리하는 우리는 일상생활의 스트레스에 대처하는 효과적인 수단으로서 점점 더 약물에 의존하게 된다. 증가하고 있는 약물의 사용은 우리 사회가 약물 사용을 수용 가능한 정서 조절 방법으로 간주한다는 문화 일반의 변화를 반영한다Johnson 1973, Ray 1983.

적절한 애착 욕구들을 만족시키지 못하는 우리 문화의 무능력과는 별도로, 우리 사회에는 약물 사용이 늘어나는 다른 이유들이 존재한다. 전반적으로 풍요로운 우리 사회에서 각 개인은 문제가 확인되면 이 문제에 대한 답을 찾는 데 과학이나 기술에 의존하는 것을 일찌감치 배우게 된다. 우리는 사회와 기술의 빠른 변화 속도 때문에 문제에 대한 신속한 해결책을 기대하는 습관이 우리 문화 속에 팽배해 있다. 약물은 이러한 빠른 해결책을 제공해주는 수단이 된다. 증가하는 약물 사용과 약물 남용은 급속하게 이루어지는 생물학적 혁명의 결과이다. 매우 흥미롭지만 비교적 연구가 되어 있지 않은 분야가, 향정신성 약물이 우리 몸보다는 정신에 미치는 영향에 관한 연구이다. 이제 우리는 몸을 치유하기 위한 약물에서 정신을 치유하기 위한 약물의 시대로 옮겨왔다. 처음에는 마약으로 명백히 분류되었던 약물들이 현재 사회적인 편의 때문에 건강한 사람들에 의해 폭넓게 사용되고 있다. 모든 질병에 대한 즉각적인 약리작용적 해결에 대한 이러한 사회적 기대는 우리의 모든 개인적 문제들을 약물이 해결해줄 것이라는 전망에 의해 더욱 촉진되었다. TV와 신문의 광고는 불편한 상황들에 대한 해결책으로 약물을 권장하는 것들로 가득하다. 이러한 광고는 거짓은 아니지만 사람들을 오도할 수 있다. 이러한 비현실적인 기대와 같은 잘못된 관념에 덧붙여서 의학 전문가들이 약물의 소비, 처방, 사용을 열렬히 권장했던 점도 빼놓을 수 없다. 우리 문화에서는 정상적인 상황에서라면 약물을 사용하지 않았을 사람이 내과의사의 권유 때문에 약물 사용을 합리화하고 수용한다. 이러한 문제는 하나의 환상이 되었고 잘못된 전제들의 하나가 되었으며, 문화적으로 정의된 측면을 넘어서서 약물을 바라보지 못하게 했다.

우리 문화는 갈수록 증가하는 약물 사용에 대해 경보를 울리는 동시에 어떤 약물들을 마약으로 인정하는 데 더욱 시큰둥해졌다. 이러한 격차는 약물 사용이 우리 사회에서 이미 수용되고 뿌리내렸음을 일정 부분 보여준다. 많은 사람은 한 잔의 커피, 담배 한 개비, 한 잔의 콜라나 맥주가 약물 사용과 약물 남용과 관련되어 있다는 것을 알지 못한다. 병원 약국에서나 볼 수 있었던 항정신병 약물과 항우울제, 항불안제 등을 각 가정의 구급함에서 발견하게 되는 최근의 추세는 카페인, 니코틴, 증류주 등이 과거에 미국인의 삶에 깊이 뿌리내린 것과 유사하다.

약물 사용을 대인관계에서 오는 어려움을 푸는, 허용되고 손쉬운 방법으로 바라보는 사교적 태도는 중독의 정의와 치료에 대한 태도에도 반영된다. 어떤 사례에서는 정상적인 약물 사용이 다른 사례에서는 오용, 남용, 심지어 중독의 사례로 간주될 수 있다. 약물 사용에 대한 태도나 중독을 정의하는 기준들은 우리가 중독을 어떻게 언제 어떤 방법으로 치료할 것인가를 결정한다. 기준의 혼동이 중독의 정의나 치료에 대해 서로 상반되는 권유들이 생기게 하는 주된 이유가 된다는 점은 분명하다.

> 켄은 최근 음주운전 입건 이후 치료사와 약속을 잡았다. 켄은 너무도 말쑥하게 차려입은 42세의 미남으로 이제 막 에스콰이어 잡지에서 걸어 나온 사람 같았다. 그는 머뭇거리면서 자신의 음주 문제에 대해 염려하면서 동료, 가족, 친구들은 자신이 알코올 중독자일 리가 없다고 말한다고 했다. 성공한 박애주의자인 켄은 번창 중인 자신의 컨설팅 회사가 주체할 수 없는 돈을 안겨주었다고 말했다. 존경받는 예술계 후원자이자 공동체의 저명한 인사였던 켄은 또한 자신이 이 도시에서 아마추어 테니스 선수 1위라고 말했다. 음주 운전 입건 문제에 대해서도 켄은 별로 걱정하지 않았다. 자치 정부에 있는 친구들이 이미 이 '사소한 문제'를 처리하고 있었기 때문이다. 몇 년 전에 켄은 한 정신분석가에게 자신의 음주 문제를 의뢰한 적이 있었다. 그러나 분석가는 그가 알코올 환자일 가능성은 전혀 없다고 단언했다. 그의 아내도 분석가의 주장을 지지했고 그가 수년간 함께했던 집단 구성원들도 같은 생각이었다. 치료사의 요청에 따라 켄은 가끔 경험하는 블랙아웃과 '약간 지나치게 마실 때' 생기는 곤혹스러운 사건들에 대해 묘사했다. 그 외 중독자의 음주라고 할 만한 다른 증거들은 발견되지 않았다.
>
> 이야기를 마친 켄은 말끔하게 다림질한 바짓자락을 손으로 쓰다듬으며 반듯한 영어로 "박사님은 어떻게 생각하시는지요? 정말 박사님 의견이 듣고 싶군요"라고 말했다.
>
> 치료사는 의자 뒤로 깊숙이 앉아 켄의 질문을 곰곰이 생각했다. 그는 알코올

중독을 과소 진단하기보다는 과잉 진단하기를 더 선호했다. 만약 어떤 사람을 알코올 중독자로 잘못 진단한다 해도, 최악의 사태는 그 사람이 건강하지 않은 습관을 버리고 완전한 자기 정직성을 요구하는 프로그램에 참가하거나 타인들을 돕는 헌신하는 삶을 살면서 좀 더 풍부한 영적 삶을 누리는 것이다. 그러나 그가 알코올 환자를 환자로 진단하는 데 실패하게 되면, 그 결과는 훨씬 더 불길하고 위협적인 것이 된다. AA에서 배웠듯이 치료사는 자신의 경험으로부터, 한 사람이 켄을 알코올 중독자로 생각한다면 그가 알코올 중독자일 가능성이 크다는 것을 알고 있었다.

치료사는 조심스럽게 답했다. "이런 말은 참 하기가 어렵지만, 아무래도 당신이 알코올 중독자라는 증거는 충분한 것 같군요." 켄은 곧 안도하는 표정을 지었다. 그리고 웃으면서 목청을 가다듬으며 "감사합니다, 박사님. 전 제가 항상 알고 있었던 것을 확인해 줄 누군가가 필요했죠. 제가 어떻게 해야겠습니까?"

"AA 모임에 나가서 거기 멤버들과 자신이 동일시되는지 보세요." 켄은 치료사의 지시대로 한 다음 두 번째 회기에 나왔다. "AA에 갔더니 제 집 같더군요. 의뢰해주셔서 감사합니다."

어떤 연구자들(보통 대학과 연결된 환경에서)은 마치 손톱을 깨무는 버릇처럼 중독을 꼭 바꿔야 할 나쁜 습관으로 간주하는 데 반해, 다른 연구자들은 중독을 여러 가지 영적, 신체적, 심리적 파장이 따르는 생사가 달린 장애로 간주한다. 전자들은 치료적 대안으로서 행동 방안이나 인지적 재구성 등을 거론한다. 수행되는 연구들이나 발간되는 논문들도 환자의 특성들을 치료 방법들과 짝짓는 일을 주로 다룬다. 뇌가 손상된 중독자와 알코올 환자4장 참조에게는 치료적 대안으로 약물 사용을 절제할 것인지 단약할 것인지를 묻는데, 이것은 마치 손님에게 스테이크를 어떻게 익혀줄까를 묻는 것과 같다.

이것은 중독 치료에 대한 대안적 기법들이 탐구되어서는 안 된다는 주장이 아니고, 오히려 약물과 알코올에 대한 사회적, 문화적 태도들이 중독의 치료적 선택이나 정의에 대해서도 유사한 태도를 반영한다는 뜻이다. 분명한 것은 조절 음주를 하는 사람들, 즉 이전에 음주로 인해 사회적, 법적, 영적, 신체적, 심리적 파장들이 없었지만 자신의 음주에 대해 어떤 지도를 요청하는 사람들에게는 다른 치료적 선택이 제시되어야 한다는 점이다. 그러나 이런 사람 중에서 자발적으로 치료를 찾는 사람들이 얼마나 되는가? 기준 차의 문제는 신중하게 검토되어야 하며, 실제적인 가치가 없거나 개인에게 부정적인 파장을 일으킬 수 있는 치료적 대안들도 신중히 고려되어야 한다. 애착이론이 중독의 병인론과 치료에 대해서 갖는 함의를 진지하게 고려해보면 문제가 더 명확해진다.

애착이론은 하나의 이론일 뿐만 아니라 관계들에 대해 사고하기 위한 전반적인 틀이다. 애착이론은 특히 안전 애착의 결여가 내재화되어(내적작동모델) 성인기 내내 영속화되는 초기의 관계 패턴에 영향을 주는 방식을 말한다. 이러한 관계 패턴이나 불안전 애착이 수정되기 전에는 중독자가 한 중독에서 다른 중독으로 옮아가는 대체 방식에 취약한 상태로 남게 된다. 성인기에 나타나는 이러한 역기능적 관계 패턴을 어떻게 바꿀 수 있는가를 이해하려면, 애착 유형들에 관한 연구들과 이러한 유형들이 어떻게 성인기 내내 계속 나타나는가를 보여주는 증거를 몇 가지 살펴보는 것이 중요하다. 부모가 자녀를 돌보는 방식을 이해하는 것은, 치료사가 환자를 어떻게 다루어야 하는가에 대해서도 중요한 함의를 갖는다.

안전 애착

안전 애착은 보울비의 모델에서 기본적이고 중대한 개념이다. 그의 심리학은 애착과 분리/상실이라는, 대립하는 주제들을 바탕으로 한다.

치료에 대한 그의 이론적 함의의 중요성을 평가하려면, 보울비의 원래 공식의 3가지 주요 특성들을 살펴볼 필요가 있다.

1. 생물학적 기능: 애착의 생물학적 기능은 약탈로부터의 보호이다. 따라서 애착의 주요 기능은 안식처를 제공하는 것이다.
2. 애착 관계와 놀이: 안전 애착과 창조적이고 탐사적인 놀이 사이에는 상호 연관성이 있다. 아동들이 애착 인물에게 안전 애착되어 있을 때에만 그들은 애착 인물에게서 떨어질 수 있다. 이 원리는 치료에도 중요한 함의를 가지고 있다. 안전 애착된 아동들이 애착 인물에게서 멀리 떨어져 외부 세계를 탐험하는 위험을 감수하듯이, 안전 애착된 환자들도 더욱 과감하게 자신의 내부세계를 탐험하게 된다. 안전 애착된 집단원들에게도 같은 원리가 적용되는데, 그들은 집단 안에서 더 많은 모험을 하고 다른 집단원들과 함께 더 멀리 탐험한다.
3. 애착 관계는 일생 내내 지속된다: 보울비는 애착이란 유치한 욕구가 아니고 아동기에 생긴 애착 유형이 일생 내내 지속된다고 믿었다. 성인기에 맺는 관계들이나 이에 결부된 병리들도 아동의 애착 관계들 못지않게 애착이론의 관점에서 이해될 수 있다.

애착, 상실, 그리고 감정

보울비는 "감정에 관한 심리학과 정신 병리학은… 어떤 면에서 정감적 유대에 관한 심리학과 병리학이다"라고 말했다p.130. 애착 관계와 그것의 붕괴 사이에는 강력한 정서적 연관성이 있다. 애착이론은 심지어 모든 정동은 어떤 면에서 애착 추구나 애착 붕괴와 관련되어 있다고 주장한다. 애착이론은 문제가 되는 모든 감정들(두려움,

슬픔, 분노, 공포, 시기심)이 상실과의 연관성 속에서 설명될 수 있는 관계적 맥락을 제공한다. 그러나 보울비의 모델에서 상실이 중요하기는 하지만, 그는 생후 첫 5년 동안 계속적인 모성적 돌봄이 가능하고 또 정신 건강에 필수적이라고 보지 않았다. 분리나 더 미묘한 형태의 상실(전능감의 상실, 완벽한 조율의 상실 등)은 불가피하기 때문에, 상실이나 실망이 가족 내에서 어떻게 다루어지는가가 훨씬 더 중요하다. 돌보는 사람이 아동의 항변을 인지하고 수용하는 능력은, 중요한 분리 경험이 없는 것만큼이나 심리 건강의 기초가 된다. 외상의 부인과 항변의 억제는 정신 병리의 중요한 원인이 된다.

> 근 20년간의 회복기를 거친 55세의 알코올 중독자이자 내과의사인 폴의 분투보다 더 극적인 분투는 찾아보기 어려울 것이다. 처음에 그는 자신을 쇠약하게 만드는 우울증 때문에 정신 치료를 찾았는데, 지속적인 절주와 정기적인 AA 모임 참석에도 불구하고 우울증은 크게 완화되지 않았다. 1년이 넘는 치료 과정을 지나면서 폴은 아내나 스폰서에게조차 말하지 못했던 비밀을 털어놓을 만큼 치료사에게 안전 애착되어 있음을 느꼈다. 폴은 남녀를 불문하고 안마사와 매춘부를 찾는 은밀한 생활을 해왔었다. 그는 자신의 강박적이고 은밀한 행동에 엄청난 수치심을 가지고 있었지만, 자신의 섹스 중독을 멈추는 일은 가망 없게 느꼈다. 이후 수개월 동안 치료사는 폴이 부모와 함께 나눈 아동기의 경험과 유사한 행동화의 패턴을 확인할 수 있게 도와주었다.
>
> 그의 부모는 경제적으로 유복했지만, 폴의 정서적이고 구체적인 욕구들은 무시했다. 그의 엄마는 종종 그를 허름하게 입히거나 적절히 씻기고 단정한 차림으로 학교에 보내지 않아 주변 아이들에게 놀림을 당하게 했다. 그의 나쁜 시력은 제대로 관리되지 못했고 마침내 부모가 그에게 안경을 맞춰주었을 때도 안경은 제대로 맞지 않았고 구식이었다. 폴이 더 좋은 옷과 새 안경을 요구하면서 자신에게 더 잘해달라고 항변할 때마다 그의 부모는 그를 “감사를 모

르는 애"라고 조롱하며 "너는 결코 만족하는 법이 없어. 너무나 좋은 것을 가졌으면서 언제나 불평이야"라는 말로 훈계하곤 했다. 폴은 아주 착하고 예의 바른 소년이 됨으로써 자신의 항변에 대한 이런 수치심에 적응했고, 자신의 거절당한 정서와 물질적 요구들을 은밀히 만족시키면서 자신의 권리를 정당화했다. 10대에 하는 자위행위와 청년 때 지나친 음주를 숨기는 행위 등은, 그가 채울 수 없는 결핍으로 느끼는 어떤 것 때문에 경험하는 수치심을 완화하는 수단이 되었다.

성인이 된 폴은 자신에게 잘못 대하는 사람들을 비밀스럽게 관찰하는 예의 바르고 착한 사람이 되었다. 그는 타인들이 자신을 학대하고 방임하는 것을, 자신의 생각이 옳다는 증거로 수집했다. "봐, 그들이 날 박탈하는 거잖아." 폴은 누구에게도 직접적으로 항변하지 않으면서 마치 구호품을 구걸하는 거지처럼 타인의 불의한 행동들을 수집했고, 그들의 실수나 잘못된 행동에서 기쁨을 느꼈다. 충분한 증거들을 확보한 다음에는 자신에게 정당하다고 느끼는 이러한 비밀스런 수집 방법에 대해 만족을 느꼈다. 이러는 도중에 그의 억압된 분노는 종종 가차없는 복수심과 함께 표현되었다. 그러나 이러한 행동화 이후에는 항상 엄청난 수치심이 뒤따라 나왔고 다시는 이런 짓을 하지 않겠다고 맹세했다.

보울비의 "당신이 알면 안 되는 것으로 되어 있는 것을 알고, 당신이 느끼면 안 되는 것으로 되어 있는 것을 느끼는 것에 대하여" 1979b라는 논문에서처럼, 폴은 자기 자신의 느낌과 지식을 자기 자신에게까지 비밀로 유지하려 함으로써 자신의 딜레마를 악화시켰다. 폴이 치료에서 얻은 통찰에도 불구하고 처음에는 그의 행동을 변화시킬 만한 깨달음은 거의 없었다. 회복 경험은 치료사와의 관계에서 생겨났다. 폴은 자신의 과거와 현재의 관계 모두에서 그에게 가해진 불의들에 대해 부정해야 했던 것을 더는 느끼지 않았다. 해묵은 파괴적 관계들은 점차 제거되었고, 새롭고 좀 더 건강해진 자기가 그것들 대신 확립되었다. 천천히 그러나 확실히 그는 관계 안에서 자신이 만족을 요구하는 것이 만족할 줄 모르는 자신의 결핍을 반영하는 것이 아니라는 점을 받아들이게 되었고, 만족을 얻는 원시적인 방법들을 버리고 성숙한 관계 안에서 만족을 얻는 좀 더 원숙한 방법을 택할 수 있다는 것도 받아들이게 되었다. 가장 중요한 것은 폴이 자신에게 격려해주면서도 요구하지 않는 치료사에게 '착하게 행동하지 않아도 된다' 고 느꼈다는 것이다. 그래서 폴은 자신의 성적 충동을 자신이 그것을 자발적으로 줄일 수 있을 때까지 내버려 두었다. 시간이 지나면서 폴의 충동적 행동화를 부추겼던 에너지는 저절로 가라앉았다.

애인즈워스와 낯선 상황

애착에 대한 보울비의 이론은 매리 애인즈워스의 작업이 없었다면 오늘날 그것을 수용하는 데 어려움이 있었을 것이다. 단순하지만 쉽게 반복할 수 있는, 그녀의 실험은 연구자들로 하여금 애착 인물에 안전 애착 혹은 불안전 애착된 유아로 분류할 수 있도록 해주었다Ainsworth 1969. 낯선 상황 실험은 어머니에게서 떨어져 있거나, 낯선 방에서 3분 동안 낯선 사람과 같이 있거나, 홀로 남은 유아의 반응을 평가한다. 반응의 패턴은 4가지로 나타난다.

1. 안전 애착형의 유아는 분리에 저항하지만 엄마와의 재회로 진정될 수 있고, 그 후에 아기는 탐색 행동으로 돌아간다. 정상 아동들의 2/3가 이같이 반응한다. 그러나 사회경제적으로 불운한 계층 아동들과 아동기에 학대를 경험한 엄마에게서 난 아동들은 불안전 애착 패턴을 보인다.
2. 불안-회피형 유아는 분리에 별로 항변하지 않는다. 엄마와의 재회 때에도 그들은 무관심함을 보이지만 긴장한 채로 가까이에 머문다.

3. 불안-양가형 유아는 엄마가 방을 떠날 때 저항하는데, 서로 재회했을 때는 진정되지 못한다. 불안-양가형 유아는 돌보는 자의 무릎에 머리를 묻거나 격렬하게 매달리는 경향이 있다.
4. 불안-혼란형 유아들은 일관되지 않은 반응 패턴을 보인다. 그들은 분리가 일어날 때 얼어붙거나 붕괴되어 바닥에 주저앉는다. 재회할 때는 종종 멍하게 벽을 기대고 있다.

애착 유형

애인즈워스의 첫 발견 이후 진행된 연구들은 그녀의 연구 결과들을 대개 확인했으며, 불안전 애착 유형이 명백하게 예견 가능한 범주에 속한다는 것을 시사했다. 정상 아동 중 불안-회피형은 테스트를 받은 아동 중 1/5 정도이고, 불안-양가형은 1/6, 그리고 불안-혼란형은 1/20 정도를 차지한다.

표 6-1

애착 유형
가정과 실험실에서 부모와 함께 있는 아동을 관찰한 것을 통해 확인
안전 애착 불안–양가형 애착 불안–회피형 애착 혼란형 애착

애인즈워스와 그녀의 동료들은 낯선 상황에 대한 유아의 반응 패턴에만 그들의 애착 연구를 한정 짓지 않았다. 애착이론가들은 '유아-돌보는 자'의 유대를 체계적으로 보았기 때문에, 애인즈워스는 애착을 이해하는 데 두 번째 중요한 공헌을 하게

되었다. 그녀의 연구는 아동에 대한 부모의 반응 혹은 반응의 결여가 어떻게 안전 혹은 불안전 애착에 영향을 주는 것인가에 관한 것이었다. 안전 애착된 아동이라고 반드시 엄마 품에 자주 혹은 가장 오래 안긴 아동은 아니었다. 오히려 안전 애착된 아동들은 엄마가 그들이 안기고 싶어 할 때 안아주고 내려놓아질 준비가 되었을 때 내려놓는 일을 일관되게 해주는 엄마였다. 이런 엄마들은 아동이 배가 고프면 음식을 주고, 아동이 피곤해하기 시작하면 이것을 느끼고 요람에 누인다. 애인즈워스는 엄마가 아이를 돌보는 데 들인 시간과 아이의 궁극적인 정서 건강 사이의 관계가 절대 간단치 않음을 알았다. 아동의 애착 유형을 결정짓는 것으로 확인된 4가지 부모 반응 패턴은 다음과 같다.

1. 일관되게 반응해주고 안정된, 안전 애착아의 엄마들은 스트레스의 징후가 보일 때 아기를 안아주고 아기와 놀아준다. 이들은 표현되지 않은 아기의 요구들에 더 조율되어 있다.
2. 시종일관 반응이 없고 불안-양가형인, 불안-양가형 유아의 엄마들은 자신이 스트레스를 받고 있을 때 아기들을 방임하기 쉽다. 그들은 아기들이 행복하게 놀고 있을 때 종종 방해를 하고 일반적으로 아이의 정서 상태나 표현되지 않은 요구들에 훨씬 덜 민감하다.
3. 일관되지 않게 반응하고 불안-회피적인, 불안-회피형 유아의 엄마들은 아기를 다룰 때 훨씬 무뚝뚝하고 퉁명스럽다. 이들의 반응 면에서 기능성을 보이기는 하나 종종 온정, 동조, 아이들의 요구나 정서 상태에 대한 정서적 반응의 결여를 보여준다.
4. 무질서하게 반응하는 불안-혼란형 엄마들은 심하게 고통당하는 경향이 있고, 자기 자신이 유아기에 학대를 경험한 사람들이다. 자신이 기르는 유아들처럼 그들도 정서 상태나 애착에 일관되지 못한 반응 패턴을 보인다.

표 6-2

안전 애착 유형	
유아의 행동	부모의 행동
부모가 떠날 때 괴로워함 부모가 돌아왔을 때 위로를 구함 부모가 있을 때 탐험을 함	아이의 정서를 인식하고 있음 아이가 고통스러워할 때 재빠르게 주의함 지속적으로 만나주고 안심을 시킴

표 6-2에서 표 6-5까지는 부모와 아동의 애착 유형들 사이의 관계를 요약하고 있다.

표 6-3

회피성 애착 유형	
유아의 행동	부모의 행동
부모와 떨어질 때 아무런 고통도 보이지 않음 돌아온 부모와 접촉을 피함 장난감과 활동에 집중하지만 열의가 별로 없음	위로를 구하는 유아의 요청을 거절하거나 피함 친밀한 신체적 접촉을 피함 아이의 감정을 인식하지 못하고 성취를 강조

표 6-4

양가적 애착 유형	
유아의 행동	부모의 행동
부모가 없을 때 매우 고통스러워함 부모의 귀환에 분노와 불안을 나타냄 부모에게 매달리고 탐험을 하지 못함	유아의 정서에 변덕스럽게 반응 함께 있어주지 않고 침범적임 아동의 정서와 부모의 반응이 불일치함 아동이 부모에게 주의와 지지를 보내고 부모를 칭찬해주기를 원함

표 6-5

혼란 애착 유형	
유아의 행동	부모의 행동
회피적이고 양가적인 행동을 보여줌 불안을 관리하는 전략이 없음 반응이 종종 극단적임	애착 체계에 중요한 혼란이 존재함 보호자의 우울 정서적 방임 신체적 또는 성적 학대

애착과 자기

가정과 연구실에 수행된 낯선 상황 테스트에서 자신의 부모에 대한 아동들의 반응을 관찰함으로써 얻어진 축적된 자료들에 의하면, 애착의 기능들은 아래와 같이 3가지 범주로 구분된다. 근거리 유지, 안전한 피난처, 안전 기지 표 6-6

표 6-6

애착의 기능들
근거리 유지 - 아동이 부모와 신체적으로 가까이 있을 때 아동을 안전한 상태로 유지하기가 더 쉽다. 안전한 피난처 - 고통의 시기에 모든 사람은 위로가 필요하다. 안전 기지 - 우리는 기댈 수 있는 사람이 있을 때, 훨씬 더 앞으로 나아가기가 쉽다. 최근에는 안전 기지 현상이 독립과 자율을 강조하는 문화에만 적용될 수 있다는 비판이 있다.

이러한 중요한 애착 기능들이 제공되지 않으면 아동의 장기적인 자기 감각의 발달은 심하게 왜곡될 수 있다. 보울비와 애인즈워스는, 불안전 애착은 거부적이고 일

관성 없는 돌보는 사람들과 접촉을 유지하기 위해 고안된 방어적 전략이며, 불안전하게 애착된 아동들은 안전을 위해서 탐험을 희생시키기 쉽다고 말한다. 홈즈1996, p.8는 회피적이고 양가적이고 무질서한 아동들은 "사람들이 너무 위협적으로 느껴지기 때문에 사물들에 집착하는" 경향이 있다고 말한다. 불안전 애착의 아동들이 중독 행동에 더 취약해지는 이유가 바로 이것이라는 점은 말할 나위가 없다. 안전 애착된 아동은 메인Main 1955이 말하는 "유동적인 주의의 시선"을 보여주며, "확신 있고 침착한 태도로 사물들에서 사람들로, 그리고 다시 자신에게로 시선을 이동할 수 있다" p.8.

부모 인물들은 아동이 안전한 자기 감각을 가지고 성인기에 친밀감에 이를 수 있는 능력을 갖출 수 있도록 해주는 핵심 요소들을 제공해야 한다. 홈즈1996는 무엇이 이러한 요소들인지 다음과 같이 기술한다.

> 한편에서는 아동에게 조율하고, 다른 한편에서는 보복이나 지나친 불안 없이 저항을 수용하는 부모의 능력이 안전 애착의 토대가 된다. 위니캇의 용어로 말하자면, 돌봄의 환경은 아동에게 건강한 전능성과 취약성의 감각을 모두 줄 수 있을 만큼 충분히 반응적이어야 한다. 먼저 부모의 조율을 통해 아동은 자신이 대상을 '창조했다' 는 느낌과 세상에 못할 일이 없다는 느낌을 가질 수 있어야 한다. 이것이 건강한 나르시시즘과 자존감의 바탕이 된다. 두 번째, 아동은 부모들이 자신의 분노를 이겨낼 수 있다고 느낄 필요가 있으며, 자신이 분노를 터뜨린 후 "하하, 내가 널 죽여버렸지" 하고 말할 수 있어야 한다. 앞으로 보게 되겠지만 이러한 일차적인 애착과 분리의 경험은 친밀함과 자율성의 능력을 각각 발전시킬 수 있도록 핵을 제공한다. [p.9-10]

안전 애착, 놀이, 자기 인식

안전한 자기 감각이 발달되어 있음을 가리키는 행동 패턴들을, 애착이론가들이 확인할 수 있을 만큼의 충분한 자료들이 축적되어 있다. 위니캇1965은 안정된 '진정한 자기'가 생겨나려면 엄마가 곁에 있는 동안 아동이 홀로 놀 수 있어야 한다는 개념에서 출발했다. 엄마가 현존하는 가운데 홀로 놀 수 있는 능력은 아동이 안전하게 애착되어 있음을 가리킨다. 왜냐하면 아동은 엄마에 대해 잊어버리고 자기 탐험에 몰두할 수 있기 때문이다. 엄마가 잘 조율해주지 않고 가용적이지 않을 때 아동은 자신의 애착의 피난처에 대해 생각할 수밖에 없고 자기에 대해서는 잊어버린다.

애착의 역동에 의해 형성된 상호 작용들의 내재화는, 다음의 중요한 세 가지 기능에 대응되는 내적작동모델을 형성한다.

1. 경계하면서도 침범적이지 않은 모성적 기능, 이것은 아동의 정신 장치의 일부가 된다.
2. 유희적이고 생산적인 기능을 초기화하는 능력
3. 감정들을 말로 표현하는 능력

혼자 노는 아이들을 녹화한 테이프를 보면, 안전 애착의 아동은 좀 더 속말을 발달시키는 경향이 있다홈즈 1996. 곧 보겠지만, 속말inner speech을 획득하는 것은 이후의 발달에 중요한 함의를 갖는다. 속말은 아동이 자기 자신과 친밀해지는 기초적 단계를 성취했음을 의미한다. 자기에 대한 지식은 타인에 대한 지식과 맞물려 있다. 상호성과 친밀함의 능력에 바탕이 되는 것은 바로 이같이 중요한 발달단계에서 형성된다. 아동이 성인이 되는 과정을 계속 관찰한 결과는 다양한 애착 유형들이 어떻게 멀리까지 영향을 미치는지 보여준다.

애착에 대한 종단 연구들

연구들은 아동기의 애착 상태가 이후의 행동을 예언하는 힘을 갖는다는 점을 보여준다. 장기간 수행된 연구들은 1세 때 안전 애착된 것으로 확인된 아동들은 대체로 학교에 진학한 후에도 (예를 들면 동기들, 교사들과의 상호 작용에 있어) 안전의 신호를 보인다고 한다. 홈즈1996는 불안전 애착 아동들의 장기간에 걸친 파장들을 논의한다.

> 반대로 불안전하고 회피적인 아동들은 외톨이이기 쉽고 이유 없는 공격성에 사로잡혀 있기가 쉽다. 한편, 불안전하고 양가적인 애착 성향으로 분류된 아동들은 교사들에게 집착하며 그들에게 적절한 도움을 청하지 못함으로써 잠재적인 희생양이 되는 경향이 있다.
> 그러나 애착 패턴이 유지됨에도 불구하고 애착 유형은 시간 속에서 변화될 수 있다. 불안전 애착으로 분류된 아동들도 엄마의 상황이 개선되거나 성공적인 정신 치료를 받는 경우 안전 애착으로 바뀔 수 있다. [p.11]

메리 메인1995은 성인 애착 유형을 평가하기 위해 자신이 계발한 인터뷰(성인 애착 면접:AAI)를 사용하여, 성인과 유아의 애착 유형 간에 놀랄 만큼 유사성이 있음을 발견했다. 연구 결과에 따르면, 아동기에 학습한 패턴은 성인기 내내 유지되었다. 애인즈워스의 낯선 상황 분류와 병행적으로, 인터뷰도 다음과 같이 범주화된다.

안전-자율
불안-매달림(또는 집착)
불안-타인을 거절
불안-혼란(우유부단함)

표 6-7에서 메인은 성인 애착 면접에서 수집한 자료에서 얻은 면접 내용을 바탕으로, 성인과 유아의 애착 간의 유사성을 열거하고 있다.

최근 성인 애착 유형들이 4개Bartholomew 1990 또는 3개Main 1995의 범주로 구분되는가에 대해서 연구자들 사이에 논쟁이 있다. 논쟁은 주로 회피적 애착 유형에 대한 불일치와 관련이 있다. 바르톨로뮤와 그의 지지자들은 2-3개의 회피적 유형이 있으며, 이들은 각각 서로 다른 방어들을 가지고 있다고 말한다. 회피-두려움의 유형은 관계를 원하지만 자신이 결코 사랑받지 못할까 봐 두려워한다. 회피-밀어내기의 유형은 타인은 항상 결점이 있고 신뢰할 만하지 않다는 입장을 취함으로써 관계를

표 6-7

면접 내용
안전한 유아 – 자율적인 성인 나의 애착 필요들을 표현하는 것이 안전하다. 나는 이러한 필요들이 충족되리라고 예상한다.
불안, 저항적인 유아 – 집착하는 성인 가끔 나는 반응을 얻어낸다. 그러나 대부분은 반응을 얻지 못한다. 따라서 나는 더 많은 반응을 얻으려고 계속 노력한다. 반응들은 결코 만족스럽지 못하다.
불안, 회피적 유아 – 타인을 거절하는 성인 나는 타인이 필요해도 내가 타인을 요구하는 것을 허락지 않을 것이다. 나는 타인들에게서 내가 원하는 모든 것을 얻어낼 것이라고 믿는다(그렇게 되지 않더라도).
무질서하고, 방향성이 없는 유아 – 우유부단한 성인 애착 요구는 상실이나 두려움으로 귀결된다. 애착 감정들을 경험하는 것은 안전하지 않다(그래도 나는 이런 감정을 경험한다). 혹은 나는 애착 감정들이나 과거의 상실에 대해 생각한다. 이렇게 되는 것은 이것이 결여와 고통을 상기시키기 때문이다. 내가 애착 요구와 상실의 고통을 느낀다면, 그것은 더 많은 상실과 두려움을 의미할 뿐이다. 이런 악순환은 결코 해결되지 않는다.

피한다. 양쪽 진영 모두 불안전-몰입 유형의 개인들은 자기 가치감을 위해 지나치게 타인에게 의존한다는 데 동의한다. 표 6-8, 6-9, 6-10은 이렇게 다른 애착 유형을 구분해 보여준다.

표 6-8

애착 모델

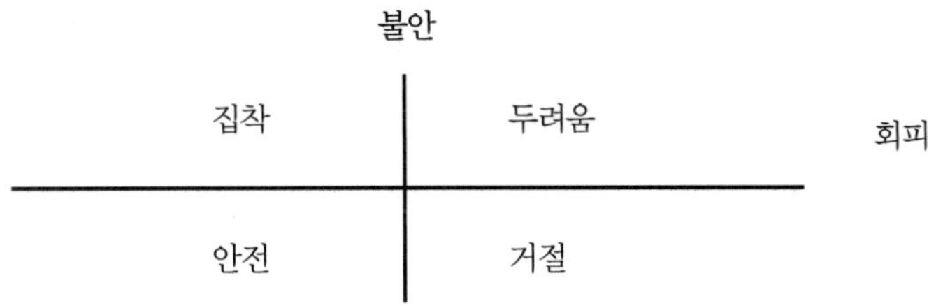

표 6-9

성인 애착 유형

얼마나 많은 애착 유형이 있는가?

안전, 집착, 거절(Main)

안전, 집착, 두려움, 거절(Bartholomew)

연구에 의하면 4-유형 모델이 더 정확하다.

근저에 놓인 차원들

불안, 회피

성인 관계에 나타난 애착 유형들

모아infant-parent 관계의 애착 유형론을 활용한 연구들은, 성인 간의 친밀한 애착 유형들에도 흥미로운 상관관계가 있음을 발견했다. 하잔Hazan과 셰이버Shaver 1994는 보울비가 말하는 안전한 돌봄의 두 가지 핵심 요소(근접성과 반응성)가 성공적인 성인 관계들에도 적용될 수 있음을 알았다. 안전 애착의 성인들에게는 반응성이나 근접성에 대한 요구들이 더 쉽게 성취되고 좀 더 가용적인 것으로 추정된다. 양가적 애착의 성인들은 너무 쉽게 사랑에 빠지고 관계 안에서 너무 쉽고 빨리 자신을 드러내며, 지나치게 질투가 많거나 소유욕이 강하다. 이들은 자신의 파트너가 변덕이 심하고 의지할 수 없는 존재라고 간주하기 쉽다. 반대로 회피적인 사람들은 가까운 관계를 심한 곤란으로 간주한다. 이들은 성적인 것과 정서적인 헌신을 분리하는 경향이 있으며 내밀한 자기 노출을 불편하게 생각한다. 안전 애착의 개인들은 자신과 파트너를 좀 더 긍정적으로 바라보는 경향이 크다그림 6-1.

그림 6-1 자기 및 타인에 대한 모델

타인에 대한 모델 (회피성)	자기에 대한 모델 (의존형)	
긍정적 (낮음)	**안전형** 친밀함과 자율에 편안해함	**집착형** 관계에 집착함
부정적 (높음)	**거절형** 친밀함을 멀리하고 역의존성을 보임	**겁내는 유형** 친밀함을 두려워함 사회적 교류를 회피함

애착 모델에서 성공적인 성인의 발달 목표는 친밀함과 자율성의 능력이다. 안전 애착된 아동은 친밀함과 자율성의 바탕을 모두 갖추고 있다. 이러한 분명한 모순(자율성은 친밀함을 토대로 하며 친밀함은 자율성의 선행 조건이다)은 하나의 발달 과제인데, 모든 성인이 이러한 과제를 성취하는 것은 아니다. 전부는 아니라도 치료사를 찾는 대부분의 환자는 만족스럽고 정서를 조절해주는 관계를 형성하고 유지하는 능력이 부족함으로써 생기는 어려움과 관련된 증상들(우울증, 불안, 알코올 중독, 기타 중독들)을 호소함으로써 치료를 시작한다. 보울비는 모든 정서가 애착이나 분리와 관련되어 있다고 보았다. 다른 학자들Hamiliton 1985, Holmes 1996은 이것을 좀 더 밀고 나가 모든 방어는 어떻게든 대상들과의 접촉을 유지하고자 고안된 것이라는 주장을 펼쳤다. 유아 연구에 의하면 조율되고 반응적인 엄마에 의한 유아의 정서 조절은 안전 애착의 핵심적 전조이다. 불안전 애착의 유형들은 유아가 반드시 이루어내야 하는 타협을 의미한다. 이 타협이란 대상 상실의 위협에서 오는 정서적 불편함을 조절하는 가운데 어떤 균형을 찾으려고 유아가 하는 타협이다. 홈즈1996는 이러한 딜레마가 많은 성인에게 어떻게 생겨나는지 기술한다.

> 애착과 탐험처럼 애착과 자율성도 상호 연관되어 있다면, 불안전 애착은 이러한 상호성의 불균형으로 볼 수 있다. 회피적인 사람(이것이 특히 인간의 병리이다)은 탈애착되어 있으나 자율적이지 못하다. 그는 친밀함을 고대하지만 자신이 거부당할까 봐 두려워한다. 그는 친밀함의 해변을 맴돌지만 결코 바닷속에 뛰어들지 못한다. 양가적 개인(불안전 애착의 여성들이 전형적이다)은 애착되어 있지만 결코 친밀하지 못하다. 그녀는 자율성, 자기주장, 독립을 갈구하지만 혼자 독립했다가 안전 기지를 영원히 잃어버릴까 봐 두려워한다. 정신의학적 용어로 회피적인 사람들은 강박적이거나 분열형 인간들이다. 양가적 개인들은 불안에 의해 추동되거나 히스테리 인격을 가지고 있다. [p.20]

물질 남용자들과 그들의 배우자들은 홈즈가 기술한 것과 너무도 비슷한 유형을 보여준다. 부부 알코올 환자는 애착되어 있으나 친밀하지 않다. 알코올 환자는 애착도 친밀함도 불가능하다. 그의 애착은 물질을 향해 있기 때문이다. 알코올 환자는 자신에 대해서는 물론 타인에 대해서도 좋게 느낄 수 있는 능력이 없다. 자기와 타인에 관한 이러한 모델이 변화되기까지는 어려움이 자신의 삶과 관계들 속에 팽배해 있게 된다.

표 6-10

자기 / 타인 모델
안전형 - 긍정적인 자기 / 긍정적인 타인 집착형 - 부정적인 자기 / 긍정적인 타인 거절형 - 긍정적인 자기 / 부정적인 타인 두려움형 - 부정적인 자기 / 부정적인 타인

중독 치료에 대한 함의

중독을 애착 관점에서 검토하면서 카렌 월런트Karen Walant 1995는 우리의 문화가, 학대라는 생각도 하지 못하면서 아동들을 학대해온 방식을 탐구하게 되었다. 그녀는 "20세기가 자기 의존과 개별화를 강조함으로써 인격장애나 중독으로 인생 후반기에 너무 빈번히 정신 치료를 요구하는 심리적 환경을 조성해왔다" p.1고 보았다. 더 나아가 월런트는, 우리 사회에서 중독이 증가하는 첫 번째 이유는 아동들의 정상적인 애착 욕구가 분리와 개별화를 강조하는 문화적 규범에 의해 희생되었기 때문이라고 주장한다. 부모의 보호 본능과 공감이 문화적 규범으로 대치될 때 규범적 학대가 일어나게 되는데, 이런 문화적 규범은 욕구들을 부끄러운 것으로 치부하고 의존을 병리적인 것으로 간주한다.

월런트의 관점에서 볼 때, 중독 치료는 알코올 환자와 중독자들이 애착의 능력을 키울 수 있도록 돕는 쪽으로 방향을 잡아야 한다. 대부분의 중독 전문가들처럼 그녀도 알코올 중독을 고립의 병으로 본다. 중독 치료는 따라서 타인으로부터의 고립이나 탈 애착을 근본적으로 해소하는 방향으로 나아가야 한다. 월런트는 이러한 과제를 성취하는 한 방법은 "바다같이" 빠져드는 경험(두 사람 간에 연결감과 친밀감을 심화시키는 데 중요한 하나 됨의 순간)을 제공하는 것이라고 말한다. AA가 알코올 환자들에게 그토록 효과적인 이유의 하나는, 다른 정신 치료들과 달리 이 모임은 사랑과 같은 감정이나 영성을 탐험하는 것을 두려워하지 않기 때문이다. 우리의 소외된 문화는 타인들로부터는 물론 자기 자신으로부터 소외된 개인들을 양산해왔다. 좀 더 크고 위대하고 자신 이상의 어떤 것에 소속되고자 하는 욕구가 (우리 사회가 결여하고 있고 AA가 제공하고 있는) 영적인 욕구의 토대가 된다. AA의 관점에서 볼 때, 영성은 빠져드는 경험(좀 더 상위의 힘, 또는 좀 더 크고 위대한 어떤 것과 연결되는 느낌의 짧은 순간)이다. 이것은 소외된 느낌, 잘려나간 느낌, 고립된 느낌과 반대되는 것이다.

중독과 치료

월런트의 권고들은 본 장 전체에 걸쳐 흐르고 있다. 좋은 돌봄처럼 좋은 치료에 대한 욕구가 안아주는 환경(아동이나 부모의 자율성과 자기 감각을 해치지 않고 연결되어 있는 분위기를 촉진하는)을 제공해준다. 애착 유형들에 대한 연구는 치료에 중요한 함의들을 갖는다. 안전 애착을 결정짓는 상황들을 살펴보는 것은 치료사들에게 여러 면에서 정보와 길잡이 역할을 할 것이다.

1. 애착이론은 좋은 치료 동맹이 성공적 치료 결과의 예표임을 가리키는 많은 연구

에 이론적 기초를 제공한다.

2. 안전 기지의 중요성에 대한 강조와 함께 애착이론은 치료에 대한 중요한 역설을 설명할 수 있게 한다. 중요한 역설이란 안전 애착이 해방을 준다는 것. 안전하게 애착된 아동이 더 과감하게 주위 환경을 탐색하듯이, 안전하게 애착된 부모는 자신의 내면세계를 좀 더 과감하게 탐험한다. 위니캇1965의 권고(아동은 '엄마 곁에서 홀로' 놀이할 수 있어야 한다)처럼 좋은 정신 치료는, 집착과 회피를 극복하기 위해 안전 애착은 물론 탈애착이 일어날 기회를 제공해야 한다.
3. 애착에 관한 어떤 연구는, '유아-돌봄'이 '보호자-유아' 관계에서의 정서 조절이 안전 혹은 불안전 애착을 결정짓는 중요한 요소임을 보여준다. 아이의 흥분, 분노, 실망 등을 조절할 수 있고 아이로 하여금 발달 중인 자기 안으로 감정들을 통합할 수 있게 하는 엄마들은 아동에게 중요한 조직화 기능을 제공한다. 이러한 원리를 정신 치료에 적용한다는 것은, 정서 조절과 감정 조율이 좋은 치료의 핵심 목표가 되어야 함을 뜻한다.
4. 부모가 아무리 잘 돌보고 주의를 기울여도 아동이 상실과 실망을 경험하는 것은 피할 수 없기 때문에, 보복하거나 방임하지 않고 저항을 인정하고 수용하는 능력은 성인의 삶에서 발달과 애착 모두에 중요하다. 환자에게 이런 능력을 보여주는 치료사들은 환자의 발달 정지의 회복에서 중요한 기능을 행한다.

이 책의 나머지 장들은 이러한 원리들이 어떻게 중독 환자들의 치유에 적용되어야 하는가를 논할 것이다.

7

치료 효과를 높이기 위해 알아야 할 룰(rule): 애착이론 관점

그들이 살았던 인생의 전반기처럼 후반기도 같은 룰을 가진 삶을 살아간다면, 피하기 어려운 문제들을 만날 것이다. 역주 4)

– 칼 융

보울비는 그의 책 「상실: 슬픔과 우울」1980에서, 앞으로 인간의 행동을 제대로 설명하려면 '애착 패러다임attachment paradigm' 역주 5)이라는 새로운 접근틀이 필요하며, 이 틀은 이전까지의 어떤 접근법보다 나을 것이라고 확신한다.

그렇다면 중독 치료나 정신 치료의 효과를 높이는 데 그의 애착 패러다임을

역주 4) 칼 융은 그의 분석심리학에서 자기(self)라는 개념은 의식과 무의식을 포함한 그 사람 전부라고 말하고 있다. '어느 누구도 아닌 그 사람 전체'를 말한다고 생각하면 좋을 것이다. 불교에서 말하는 진여(眞如)로 생각하면 이해하기 편할 것 같다. 융은 인간의 삶은 이런 자기가 온전하게 실현되기를 추구하는데, 그 과정에서 전반기는 확장을, 후반기에서는 수렴(收斂)의 과정을 통해 자기실현을 이루는 것이 바람직할 것이라고 말한다. 아마도 그때마다 적절한(optimal) 상호작용을 할 적합한 애착 대상들(attachment figures)에 대한 태도의 성숙한 변화가 중요하며, 이것을 하나의 중요한 과제로 여겨야 한다는 것을 암시하는 것 같다.

역주 5) 보울비는 정통 정신분석이론을 공부했으나 큰 틀(paradigm)에서 정신분석이론과 다른 애착이론을 새롭게 만들었다. 애착이론의 핵심개념은 진화론, 동물행동학, 사이버네틱스 등 당시 새롭게 떠오르던 이론들에 뿌리를 둔 이론이다. 이로 인해 한동안 정통 정신분석학계에서 완전히 소외되는 일을 겪게 된다. 보울비는 정신역동, 오이디푸스 콤플렉스, 무의식적 환상, 내적 동기에 의한 콤플렉스, 갈등 해소 등을 핵심 개념으로 하는 종래의 정통 정신분석 패러다임을 부정했다. 그런 의미에서 애착 패러다임(attachment paradigm)이라는 말을 쓰고 있다.

가지고 접근한다면, 치료 내용을 이해하고 방향을 정확히 잡아서 효율적으로 치료하는 일이 훨씬 유리할 것이다. 보울비의 이론은, 다른 사람과 맺은 강력한 감정적 유대가 왜, 어떻게 생물학적 발생 근거를 가지고 연결되어 있는가에 대해서 새롭고도 명확한 해설을 제공한다. 예를 들면 불안, 우울, 냉담함detachment, 중독이나 인격장애에서 흔히 보이는 감정적 고통이라는 공통된 증상을 만들어내는 원인은 대부분 원하지 않는 이별이나 상실에서 비롯된 결과라는 것이다. 이렇게 생겨난 다양한 증상들을 치료하려면 바로 '애착 패러다임'에 근거한 치료적 접근이 유용할 것이며, 보울비가 자신의 책1980에 정리해 놓은 애착이론의 핵심을 미리 공부해 두면 도움이 될 것이다.

(a) 애착 행동은 좋아하는 사람과 가까이하고 싶은 마음에서 비롯된 행동이다. 이때 애착 대상이 되는 사람에게 편하게 접근할 수 있고(accessible) 그가 반응을 잘 해주면(responsive), 그가 어디에 있는지에 대한 관심이 증가하고, 그를 보고 만나는 일상적인 행동 하나하나에 더 큰 관심을 두고 체크하면서 애착 관계를 형성하게 된다. 그러나 어떤 상황에서는 애착대상을 졸졸 따라다니거나 징징거리며 매달리기도 하고 소리를 지르거나 우는 행동을 보이기도 하는데, 이런 행동이 자기를 돌봐주는 행동을 더 쉽게 유발하기 때문이다.

(b) 애착 행동은 수유(feeding) 행동이나 성적(sexual) 행동과는 전혀 다른 종류로 보아야 한다. 물론 나름대로 다른 정신역동적인 의미가 있을 뿐만 아니라 실제 인간 생활에 미치는 중요성도 대단해서, 최소한 이것들과 대등하게 중요한 의미를 지닌다고 보아야 할 것이다.

(c) 애착 행동이 건강하게 발달하는 과정을 보면, 초기에 유아와 부모 사이에 애착과 감정적 유대감이 형성되는 것은 물론이고 나중에도 성인과 성인 사이에 동일한 형태의 애착 현상이 생겨난다. 이렇게 만들어지는 애착 행동들은 전 생애를 통해서 활발한 모습으로 존재하게 된다. 다른 정신분석이론들은 어린 시절에만 애착 행동이 형성된다고 주장하지만.

(d) 애착 행동도 다른 본능 행동들처럼, 발달 초기에 목표를 적절하게 수정할 수 있게 만들어진 행동 시스템들에 의해 유도된다. 이런 식의 항상성 시스템들의 구조는 견고한 편이어서 본래의 내장된 기능과 현재 해야 하는 행동 간의 차이에 관한 문제가 계속될 수 있으나, 이것은 피드백

시스템에 의해 적절하게 조절된다. 목표수정 행동(goal-corrected behavior)을 위한 계획과 안내를 위해서는 자기가 할 수 있는 능력과 필요한 외부 환경정보를 내부적으로 표상화(representation) 할 수 있는 적절한 모델이 필요하다.[역주 6] 애착 행동의 목적은, 애착 대상에게 접근하거나 이렇게 접근함으로써 원활한 의사소통을 유지하는 데 있다.

(e) 애착 유대가 충분히 견고한데도 불구하고, 여러 형태의 애착 행동이 애착 유대를 더욱 강화하기 위해 활성화되기도 한다. 예를 들면 애착 행동을 활성화하는 시스템들은 낯선 상황을 만나거나 피로할 때와 놀랄 때뿐만 아니라, 오히려 애착 대상과 멀어지거나 반응이 없을 때와 같이 특별한 경우에만 활성화된다. 그러나 익숙한 환경이나 애착 대상이 가까이 있거나 자상하게 반응해주면 이러한 애착 행동은 사라진다. 그러나 애착 행동이 지나치게 활성화되면, 신체적 접촉을 해주거나 매달리는 행동을 수용하고 적극적으로 달래주는 행동을 보여야만 없어진다.

(f) 애착 관계가 생길 때, 그리고 유지하려고 할 때와 끊어지거나 끊어졌다가 새로 생길 때는 아주 강력한 감정이 생기게 된다. 애착 관계에서 만들어진 유대감은 사랑에 빠질 때 형성되며, 사랑을 계속하면서 유지되지만, 헤어지면서 슬픔의 형태로 나타난다. 마찬가지로 상실에 대한 위협은 불안감을 일으키고 실제로 상실이 생기면 슬픔에 빠지게 된다. 그러나 이러한 상황이 오히려 반대 감정인 분노를 일으킬 수도 있다. 그렇지만 이러한 일 없이 유대 관계가 잘 지속되면 안전감(security)으로 이어지고, 이러한 안전감은 기쁨을 주는 새로운 유대감의 원천이 된다. 여러 감정은 한 사람의 정서적 유대감이 어떤 상태에 있는가를 반영하기 때문에 감정의 심리학과 정신 병리학은 대부분 정서적 유대감의 심리학과 정신병리학의 모습으로 나타나게 된다.

(g) 애착 행동은 많은 종에서 보이는 진화적 특성으로, 양육자와 긴밀한 접촉을 유지하는 행동으로 개체의 생존에 유리한 이득을 얻을 수 있기 때문에 진화된 것이다. 예를 들면 애착 행동은 추위, 배고픔, 익사 등이나 특히 포식자의 위협과 같은 해로운 위험을 확실히 줄여줄 수 있어 결국 환경에 대한 진화적 적응력을 높여줄 수 있는 것이다.

역주 6) 내적작동모델(internal working model)은 자기와 대상을 담은 표상과 같은 뜻으로 보울비 애착이론의 핵심 개념이다. 경험을 통해 내면에 형성된 사람, 장소, 아이디어, 문화적 패턴, 사회적 구조 등과 같이 세상과 세상 속에 있는 우리 자신에 대한 모든 것을 가리킨다. 자세한 내용은「애착이론과 심리치료」, p.103-106, 시그마프레스, 2007 참조.

(h) 애착 행동을 보강해주고 보강하는 행동을 도와주는 행동(이것은 한편으로는 애착하고 있는 사람을 보호하는 것이기도 한데)이 바로 돌보는 행동(caregiving)이다. 돌봐주는 행동은 보통 부모나 성인이 아동이나 청소년에게 하는 것이지만 때로 아픈 사람들이나 스트레스를 받는 사람 혹은 노인들에게 하기도 한다.

(i) 애착 행동이 생애 전반에 걸쳐 활성화되는 것으로서 중요한 생물학적 기능을 잠재적으로 가지고 있다고 본다면, 성인에게 생기는 애착 행동을 미숙한 행동으로의 퇴행(regression)이나 병리적 행동으로 취급하는 것은 치명적 오류를 범하는 것이다. 이러한 오류의 원인을 따져보면 대부분 정신분석이론에서 보이는 특성으로, 현재는 뚜렷한 근거가 없는 것으로서 이미 폐기된 구강성(orality)과 의존성(dependency) 이론에서 나온 개념의 결과로 생각된다.

(j) 정신 병리라는 것은 발달 과정에서 적절한 발달 경로(developmental pathway)[역주 7)]에서 이탈된 경로를 따라간 결과이지, 정신분석 이론에서 말하는 것처럼 유아기의 어떤 시기에 생긴 고착(fixation)이나 퇴행(regression)에서 비롯된 것이 아니다.

(k) 애착 행동 패턴의 장애는 어느 나이에나 생길 수 있으며, 이탈된 발달 경로를 따라간 결과이다. 가장 흔하게 생기는 애착장애 형태 중 하나가 과잉활성화된(over ready) 애착 행동에서 비롯된 불안 애착(anxious attachment)이다. 이 책에서 특별히 관심을 두는 또 다른 장애로, 오히려 애착 행동의 과소 활성화(deactivation)가 부분적 또는 전반적으로 일어나 애착 행동으로부터 주의가 다른 곳으로 전환되거나 가까이하려는 행동을 회피하는 증상을 보이는 형태가 있다.

(l) 애착 행동의 발달 경로와 애착 행동 패턴을 결정하는 주요 원인은 영아, 유아, 청소년기와 같은 아직 성숙하지 않은 시기에 애착 대상과 함께 나눈 중요한 경험들이다.

(m) 그 사람이 가진 인격 안에서 애착 행동이 형성되는데, 그 과정에서 그가 살아오는 동안 형성한 정서적 유대의 패턴을 바꿀 수 있다.

"이런 테두리 안에서 보면 상실과 스트레스, 그리고 그 뒤에 오는 고통 등이 어떻게 느껴지고 이해될 수 있는지 쉽게 알 수 있다." [p.39-41]

역주 7) 보울비가 발달 단계(stage) 대신 발달 경로(pathway)의 개념을 쓴 것은 애착의 상호작용적 속성과 전생애적 발달 개념을 강조하기 위해서라 한다.

왜, 어떻게 치료되는가?

보울비 이론의 치료적 적용 가능성이 있다면 다음과 같은 아주 단순한 원칙 하나 때문일 것이다.

"사람에 대한 노출은 사람을 바꾼다. 정확히 말하자면 강력한 애착 경험이 그 사람의 신경 시스템을 바꾼다."

애착 관계에 있는 사람은 서로의 신경 시스템을 조절해 주면서, 무의식적으로 그들 사이에 건강한 인간관계를 나눌 수 있는 여러 룰에 대한, 겉으로 드러나지 않는 암묵적 지식을 얻게 된다.

애착은 사람들을 편안하게 해주고, 강한 애착이 생길 수 있는 환경에 오랫동안 노출되면 서로의 관계 패턴을 새로 만들 수 있으며, 이렇게 만들어진 패턴은 암묵 기억implicit memory 속으로 깊이 배어들게 된다. 결국 환자들이 가지고 있는 내적작동모델internal working model이 바뀌면서 옛날의 룰들은 새로운 모습으로 바뀌게 되는 것이다.

아미니Amini는 그의 책 「애착이론과 집단정신 치료」1996에서, 적절한 애착 환경은 전에 가졌던 관계 패턴을 바꿀 수 있는 힘을 가질 뿐 아니라, 새롭고 건강한 내적 표상들을 유지하기 위한 기억도 만든다는 주장을 확신 있게 하고 있다.

환자들이 치료적 관계로 들어오면 전이 관계가 형성되는데, 이때 그들의 내부에 있던 지식의 구조들이 밖으로 드러나게 된다. 내부에 있던 이러한 지적 구조는, 관계를 조율하는 기능을 담당하는 어떤 특별한 사건에만 관여하는 별개의 구조가 아니다. 이 구조는 반복되는 강박 행동을 지시하는 기능을 하지만 의식적으로 알 수가 없다.

치료란 환자의 애착 체계를 활성화해 환자가 자신의 행동을 성찰할 기회를 주는 것이라 할 수 있다.

이때 환자는 애착 체계가 어떻게 작동하는지 직관적으로 알게 되는 경험을 하거나 보게 된다(예: 내가 이런 일을 할 때는 내 안에서 무슨 일이 일어나고 있는가? 내가 바라는 것은 무엇인가? 등).

사람들의 행동이 바깥에서 볼 때는 잘 이해되지 않는 경우가 많은데, 그 행동들을 자세히 들여다보면 그런 행동을 할 수밖에 없게 만드는 암묵 기억의 지시에 자연스럽게 따른다는 사실을 알 수 있다.

> "누군가를 만날 필요가 있어서요. 지금 막 전 치료사한테 더는 치료할 수 없다는 통보를 받았거든요"라며 아담은 치료 약속을 잡고자 전화를 걸어왔다. 35세 된 이 은행원은 초기 면접에서 자신이 코카인 중독자로 수차례 재발을 거듭하면서 치료에 실패한 병력이 있다는 것을 간략히 언급했다.
> 그는 최고 명문인 아이비리그 대학 경영학석사MBA 출신으로 뛰어난 펀드매니저였는데, 지금까지는 참고 참다 주말에만 한꺼번에 약물을 하는 식으로 겨우 버텨나가고 있었다. 그러나 사장은 결근이 많아지고 판단 능력도 떨어지는 등의 모습을 보고 걱정이 많아졌다.
> 왜 전에 치료하던 치료사가 치료를 끝내자고 했는지를 묻자 이렇게 대답했다. "재발을 계속하니까 치료 프로그램에 들어오든지 아니면 치료를 위한 중간 처우 시설halfway house로 가든지 하지 않으면 더는 치료를 할 수 없다고 했어요."
> "그 말을 들으니 기분이 어땠어요?" 치료사가 물었다.
> "아, 그냥 익숙한 일이라 아무렇지도 않았어요." 아담은 어깨를 으쓱하며 얼굴을 찡그렸다. "아시다시피 그게 제 문제잖아요. 결국은 누구나 나를 버리게 되죠. 바로 버리느냐, 조금 늦게 버리느냐 그 차이일 뿐이죠."
> 면담이 끝나갈 때쯤 '누군가에게 버림을 받는다'는 아담의 문제가 태어나면서부터 지금까지 계속 되풀이된 뿌리 깊은 문제라는 것을 알았다. 그는 태어나자마자 입양되었기 때문에 친부모를 전혀 알 수 없었다. 처음에는 이런 문

제에 대해 얘기할 때 그는 무관심한 태도를 보였다.

"그런 건 전혀 생각하지 않아요. 그렇게 중요하단 생각도 안 들고요. 그보다 지금 닥친 일이 더 걱정입니다. 도대체 왜 내가 관심 있는 사람은 다 내게 관심이 별로 없는 거죠?"

아담은 치료 관계뿐만이 아니라 그 외 여러 관계를 하면서 실패한 경험을 계속 털어놓기 시작했다. 최근 3년 동안 그는 무려 4명의 치료사와 5명의 스폰서sponsor[역주 8)]를 만났다. 그런데 약물에 취할 때마다 나오는 별난 행동들 때문에 버림을 받거나 아니면 그가 그들을 버리는 문제 행동 패턴들이 문제가 있었다.

그는 결혼도 못하고 아직 양부모 밑에서 지내고 있었는데, 사실 그들에 대한 심한 양가감정과 수동공격성이 문제였다. 양어머니는 좋은 여자 만나서 안정적인 생활을 하지 않는다고 비난하면서도 막상 자기를 떠나는 것을 원치 않아 매달리곤 했다. 그는 집에 있는 것이 싫었지만 그렇다고 떠나기도 두려웠다.

"아파트에 혼자 있어야 한다는 사실이 견딜 수 없이 힘들었어요. 그리고 혼자 있을 때 맑은 정신으로 지낸다는 것은 저한테는 상상하기 어려운 일입니다."

양어머니는 그가 혼자 지낼 때에도 약물을 하지 않고 지낼 수 있을 때까지 분가를 반대했던 것이다. 아담이 10대였을 때, 처음으로 중독을 치료하기 위해 어머니가 그를 강제 입원시킨 일이 있었는데 아직도 그는 그 일에 화가 나 있었다.

"너무나 싫은 장소에 나를 버렸고 그것은 나를 돕기 위해서라기보다 자기들 편하자고 나를 제거한 것이었어요."

치료를 받으면서도 몇 달간 아담의 대인관계 패턴의 어려움은 계속되었다. 12단계 치료 프로그램에 정기적으로 참석하면서도 나이트클럽이나 인터넷에서

역주 8) AA와 같은 자조 모임에서 초심자의 경우, 경험이 많은 협심자 중에서 어려운 일이 있을 때 특별히 직접적인 도움을 줄 수 있는 사람을 정한다. 잠정적이고 일시적인 대체 애착 대상으로 생각하면 될 것 같다.

헌팅을 했고, 그렇게 맺은 관계는 산발적이며 짧게 끝나곤 했다. 어떤 여자가 자신에게 관심을 보이면, 아담은 바로 그 여자에게 흥미를 잃었다.

"감정적으로 흥분되지 않았어요"라고 그는 변명했다.

그러나 여자들과 떨어져 있거나 쉽게 접근할 수 없을 때는 오히려 강박적일 만큼 주의를 끌어 그 여자들의 마음을 얻으려고 했다. 그럴 때 자세히 보면 치료 시간 내내 아담은 그 여자가 한 말이나 행동, 또는 그 말이 의미하는 것이 무엇인지 알아내려고 애를 쓰는 것이었다. 사생활은 불안정했지만 어쨌든 4개월 동안 단약을 유지해 나갈 수 있었다.

치료사와의 애착의 질이 깊어지면서 주말에만 재발하는 횟수가 늘었는데, 대개 양어머니와의 불화로 유발되거나 바로 전에 사귀었던 여자의 거절로 인한 것이었다. 그다음 6개월 동안에는 자기가 잘못된 행동을 할 때, 이번 치료사는 자기를 버리지 않는지 테스트해본다는 것이 드러났다. 그러면서 인간관계 패턴을 이끄는 룰 같은 것이 치료 시간에 촉발되어 나타나기도 했다. 아담의 도발적인 행동은 계속 되었지만 치료사는 한결같이 대해주었고, 그도 그 점을 진심으로 감사하게 되었다.

성공적인 치료를 위해서는 신경 시스템에 부호화된 암묵 지식에 변화가 있어야 하기 때문에 환자는 반드시 감정적으로 개입되어야 한다. 전에 형성된 패턴들이 활성화되지 않는다면 변화는 거의 일어나지 않는다. 만약 치료사가 모든 것을 받아주는 식으로 착하게만 행동한다면, 역시 아무것도 일어나지 않을뿐더러 일어난다 해도 제대로 마무리되지 않을 것이다.

환자가 전에 했던 관계 패턴을 계속 가지고 있으면 감정의 멜로디에 서로를 맞추는 조율이 일어나지 않기 때문에 치료사의 치료적 노력을 알아차리지 못하는 일이 생긴다. 그렇게 되면 관계의 정도는 약해지고 감정의 공명도 거의 일어나지 않는다. 결국, 치료는 그에게 부적절한 영향을 줄 것이고 기억의 패턴은 옆길로 빠져

활성화되지 못해, 치료사는 이제까지의 관계 룰들에서 벗어나게 하는 기회를 얻지 못하고 말 것이다.

순수하고 진정한 애착 관계가 형성되면 환자의 행동과 애착 유형은 환자가 연주하는 음에 화음을 맞춰주는 치료사의 진정한 감정적 반응을 불러일으키게 된다. 치료사가 하는 일은 이때 새로 생긴 감정적 반응을 부인하지도 않고, 전에 했던 잘못된 행동 패턴들이 되풀이되는 것을 허용하지도 않는 일이다. 그러므로 치료는 환자의 반응을 바꿔 새롭고 전과 다른 결과를 얻을 수 있게 하는 것이다.

암묵 기억

치료를 받고 있는 환자에게 애착 감정이 생긴다는 것은, 치료가 그들이 가지고 있던 암묵 지식에 관여해 암묵 지식의 생물학적 메커니즘이 새롭게 바뀌게 된다는 것을 의미한다. 치료적 관계가 강하게 형성되면, 치료사와의 관계를 조절하는 새로운 룰이 생기면서 신경 시스템도 새롭게 변하게 된다. 정신생물학적 관점에서 볼 때, 정신 치료는 환자의 생리현상과 감정을 안정시키고, 전에 생긴 굳어진 애착 패턴과 연관된 감정적 기억을 바꿔서, 애착 관계를 다시 조절하는 섬세한 작업이라고 할 수 있다.

그런데 왜 그토록 많은 감정적, 이성적 지식이 무의식적인가 하는 문제에 대한 대답을 찾는 것이 프로이트 이후 심리학의 문제였다. 초기 프로이트 이론에 의하면, 의식적으로 알 수 없는 곳에 있는 많은 것들이 자리하는 이유는 의식의 적극적 검열censorship 때문이라는 것이다. 우리가 감정적으로 주고받는 내용을 보면 대부분 숨기고 싶은 갈등, 불쾌한 내용, 숨어 있는 지식인데 그렇기 때문에도 의식의 검열과 억압은 필요하다는 것이다. 기억이 외현적 모델이냐 아니면 암묵적 모델이냐로 구분되는 것은 기억이 부호화되는 뇌 시스템의 기본적 특성 때문이다. 뇌의 구조 때문에, 감정과 연관된 지식이나 관계 패턴을 조절하는 룰들을 무의식적으로 떠올리는 힘은 의식적으로 이해하고 사고하는 영역과 분리되어 있다.

이렇게 보면 치료 장면에서 생기는 전이transference는 무의식에서 나온 지식이 행동으로 표출된 것이라고 볼 수 있다. 물론 이때의 지식은 관계의 룰을 조절하는 암묵 지식으로, 예를 들면 관계가 어떻게 생기는가(상대가 원하는 것은 무엇이고 다음에 오는 것은 무엇인지 등) 하는 것이다.

연구에 의하면 감정적 삶과 관계의 언어는 암묵적으로 학습되고 무의식적 인식을 통해 부호화된다. 르위스Lewis, 1996는 관련 학회에서 이러한 과정에 대한 일련의 연구 결과를 발표한 적이 있다. 그 중 한 연구는 실험 대상자들에게 사람들의 얼굴 사진을 보여주면서 한 실험이었다. 어떤 이야기에 등장하는 사람의 감정 상태와 얼굴의 신체적 특성이 서로 연결되는 방식으로 사진을 보여주는 실험이었다. 예를 들면, 이야기에 등장하는 사람이 얼마나 호감 가느냐는 얼굴 길이와 관련이 있었다. 얼굴 길이는 자의적이고 인공적인 변수인데도 이야기의 결과에 영향을 끼쳤다.

실험 대상자들에게 일련의 얼굴 사진과 표정에 맞는 이야기를 들려준 다음, 연구자들은 실험 대상자들에게 그들이 전에 본 적이 없는 새로운 얼굴들을 보여주고 새 얼굴의 호감, 비호감도를 평가해달라고 요청했다. 실험 대상자들은 긴 얼굴을 가진 사람에게 더 호감을 가졌다. 놀랍게도 연구자들은 첫 번째 실험에서 경험했던 법칙을 도출해냈다. 이들은 다시 일련의 사진들을 보여주었다. 그런 다음 얼굴 길이와 호감도 사이에 연관성이 있는가를 실험 대상자들에게 물었다. "아뇨, 말도 안 되는 생각이에요" 하며 모두 어이없어했다. 그러나 바로 그 순간 실험 대상자들은 이런 지식(지식을 얻는 방법이 다양하기 때문에 사람들은 혼돈에 빠진다)을 부정하고 있었다. 아니 그들은 이런 지식을 입증하고 있었다. 르위스가 말했듯이 "왼손이 하는 일을 오른손이 모른다." 르위스는 한번 학습된 룰은 지우기 어려울 뿐 아니라 룰 자체가 영구화되어 사람들의 지각도 왜곡시키기 때문에, 실제 현실에서 경험하는 것들도 이미 굳어진 룰을 더는 지우지 못하고 오히려 더욱 강화하게 된다고 말한다.

애착이론에서 말하는 기억은 어릴 때 작용했던 종류의 기억이라는 연구 결과가 있으며Schacter 1990, Squire 외 1993, 이러한 사실은 발달 과정에서 나이가 들어갈수록 외현 기억이 많아진다는 것을 암시한다Pinker 1997. 그러나 3세 이전의 아이들에게 외현 기억이 보인다는 증거는 별로 없다. 그 후에 나온 연구 결과예: Lewis 외 2000도 2~3세 이전에는 자서전적 기억이 없다는 것을 보여준다. 외현 기억은 대부분 2.5세 전에는 작동하지 않는다고 볼 수 있다. 연구 결과에 따르면 암묵 기억의 기교 수준skill level은 테스트가 가능한 가장 어린 시절의 기술 수준과 동일하게 유지된다DeCasper와 Fifer 1980.

성인이 되면 외현 기억은 나이가 들수록 감소하는데, 이름과 날짜, 차 열쇠를 둔 장소 등을 기억하기가 어려워지는 것 등에서 찾아볼 수 있다.

그러나 암묵 기억(예: 구두끈을 매는 법, 자전거 타기)이 쇠퇴한다는 증거는 매우 적다. 암묵 기억은 개인의 초기 애착 경험 가운데 더 작동하기 쉬워서 이때 생겼던 관계의 룰들은 잊어버리거나 버리기가 어려워 보인다. 이러한 기억들은 암묵적이며 어떤 기억나는 구체적 사건(1세 때 일어난 일과 같은)과 관련이 없어서 외현 기억의 영향을 거의 받지 않는다. 관계를 조절하는 암묵적인 룰은 애착 경험에서 얻은 것이며, 이것은 대인관계를 어떻게 할 것인가에 대한 암묵적 지식이 된다. 암묵 기억은 반사적으로 하게 되는 중요한 지각이나 행동에 영향을 미친다. 우리의 행동은 대부분 반사적으로 이루어지기 때문에 자신이 무슨 일을 하고 있는지를 의식적으로 알기 어렵다. 이후의 삶에서 사람들은 애착 관계들을 실연하고enact 자신들이 초기 애착 경험에서 도출한 룰들에 합치하는 관계들을 형성한다. 애착 유형이 잘못된 것이라 하더라도, 개인들은 자신의 잘못된 룰들을 도출해내고 일반화시키는 것 외에 다른 의식적인 선택을 할 수 없다. 또한 이런 룰들은 암묵적인 것이므로 개인은 자신이 하는 행동에 대한 의식적인 인식 없이 이런 룰들을 적용하게 된다. 사람들은 이렇게 부적응적인 관계 패턴을 계속 해나간다. 사람들은 자신이 왜 그렇게 행동하는지에 대한 본질적 통찰이 부족하기 때문에 자신의 애착 유형을 바꾸기가 어렵다.

치료에서 중요한 역할을 하는 암묵적 지식과 관계된 사실들을 보면,

1) 사람들은 의식할 수 없는 지식을 가지고 있다.
2) 이러한 암묵적인 지식을 가지고, 주어진 환경 안에서 범례 형태로 하나의 룰을 뽑아내는데, 룰이 복잡하다 해도 마찬가지다.
3) 사람들은 자신이 가진 암묵적 지식을 행동으로 보여줄 수는 있지만, 그것을 묘사하거나 이해하지 못한다. 그리고 많은 경우에 그런 지식을 가지고 있다거나 자신이 무언가를 학습했다는 사실을 의식하지 못한다.
4) 설명이 아니라 직접적인 경험이 암묵 기억을 바꾸고 조절할 수 있다. 경험이 아닌 설명들은 오히려 혼돈을 일으키거나 상황을 개선하기보다 악화시킬 수 있다.
5) 암묵 지식은 지각을 왜곡시킬 수 있다. 일단 암묵 지식이 획득되면 그것은 영속적인 것이 되고, 사람들이 알고 있지만 의식하지 못하는 것을 확고하게 한다.
6) 모르는 사이에 암묵적인 편향bias을 획득할 수 있다. 즉 무엇을 알고 있는지 설명은 못 해도 행동으로 보여줄 수는 있다.
7) 대인관계에서 암묵적인 지식은 전이transference라고 부르는 행동 패턴 안에서 흔히 보인다.

효과적인 치료를 위해 알아야 할 룰:
캔들Kandel역주 9)이 말하는 정신 치료의 원칙들

생물학과 심리학 사이에 있었던 잘못된 이별은 이제 새로운 만남을 준비하고 있다. 새로운 연구 결과가 새롭게 변해야 할 많은 사실을 보여주고 있다.
다음의 6가지 사실들은 아주 최근에 밝혀낸 중요한 과학적 연구 결과이다.

1. 애착은 유전자의 발현을 바꿀 수 있다.
2. 애착과 정신 치료는 뇌 화학을 바꿀 수 있다.
3. 학습에 기초한 경험은 신경세포 간의 연결을 바꾼다.
4. 증강potentiation[역주 10)]은 환경적 자극인 활성화activation를 필요로 한다. 그리고 활성화는 뇌 기능의 강도와 자율적 패턴을 바꾼다.
5. 시냅스 강도는 경험-의존적 현상이다.
6. 의미 있는 대화, 주의 집중, 애착은 뇌의 생화학을 바꾸고 시냅스 간의 전달, 세기, 시냅스의 수를 변화시킨다.

애착이론의 관점을 정신 치료에 적용하는 일은 특별한 의미가 있을 것이다.
애착이론에 입각한 다음의 10가지 지침은 효과적인 치료를 위한 가이드라인이 될 것이다.

1. 정신 치료는 뇌의 구조를 바꾼다.

사람의 행동과 삶에 변화가 있다는 것은 그의 신경생리학에도 변화가 있었다는 뜻이다.

2. 정신 치료는 아무리 좋은 치료라도 한계가 있다.

역주 9) 에릭 캔들(Eric Kandel)은 2000년 노벨 생리의학상 수상자이다. 미국 정신과 의사로는 최초의 노벨상 수상자로, 신경 신호 전달에 관한 연구 업적을 인정받았다. 최근에는 정신분석과 뇌과학의 융합에 관심이 많으며 21세기 정신의학의 새로운 지적 체계로 새로운 패러다임을 제시하고 있다. 역자는 개인적으로 레지던트 1년 차인 1983년에 AJP에 실린 「From metapsychology to molecular biology」라는 논문을 보고 큰 충격을 받았다. 그 후의 연구 성과를 정리한 책으로 「Psychiatry, Psychoanalysis, and the New Biology of Mind」(2005)가 있다. 국내 번역서로 「기억을 찾아서」(2009)가 있다. 이 분야에 관심이 있는 사람들에게 강력히 추천하고 싶다.
이제는 정신 치료와 뇌과학이 만날 수 있는 여건이 무르익고 있으며 프로이트가 살아있다면 에릭 캔들의 열렬한 팬이 되었을 것이라고 르두(LeDoux)는 말한다. 캔들이 말한 5가지 원칙을 약간 변형해서 애착이라는 개념을 집어넣고 캔들의 6가지 원칙이라고 한 것 같다.

역주 10) 하나의 신경세포 활동이 다른 표적이 되는 신경세포와의 연결을 강화하는 과정을 말한다. 장기 증강이 중요한데 시냅스 전 신경세포(presynaptic neuron)가 반복적으로 자극을 받으면 시냅스 후 신경세포(postsynaptic neuron)의 시냅스 반응이 장기간(몇 시간에서 며칠 동안) 강화되는 것을 의미한다. 기억이 저장되는 분자생물학적 기전의 이해에 중요한 개념이다.

만약 뇌의 구조가 이미 생리학적으로 굳어져 있다면, 특히 아주 어릴 때 손상이 생겼다면 어떤 것도 변화시킬 수 없을 것이다. 그러나 어떤 장애(예; 정신분열병)는 약에 의해 어느 정도 조절할 수 있으며 물론 한계는 있지만 할 수 있는 한 최대로 기능하게 할 수 있다.

만일 정신적 외상, 거절, 상처, 박탈 등이 아주 극심하거나 아주 어린 시절에 이런 경험을 했다면 아무리 강한 애착 관계도 이때 생긴 신경생리학적 변화를 바꾸지는 못할 것이다.

크래머Kraemer, 1985의 연구에서 보면, 고립되어 있지만 동료 원숭이 '치료사'에 의해 계속 지지를 받고 있는 원숭이들은 정상적으로 기능하고 정상적으로 보였다. 그러나 치료사 원숭이가 없어지자 고립된 원숭이들은 빠른 속도로 황폐화된 모습을 보였다. 그들의 뇌가 기다렸으나 결코 제공되지 않았던 애착 경험이 그들의 뇌 구조를 영속적으로 변화시켜버린 것이다.

더 이상 바로잡을 수 없는 뇌의 변화들도 있다. 어떤 사람들의 신경 시스템은 일어나야 했던(그러나 결코 일어나지 못했던) 그 경험에 노출되는 데 실패했다. 그래서 그들은 자신을 대신해 자신의 신경 시스템을 가동하고 유지해줄 다른 누군가의 도움이 영원히 필요하게 된다. 그들은 항상 외부에서 정서 조절을 충분히 해줄 필요가 있다. 어떤 개인들에게는 마치 알코올 중독자에게 AA 모임이 제공해주는 것과 같은, 장기간의 치료적 홀딩 환경[역주 11)]이 필요할 것이다.

3. 정신 치료는 단지 말을 지적으로 교환하는 것이 아니다.

좋은 치료는 일상적인 대화 그 이상이다. 치료사와 환자는 생각이나 가설적 아이디어에 관한 일상적인 토론만 주고받는 것이 아니다. 그들은 서로 애착 관계를 조절하는 작업을 하고 있는 것이며, 이러한 작업은 변화에 강력한 생물학적인 힘을

역주 11) 위니캇(1996)이 「The Maturational Process and the Facilitating Environment」에서 구체적으로 설명하고 있다. 안아주는 환경(holding environment)이란 어머니가 실제로 아이를 육체적으로 안아주는 것으로 환경으로부터 보호해주는 것을 말한다. 충분히 안아주는 환경이 지속적인 자아 성장과 일관성 있는 자아 인식 연속성의 토대가 된다고 말한다. 애착이론의 치료적 적용에 대단한 열의와 재능을 가진 제레미 홈스가 쓴 「John Bowlby and Attachment Theory」를 추천한다. 「존 보울비와 애착이론」(학지사, 2005)으로 번역되어 나왔다.

미치며, 그러한 힘은 진화적으로 수백만 년에 이르는 역사를 가지고 있다고 본다. 인간은 사회적 동물이며, 치료는 기본적으로 강력한 영향력을 가진 사회적 시스템이라고 할 수 있다. 따라서 유능한 치료사는 그러한 힘의 속성을 잘 이해하고 이 힘을 가장 효율적으로 가이드한다.

4. 설명이나 생각이 아닌 경험이 변화를 만들어 낼 수 있다.

결론적으로 애착 모델은 병식보다는 경험, 외현 기억보다는 암묵 기억을 강조한다. 단순한 설명이나 책을 보는 것은 거의 아무 변화도 이끌어낼 수 없다는 것이다. 변화를 이끌어내려면 오랜 시간의 치료 기간이 필요하다. 병에 대해 지식으로만 아는 병식insight[역주 12)]은 변화를 끌어낼 힘이 없다. 사실 병식이라는 것은 대개 변화의 결과이다.

5. 감정적 중립성neutrality은 효능이 없다. 애착이론에서는 치료사가 감정적으로 중립적인 태도를 취하도록 노력하기를 권유하지 않는다.

치료라는 것은 감정적인 교류를 바탕으로 애착 관계를 맺는 것을 말한다. 그런데 감정적으로 중립적이 된다는 것은 전혀 애착 관계를 맺지 않겠다는 것이기 때문에 그렇게 하는 것은 변화를 위한 중요 메커니즘을 박탈하는 것과 같다.

6. 가장 좋지 않은 치료사는 감정적인 접촉을 피하거나 감정을 단지 행동을 지시하는 정도의 의미로 축소하는 사람이다.

애착이론은 치료사와의 관계를 통해서 환자가 감정적으로 풍부한 생활을 다시 만들어 경험하기를 바란다. 이러한 입장은 치료사에게 일어난 활발한 감정적 반응들이 환자가 보여주는 패턴과 조율될 것을 요구한다. 환자의 감정적 신호들에 언제 어떻게 조율할 것인가respond in tune는 애착 지향 정신치료attachment-guided psy-

역주 12) 정신의학에서는 인사이트(insight)를 병식(病識)으로 쓰고 있다. 그러나 깊이 따져보면 복잡한 개념이다. 카플란과 새독(Kaplan & Saddock)은 지적 병식, 감정적 병식, 그리고 행동의 변화까지 포함된 진정한 병식(true insight)으로 나눈다. 임상적으로 중독의 이해와 치료에 필수적인 요소는 병식이라는 생각이다. 중독의 임상적 특징 중 하나가 병식이 없다는 점이다. 역자의 연구팀들이 알코올 중독에서의 병식 척도를 개발해 지금 활발히 쓰고 있다(Hanil Alcohol Insight Scale, 1998, Journal of Studies on Alcohol). 여기에서도 지적 병식(intellectual insight)과 감정적 병식(emotional insight)으로 나누어 체크하고 있다. 물론 진정한 병식은 임상적으로 판단해야 한다. 여기에서 병식은 지적 병식의 개념으로 이해하는 것이 좋을 것 같다.

chotherapy에서 중요한 측면이다. 감정적으로 조율하고, 환자의 감정 상태에 자연스럽게 들어맞는 생생한 정서적 반응을 해주는 것이 애착이론에 근거한 치료의 핵심이라고 할 수 있다.

7. 일부러 꾸며낸 감정적 경험은 치료 효능이 없다.

감정은 계통발생학적으로 볼 때 고대 때부터 있었다. 감정을 읽거나 보여주는 능력은 타고날 때부터 보이는 것으로, 수백만 년 동안 진화하면서 정교하게 다듬어진 능력이다. 그래서 억지로 꾸미거나 어설프게 흉내를 내서 표현하는 감정이나, 진심이 아닌 치료사의 감정 표현은 아무리 좋은 의도를 가졌다 해도 오히려 악화시킬 뿐이다. 어쩌면 치료사의 감정을 정확히 읽어내는 환자의 능력이 치료사가 환자에게 꾸며서 대하는 능력보다 훨씬 뛰어날 것이다. 환자가 전에 쓰던 가식적인 룰을 그대로 가지고 진정성이 없는 관계를 계속하는 한 바라던 변화는 일어나지 않을 것이다. 오히려 전에 쓰던 가식적인 관계의 룰만 더 굳어질 것이다.

8. 무조건 받아주고 편하게 해주는 것만이 능사는 아니다.

진정성이 있는 관계가 반드시 생겨나야 한다. 강력한 애착 유대와 완전한 만족감을 혼동해서는 안 된다. 영아 연구에서 보여주듯이 오히려 아이에게 붙어 너무 매달려 있는 엄마는 아이의 적절한 뇌 발달에 필요한 적절한 애착 관계를 만들어주지 못한다. 너무 오랫동안 또는 너무 자주 안아주는 엄마는 좋은 엄마라고 할 수 없다. 적절하고 훌륭한 엄마는 아이가 쉬고 싶을 때 편하게 쉴 수 있게 보살피는 행동을 적절히 해줄 수 있어야 한다. 아이가 배고파할 때 젖을 주고, 피곤할 때 정확하게 아이의 감정을 살펴서 안고, 침대로 데리고 가 편안히 재울 수 있어야 한다.

9. 치료사들이 자주 바뀌면 안전 애착에 필요한 것들을 제공할 수 없다.

의학과 정신 치료는 치료에서의 특정성specificity이 갖는 중요성을 간과해왔다. 치료 관계에 이러한 특정성이 적용되는 한에서 더욱 그러했다. 치료 관계에 참여하는 구성원들은 맞바꿀 수가 없다. 치료에서의 특정성이라는 것은 두 사람 혹은 집단이 치료 중에 형성하는 특정한 분위기에 적용된다. 치료도 다른 애착 관계들과 같다. 설득하고 변화시키는 치료의 힘은 치료 관계에 참여하는 특정한 사람들에게 맞게 복잡하게 조율되어 있다. 콘라드 로렌츠Konrad Lorenz에게 각인된 새끼 오리는 다른 동물학자를 따르라는 지시를 받을 수 없다. 이처럼 치료적 작용은 서로 쉽게 바꿔가면서 할 수 있는 일이 아니다. 환자는 애착대상과의 관계에서 형성된 특별한 맥락 안에서만 건강해질 수 있다. 일반적으로 치료의 결과는 치료사가 누구냐에 따라 결정된다고 할 수 있다.

10. 치료 작용은 간주관적intersubjective 관계 안에서 서로를 조절하는 것이다.

치료적 작업을 한다는 것은 두 사람이 길을 같이 가는 것과 같다. 목적은 하나로 환자가 변화하는 것인데, 치료사가 일방적으로 도와서만 될 수 있는 일이 아니고 간주관적 관계에서 영향을 줄 수밖에 없을 것이다. 그렇기 때문에 환자는 신중하게 치료사를 선택하고 치료사 역시 환자를 지혜롭게 대하여야 한다.

중독 치료와 애착

앞에서 말한 효과적 치료를 위해 알아야 할 룰들은 중독 환자 치료에 대단히 중요한 지침이 되는 것들이다. 이러한 룰들이 중독 환자의 치료와 회복 중인 환자의 치료에 어떻게 적용되고 응용될 수 있는지는 다음 8, 9, 10장에서 자세히 살펴볼 것이다. 이제 불안정한 상태에 있어서 치료가 만만치 않은 환자의 사례를 소개하려고 한다. 치료 과정 중에 애착의 끈이 어떻게 생기고 진정한 관계를 계속 유지하는 것이 성공적인 치료에 얼마나 중요한 영향력을 발휘할 수 있는가를 보여줄 것이다.

앨리슨은 잔뜩 화가 난 모습으로 불만이 가득한 남편에 의해 치료를 받으러 왔다.

"내 아내는 알코올 중독이니 치료해 주시오."

메스꺼울 정도로 지저분한 아내의 모습에 너무 화가 난 남편은 잔인하다고 생각될 정도로 심하게 나무라는 것이었다. 그런데도 앨리슨은 조용히 마룻바닥만 멍하게 바라보고 있었다. 화장도 하지 않고 멍한 모습이었지만 30대 중반의 매력적인 여자였다.

남편은 비싼 양복을 말끔하게 잘 차려입은 데 반해, 앨리슨은 낡고 더러워 보이는 옷을 입고 있었다. 겉보기에는 불편하고 놀라 겁에 질린 듯한 모습이었지만 그 여성은 착한 눈빛을 하고 순한 모습으로 앉아 있으려고 했으며, 그러는 동안 남편은 계속 경멸하는 듯이 냉소적인 표정을 짓고 있었다.

음주에 대한 혐오감을 표현한 남편의 얘기를 15분쯤 듣고 나서, 그때까지 한마디도 못하고 있는 앨리슨에게 남편이 알코올 중독이라고 하는데 동의하느냐고 물었다.

그녀는 고개를 들더니 한숨을 쉬면서 "그런 것 같아요"라고 말했다.

"그런 것 같다고? 제기랄!" 남편이 고함을 질렀다. "나는 알코올 중독자인 아버지 밑에서 자랐어. 알코올 중독자인 마누라와 계속 산다면 난 끝장이야!"

남편은 앨리슨의 얼굴에 삿대질을 하며 노려보았다. "치료를 받든지 이혼을 하든지 둘 중의 하나를 택해! 그리고 내 말 잘 들어. 내 말대로 하지 않으면 앞으로 아이들은 절대 만날 수 없어!"

치료 시간이 끝날 때쯤 치료사는 그들이 선택할 수 있는 방법에 대해 말했다.

"정규적으로 하는 외래치료 프로그램에 나오시든지 입원치료를 할 수 있습니다. 아니면 오늘처럼 이렇게 진료실에서 만나 치료를 할 수도 있어요. 이렇게 하면 물론 AA 모임에도 정규적으로 나갈 수 있고요."

앨리슨은 잠깐 치료사를 보더니 남편에게 물었다. "어떻게 생각해요?"

남편은 아내 말은 무시하고 치료사에게 말했다. "외래치료 프로그램에 다니면 내가 일하는 동안 아이들은 누가 볼 수 있나요?" 그는 대답도 기다리지 않고 머리를 흔들었다. "마지막으로 말씀하신 것은 어때요? 가능한가요?"

"좋습니다. 잘만 되면 치료비도 싸고 비교적 자유로워서 처음에는 제가 자주 추천하는 방법입니다. 그러나 재발하거나 치료 진행이 잘 안 되면 정규 외래 프로그램을 할 수도 있지요."

"좋습니다. 그러면 그렇게 하시지요"라며 그는 특유의 웃음을 보였다. "치료비 걱정은 마십시오. 치료비가 문제가 아니라 가정을 돌볼 사람이 필요합니다. 나는 아내나 아이들뿐만 아니라 너무 많은 책임을 지고 있어요." 그는 아내를 보며 말을 이었다. "일주일에 2번씩 여기 오고 AA 모임은 내 스케줄에 방해되지 않는 시간에 갈 수 있어."

앨리슨은 약속을 했고 두 번째 면담에서는 아주 다른 모습과 태도를 보였다. 전보다 훨씬 적극적인 대화를 했다. 몇 주가 지나자 그녀는 자신의 모든 생활을 지배하는 남편과 맺고 있는 정서적, 물질적, 성적 학대 관계를 비참하게 그려내기 시작했다.

단주 생활을 하면서 자신감이 생기기 시작하자, 전혀 사랑하지 않는 사람과 더는 결혼생활을 계속할 수 없다는 사실을 아프지만 확실히 알게 되었다. 그러나 이혼 얘기가 나올 때마다 남편을 떠나야 한다는 사실에 거의 공황상태가 되었다. 치료사는 공포감을 견딜 수 있는 힘이 생길 때까지는 어떤 행동도 하지 말고 오로지 단주에만 전념하도록 했다. 그러면서 치료사는 술을 계속 마시면 남편의 통제와 독단적 행동에 무력할 수밖에 없을 것이라고 말했다.

앨리슨은 다음 해까지 치료를 계속 받았으나 그러는 동안 어려움도 많고 좌절하는 일도 많았다. 그 사이에 치료를 방해하는 하나의 패턴을 발견했다. 그녀는 3, 4개월마다 재발했으며 그때마다 같은 패턴을 따랐다. 단주 생활이 길어지고 자신감이 생기면서 남편에게 저항하는 목소리가 높아지는 것이 문제였다. 그렇게 되면 위협을 느낀 남편은 점점 협박과 학대 행동을 하게 되고 재발로 이어지는 것이었다. 드디어 몇 달이 지나자 남편은 아내가 단주할수록 다루기 힘들어진다는 사실을 알기 시작했다. 그는 더 이상 치료가 도움이 되지 않는다며 치료를 중단시키려고 갖은 노력을 다하기 시작했다.

앨리슨은 치료를 방해하려는 남편에게 저항하면서 이제까지 살면서 자기편이 있다는 느낌을 처음 받아봤다고 말했다. 그다음 14개월 동안 7번 이상 재발했지만 치료사는 꿋꿋하게 원래의 치료 계획대로 밀고 나갔다.

치료사는 재발할 때마다 재발의 이유를 검토하라고 계속 말했다. 재발이 오히려 그녀의 회복을 방해하는 점이 무엇인지를 배우는 좋은 기회라고 말했다. 치료사와 환자는 재발할 때마다 재발의 원인을 탐색했다. 7번째 재발 후에 드디어 원인에 대한 설명을 할 수 있었다.

"재발할 때 무슨 일이 같이 일어나고 있는지 이제 알 수 있을 것 같아요."

앨리슨이 설명을 했다.

"남편은 내 생활을 하나하나 통제하려고 했어요. 나는 남편이 제일 원하는 것이 내가 단주하는 것이라는 걸 알았어요. 그때마다 난 화가 너무 나서 내가 잘 할 수 있는 방법으로 그의 뒤통수를 친 거죠. 그가 제일 원했던 것을 빼앗은 셈이에요. 바로 내가 단주하는 것을요."

이후 6개월 동안은 남편이 육체적으로 협박할 때마다 술 대신 경찰을 부를 수 있었다. 남편은 그 동네에서 유명한 변호사였기 때문에 법조계에 이러한 사실을 알리겠다는 그녀의 위협은 남편의 육체적인 폭력을 막을 수 있었다.

결국 앨리슨은 이혼했다. 이혼하지 않으면 단주도 회복도 불가능하다는 것을 알았기 때문이다. 악순환을 거듭하는 긴 법정 싸움이 뒤따랐다. 그러나 새로운 단주 생활과 회복된 자존감으로 앨리슨은 승리할 수 있었다.

8
치료 초기: 새로운 애착대상 만들기

한두 잔쯤은 괜찮다는 말처럼 좋지 않은 말도 없다.

– AA(익명의 알코올 중독자들 모임)

중독 치료의 성공은 얼마나 많은 치료를 받았는가에 달렸다.
더 많은 치료를 받을수록 결과는 더 좋다.

– 알랜 레스너(Alan Lesner, 1997b, p.212)

중독 치료계에 널리 퍼져 전부터 잘 아는 격언이 있다. 중독자들은 쾌감이나 도취감보다 더 강한 통증이나 불쾌감을 느끼기 전까지는 중독 물질을 절대로 포기하지 않는다는 말이다. 바꿔 말하면 알코올이 중심이 되었던 이제까지의 생활보다 새롭게 발견한 단주 생활이 가져다주는 보상이 더 강력하지 않은 한, 장기간의 성공적 단주는 어렵다는 말이다. 이러한 말은 회복에 꼭 필요한 매우 중요한 원칙을 말해주고 있어 흥미롭다. 즉, 중독자들은 중독 상태에서 얻는 쾌감보다 끊은 상태에서 느끼는 쾌감이 더 좋아야 한다는 것이다.

애착이론에서 중독을 보는 관점은, 충분하게 만족스러운 애착 경험이 부족하기 때문에 이 부족한 상태를 보완하려는 강박적인 충동이 바로 중독을 만든다는 것이다. 따라서 회복이라는 것은, 사람들 사이에서 만족스러운 애착 감정을 만들 수 있는 능력이 새로 생겨야 치료가 성공할 수 있다고 본다.

그렇다면 치료 초기에 우리가 특별히 신경 써야 하는 목표 대부분은, 중독 상태에서 나타나는 쾌감과 불쾌감 사이의 미묘한 균형 상태를 모니터하는 것이 된다. 대부분의 환자는 욕구에 대한 참을성이 부족하기 때문에, 다음에 오는 애매한 욕구충족 대상보다는 즉각적으로 만족시킬 수 있는 대상들(예: 약물, 알코올)을 곧바로 찾게 되는 것이 문제이다. 이미 굳어져 습관화된 태도나 행동의 특징적인 패턴을 바꾸기 위해서는, 무엇보다도 이런 식으로 정착된 '즉각적 욕망 충족의 행동 패턴' 이 중독의 근본 문제라는 사실을 받아들여야 할 것이다.

중독자들이 그들의 가장 큰 관심사라고 할 수 있는 약이나 알코올로 돌아가지 않고 견뎌내는 것은 정말 힘든 일일 것이다. 이렇게 힘든 일을 단순히 논리적이고 합리적인 접근법만으로 성공해내기는 어려울 것이다. 합리적이고 논리적인 접근법이 가지는 힘의 한계는 이미 독일의 철학자 쇼펜하우어가 진지하게 말한 바 있다.

"논리의 유용성, 그것은 이제까지 아무도 그것의 유용성에 대해 확신한 적이 없었으며, 심지어는 논리학자들까지도 논리를 단지 먹고 살기 위한 수단으로만 썼을 뿐이다. 사람을 설득하려면 그들의 이익이나 욕망 또는 의지에 호소해야 할 것이다"Durant 1926. 스피노자도 쇼펜하우어가 이런 말을 하기 약 200년 전에, 강력한 감정만이 어떤 것을 다른 것으로 변화시킬 수 있다고 말했다. 그는 열정이 항상 이성을 이긴다는 사실을 이미 알았던 것이다. "열정이 비교적 덜 파괴적인 행동을 향하도록 돕는 데 논리를 사용하지 않는다면, 우리는 인간의 굴레human bondage에 영원히 갇혀 있을 것이다. 하나의 감정은 그보다 더 강하고 반대되는 감정이 아니라면 막을 수도, 제거할 수도 없다" Durant 1926.

초기 치료 전략

단주(약) 상태를 계속 유지하는 데 필요한 전략은, 치료 초기에 단순히 못 먹게 할 때와는 전혀 다른 치료적 전략을 써야 한다. 중독자들이 단주(약) 상태를 계속 유지한다는 것은 그런 생활이 가져다주는 이점을 이해하고 받아들이고 경험할 수 있어야 함을 의미한다. 단순하게 논리적으로 설득하는 것만으로 단주(약)의 이점을 확신시킬 수는 없을 것이다. 본인 스스로 충분히 경험할 수 있을 때까지 끌고 가게 하는 그 무엇이 필요한 것이다. 충분히 경험하게 할 수 있는 그 무엇 중의 하나가 바로 '강한 애착 관계가 가지고 있는 조절력' 이다.

그러나 단단하게 자리 잡고 강력하게 조건화되어 생긴 중독이라는 병의 치료는 단 한 사람과의 관계나 치료 동맹만으로는 어렵다. AA나 12단계 치료 프로그램은 중독자들에게 단순히 알코올이나 약물만을 포기하게 하는 것 이상의 강력한 설득력으로 치료의 원천이 되고 있다. AA는 회복을 위해서는 중독자로서 가졌던 이제까지의 태도, 행동, 그리고 중독 생활 중에 함께 어울렸던 친구들까지도 버려야 한다는 것을 알고 있다. 그래서 AA 멤버들은 12단계 프로그램에 참여하는 새로운 멤버들에게 말한다.

"미끄러지고 싶지 않으면 미끄러운 곳을 가지 마라."

"진심으로 회복을 원한다면 친구들도 바꾸고 놀던 장소도 바꿔라."

단주 생활을 계속하려면 전에 조절 기능을 해주던 약이나 알코올을 버리고, 대안적 애착 대상인 AA 프로그램 멤버들과의 우정을 나눠야 한다.

진행 과정에 따른 중독 치료 전략

초기 치료 목표와 후기 치료에 필요한 것들이 다른 점은 바로 '단주(약)를 해야 한다는 사실을 받아들이는 태도의 차이' 라고 할 수 있다. 알코올 중독 치료는 근본적으로 두 단계로 이루어진 과정이며, 단주(약) 상태에 따라 치료 전략이 변화한다. 첫 단계인 초기 치료에서의 과제는 다시는 음주를 하지 않게 하는 것이고, 두 번째 단계인 후반기 치료에서는 재발을 예방하는 것이 과제이다. AA에서 처음으로 시작하는 사람들에게 권하는 소위 KISS(단순 무식하게 계속하라: keep it simple stupid) 전략이 주위 환경에 적응하는 데 필요한 접근법이다.

중독 치료 전문가들은 초기와 후기의 치료 전략이 달라야 한다고 오랫동안 주장해왔다Brown 1985, Flores 1982, Wallace 1978. 그들의 주장은 효과적인 치료를 위해서는 치료 초기와 후기의 치료 전략에 변화를 줄 필요가 있다는 것이다. 그러나 이 말은 성공적인 중독 치료 과정에서 일어나는 중요한 역설 중의 하나를 보여주는 것이다. 역설이라고 말하는 이유는 치료 초기에 성공적으로 작용했던 임상적 접근 방법을 후기에도 그대로 적용하게 되면 효과도 없고, 단주는커녕 재발에 일조할 수 있다는 것이다.

> 밥Bob은 성인이 되어서도 대부분의 생활을 별다른 어려움 없이 정기적으로 술을 즐기면서 지낼 수 있었다. 그러나 50회째 생일이 막 지나고 나서부터 음주량이 늘고 필름이 끊기는 경험black out[역주 13)]이 시작되면서 직장생활에도 문제가 생기기 시작했다. 가족들이 놀라서 치료받을 것을 권했다. 그는 마지못해 치료를 받으면서 처음 2년 동안은 조절하려고 노력도 하며 큰 실수 없이 지냈다. 그동안 3명의 다른 치료사를 만났는데, 매번 불과 몇 번의 면담으로 치료

역주 13) 취한 상태에서의 기억상실 경험을 말한다. 대개 삽화기억(episodic memory)은 상실되지만, 절차기억(procedural memory)은 어느 정도 정상적으로 작동해서 집까지 무사히 운전해서 정확히 주차까지 하는 경험을 할 수 있으나 그것도 심해지면 불가능하다. 이 경험을 심각한 중독 증상 중의 하나로 보고 있다.

를 끝내면서 불평을 하곤 했다.

"도무지 그들과는 가깝게 느껴지지가 않아. 나한테 아첨하는 것 같은 태도도 싫고!"

결국은 직장을 잃고 아내는 이혼하겠다고 위협을 했다. 이번에도 할 수 없이 집단 치료에 참가했지만 곧 포기했다. 그러면서 하는 말이 있었다.

"나는 저 사람들과 달라. 자기연민에 빠진 저 사람들은 참고 봐줄 수가 없어."

그 후 만취 상태에서 큰 낭패를 당한 밥은 다시 치료를 시작했다. 첫 면담과 집단 치료 시간에 극적으로 변화된 태도를 보였는데, 이제는 자진해서 다른 사람들에게 자기 문제를 좀 도와달라는 태도를 보였다. 그러면서 집단 치료 중에는 "자존심을 버리고 나도 당신들과 똑같이 하면서, 이제 다시는 아무 도움도 필요 없다는 듯한 거만한 행동도 하지 않겠어요."

그 후 6주가 지나면서 점점 집단에 애착을 보이더니 치료가 끝나도 치료 후 모임이나 AA 모임에도 적극적으로 참여했다.

존 월러스John Wallace, 1978는 알코올 중독 치료를 시간에 따른 과정time-dependent process으로 보고 처음으로 이런 관점을 기술한 사람이다. 현재는 많은 전문가들Kaufman & Reoux 1988, Washton 1992이 적어도 다음 3가지 단계, 즉 (1)단주 시작 (2)단주 초기 (3)단주 후기에 적합한 치료 전략을 권하고 있다. 이러한 권고들을 애착이론적 관점에서 다시 적용해보면 3단계로 나누어 설명할 필요가 있음을 알 수 있다.

1. 중독은 결손이 생긴 자기를 복구self-repair하려는 시도이며, 이러한 시도는 오히려 이미 손상된 애착 감정과 친근감을 느낄 수 있는 능력을 더 악화시킬 수 있기 때문에, 환자가 집단에 애착을 갖게 되거나 치료 동맹 관계를 형성하기 전에 단주와 중독 대상으로부터의 탈 애착이 먼저 이루어져야 한다.

2. 초기의 치료 전략들로는 만족시키기gratification, 지지하기support, 담아주기containment[역주 14)]와 같은 치료 기술들에 적응시키는 것이 필요하다. 이러한 전략들은 애착 가능성을 극대화하기 때문이다.
3. 일단 단주(약)를 계속하거나 회복 과정에서 애착이 형성되면, 자기의 부족한 면이나 성격의 병리적 측면들이 개선될 수 있다. 건강한 상호 의존성과 친밀감에서 생기는 성숙한 형태의 상호성, 복잡성에 익숙해지면서 더 이상 파괴적이지 않은 방법으로 갈등을 해결하는 능력을 발달시키게 한다는 점이 이 단계에서 핵심적으로 이루어지는 일들이다.

치료 초기에 일어나는 문제들

중독 환자가 아닌 사람에게는 아주 효과적인 치료법이 중독 환자, 특히 회복 초기에 있는 환자에게는 전혀 적합하지 않을 수 있다. 대부분의 중독자는 중독 물질에 대한 애착 행동을 보호하려고 아주 정교한 방어 전략을 구사하는 것이 특징이다. 중독이 아닌 질병이 있는 환자들은 자신의 자유의지로 치료를 결정하고 증상을 치료하기 위해 도움을 청하지만, 중독 환자들의 대부분은 압력이나 강압에 못 이겨 마지못해 끌려오고, 끌려와서도 자신이 치료에 의뢰된 것은 뭔가 단단히 착오가 생긴 것이라고 치료사에게 주장한다. 그들은 이런저런 문제로 자신을 들볶는 아내나 직장상사와 같은 '실제적인 문제'를 다루도록 치료사를 유도할 수도 있다. 그들은 이러한 문

역주 14) 클라인 학파인 비온은 세상에 압도당한 유아는 경험을 수용, 흡수, 변형시킬 수 있는 다른 사람의 마음이 필요하다고 가정하고 이를 containment(담아주기 또는 포용)의 개념으로 설명했다. 「애착과 발달」, 학지사, 2009. p.111 참조. 비온에 관한 귀한 입문서가 국내에 처음으로 번역되어 나와 있다(「윌프레드 비온 입문」 NUN, 2009. 임말희 역). 비온의 이론은 어렵다고 알려졌으나 이 책에서는 아주 쉽게 핵심 개념을 이해할 수 있게 소개하고 있다. 뉴욕주 공인 정신분석가인 김성호 박사는 "정신분석이 치료를 넘어서 깨우침의 길임을 제시하는 비온은 융보다 더 동양을 이해한, 동양에서 태어난 서양 분석가이다. 글로벌 시대에 동양과 서양을 소화한 정신문화의 선구자라고 할 수 있다. 정신병 속에서도 병들지 않은 마음을 찾아내려는 비온의 통찰은 정신분석의 길이 수행의 길임을 숙연하게 초대해 준다"고 소개하고 있다. 일독을 권하고 싶다.

제가 자신들이 물질을 남용하는 근본 원인이라고 마음속으로 진지하게 생각하고 있을 수도 있다. 이들은 일단 근본 원인이 발견되면 다시 정상적인 물질 사용으로 되돌아갈 수 있다는 은밀한 희망을 품는다. 음주나 약물 사용은 이들이 삶에서 얻는 유일한 낙인 경우가 많아서 이들은 어떤 희생을 치르더라도 술과의 애착 관계를 보호하려고 할 것이다.

그렇기 때문에 치료 초기에 가장 중요하게 생각해야 것은 단주 상태를 유지하는 것, 재발 방지, 외부에서 오는 자극에 의해 반사적으로 생기는 갈망 등을 다루는 문제들인 것이다Brown 1985, Brown and Yalom 1977, Flores 1997, Kemker 등 1993, Khantzian 등 1990, Matano and Yalom 1991, Vanicelli 1992. 플로레스Flores와 마혼Mahon은 이러한 접근법은 중독자의 회복 초기에서 취약함을 인지하고, 이러한 취약성을 다루려면 반드시 기술적인 적응이 필요하다고 지적한다. 중독자들을 치료할 때는 자신이 중독자임을 받아들일 수 있게 도와주고 회복 문화에 적응시킴과 동시에, 충분히 감정적인 만족감을 줄 수 있도록 아주 세심한 배려가 있어야 한다Kemker 등 1993, p.286.

자신이 중독자임을 온전하게 받아들이는 것[역주 15)]과 AA의 문화에 적응하는 것은 대단히 중요한 문제이다. 그러나 순진하게 이론적인 연구 결과만을 따르거나 대수롭지 않게 여기는 사람들은 흔히 이 문제를 무시하고 넘어간다. 그러나 병과 싸우는 중독자들은 자신의 문제를 경시할 권리가 없다. 왜냐하면 이것은 사느냐 죽느냐의 문제이기 때문이다. 월러스1984는 AA의 이념적 토대가 중독자들의 회복 과정에 중요한 요소라고 보았다. 그는 중독자들에게는 AA의 편파적인 현실인식 관점이

역주 15) 1993년에 본격적인 알코올 중독 치료를 하면서 접한 인상 깊은 서적은 S. 브라운의 「Treating the alcoholics; developmental model of recovery」(1988)이었다. 알코올리즘의 회복 과정은 어떻게 이루어지는가에 대한 발달학적 관점이 인상적이었으며 많은 것을 배울 수 있었고 그 후의 임상 경험과 비교해 볼 수 있었다. 회복은 음주 단계, 이행 단계, 초기 회복 단계, 지속적 회복 단계로 이어지는 연속적인 단계를 거친다는 주장을 하고 있다. 그리고 이 단계들에서 중요한 것은 환자의 현실감(reality)과 자기 정체성(self identity)에 질적인 변화가 있어야 한다는 점이라고 주장한다. 다시 말하면 '나는 알코올 중독자가 아니다. 술을 조절할 수 있다'는 자기 정체성에서 '나는 알코올 중독자다. 술을 조절할 수 없다'는 새로운 자기 정체성이 형성되는 시점이 음주 단계에서 회복 단계로 가는 이행 단계라고 할 수 있다. AA에서는 '바닥을 치는(hitting bottom)' 최악의 경험을 통해 깨달음을 얻어 생긴 변화를 중요시하고 있다. 그동안 임상을 통해 많은 AA 회원들과의 직접 경험을 통해 이러한 이론에 대한 긍정적인 입장을 가지게 되었다. 그러나 AA의 12단계 중에 중요한 첫 단계로 '우리는 알코올에 무력했으며, 스스로 생활을 처리할 수 없게 되었다'는 깨달음이 중요한 것은 사실이지만, 이것을 어떻게 이해하고 치료적 전략으로 적용할지는 앞으로 풀어내야 할 중요한 과제이다.

필요하다고 주장한다. "알코올 중독자들은 학문 연구자들이 사용하는 말들이나 사고들을 담담하고 무심하게 갖고 놀지 못한다" 1975, p.7. 월러스는 단약 상태를 유지하려면 안정적이고 지속적인 신념 체계를 유지하는 것이 필요하다는 것을 대부분의 중독자가 직감적으로 인지하고 있다고 말한다. 그는 학자들이 갖고 있는 현실에 대한 편견을 인식하고 분별하는 일이 더 어렵다고 말한다.[역주 16)]

> 과학과 과학주의에 대한 화려한 수사 밑에 아주 정교하게 숨겨 있는 사실들은, 부적절한 인성 측정 도구, 적절하지 못한 표본 추출 과정과 부적절한 측정, 변수의 선별, 적절치 못한 통계 처리 문제, 자료 모으기와 기록 및 오류 분석 등에서 끔찍할 정도로 많은 문제점이 있다. 그렇다고 보면 훌륭하다고 하는 학술 논문에 어떻게 의문을 품지 않을 수 있겠는가? 사실 우리는 마치 혼돈의 바다에서 상징적 은유에 빠져 허우적거리는 한 편의 시와 같이 그들이 가지고 있는 잘못된 신념 체계에 매달려 허우적거리고 있을 뿐인 알코올 중독자들의 일시적 조절 상태만을 보

역주 16) 줄여서 적당히 마실 것인가, 아니면 한 방울도 입에 대지 않는 단주(斷酒, abstinence)를 할 것인가의 문제는 대단히 중요하다. 이 문제를 적당히 넘어가면 치료에서 결정적인 어려움을 당한다.
어떤 학자들은 절주(節酒, moderation)도 좋지 않겠는가 하면서, 실제로 적당히 즐기면서 지내는 사람이 있고, 또한 많은 중독자가 한결같이 원하는 것이니 부정(denial)이라는 난공불락의 장벽도 쉽게 넘을 수 있어 현실적이지 않겠는가 하는 주장이 논지의 핵심이다. 주장 자체는 논리적으로 큰 문제가 없어 보인다. 또한 일부분만 떼어놓고 보면 타당한 면도 있다. 그러나 실제 임상에서는 대단히 위험한 주장이어서, 조목조목 따지고 넘어가지 않을 수 없다.
첫째, 적당히 줄여 마시는 절주를 하는 사람이라면 알코올 의존이라는 애초의 진단에 문제가 있거나, 아니면 재발하기 이전의 일시적인 조절 상태가 아닌지 정밀하게 평가해볼 필요가 있다. 알코올 중독 진단의 핵심은 조절할 수 없는 음주 상태이며, 조절하고 있다면 이미 중독자가 아니라고 봐야 한다. 다시 말하면 처음부터 진단이 잘못됐다고 봐야 한다. 성격장애나 정동장애 합병증으로 심각한 음주 상태에 있었던 경우 원래의 정신과적 문제가 해결되면서 이 문제도 없어지는 경험을 자주 한다.
둘째, 백 보 양보를 해서 극히 예외에 속하는 경우가 있을 것이다. 통계적 유의성을 무시한 채 특수 현상을 일반화시켰을 가능성을 배제할 수 없다.
셋째, 대부분의 알코올 중독은 진행성 경과를 보인다. 전체적인 병의 진행 상태를 보지 않고 일시적인 관해 상태(remission)만 보고 판단하는 경우가 많다. DSM-IV에서도 회복(recovery)이라는 개념보다는 일시적 또는 지속적 관해 상태라는 말을 쓰고 있다.
마지막으로 치료사가 초심자인 경우, 중독자들의 강력한 부정과 합리화라는 병적 방어기전에 영합함으로써 치료적 관계를 쉽게 가져가려는 의미에서 생길 수 있다고 본다.
절주는 중독자들이 원하는 영원한 꿈과도 같은 것이다. 그 꿈은 무지개와 같아서 잡으려고 쫓아갈수록 멀어진다. 인공낙원에서 꾸는 꿈은 깨어지기 마련이며 잡을 수 없는 무지개를 좇는 한 미아처럼 헤매게 될 것이다.
절주를 할 수 있다는 터무니없는 믿음이, 계속되는 재발의 직접적인 원인이 되는 것을 임상에서 수없이 경험하고 있다. 중독자는 한 방울의 알코올도 치명적인 결과를 초래한다. 중독 전쟁에서는 협상이나 휴전은 없다. 이기거나 지는 것밖에 없으며, 적당한 타협인 절주는 한여름 밤의 꿈에 불과하다는 것이 역자의 신념이다.

고 즐거워하고 있는 것은 아닌가? [p.7]

중독 치료의 기술은 대부분의 중독자가 보이는(수동적이든 적극적이든) 부정denial과 저항resistance이라는 방어 기제를 극복하는 것이라고 할 수 있다. 물론 이러한 방어를 극복하려는 태도는 심각한 윤리적, 치료적 문제점들을 야기할 수 있다. 그렇다고 해서 치료사가 뒤로 물러서서 중립적인 입장만을 취할 수는 없다. 촉박한 시간, 환자 상태의 심각성, 치료 동기의 부족 등과 같은 요인들이, 중독 이외의 환자들에게 적용되는 정신 치료에서 나타나는 전형적인 차도를 방해하기 때문이다. 중독 치료사는 갑자기 치료의 초점을 바꾸기도 하고, 전혀 새로운 방법을 쓸 수도 있는 유연성과 융통성이 있어야 한다.

중독자들을 치료할 때는, 전통적인 정신 치료 기법에서나 일반인을 대상으로 할 때는 전혀 문제되지 않을 것들에 대한 신중한 재평가가 요구된다. 전통적 정신 치료에서 치료사들은 환자를 위해 직접 결정을 해주지 않는 것이 중요하고 어떤 경우에도 치료 동맹을 협상해서는 안 된다는 것을 알고 있다. 그러나 중독자들을 대상으로 할 때는, 특히 초기 회복기에 단주에 대한 결정으로 몸부림하는 환자들을 치료할 때는 이러한 태도(환자 대신 결정을 해주지 않는다는)를 신중히 평가해볼 필요가 있다. 쇼어Shore 1981는 "환자들은 과도한 음주로 죽어가고 있는데 고지식하게 지지적인 입장만 취하는 것이 도덕적으로 문제가 없는지 신중히 재고해봐야 할 것이다" p.13라고 우려를 표명한다.

월러스도 중독의 근본 원인이 자기 자신한테 있다는 깨달음을 가지게 하고 그들이 보이는 행동의 원인을 구체적으로 확실히 설명해 주는 시스템이 중요하다는 것을 인정한다. 이러한 관점에서 볼 때 치료란 하나의 이국적 신념[역주 17)]을 가르치

역주 17) 구체적이고 확실한 현실 인식을 바탕으로 한 깨달음을 위한 동양적 가르침의 전통적 방식을 염두에 둔 개념으로 생각된다. 중독 치료에서는 회복을 위한 일정 정도의 병식을 갖는 것이 중요하다고 본다. 아무래도 전통적인 정신분석적 접근 방법과는 다른 접근이어야 한다는 의미로 생각된다.

는 것과 매우 유사한데, 중독으로 인해 중독자들에게 일어난 것을 실제로 기술하는 일은 이 신념의 진정한 가치와는 무관하다고 본다. 여기서 이국적 신념의 진정한 가치는 다음과 같은 사실들로 결정된다.

1. 이 신념은 미래에 희망을 주는 방식으로 과거를 설명할 수 있게 돕는다.
2. 이 신념은 중독자들이 불안, 후회, 혼란 등을 대처하는 방법을 알려준다.
3. 중독자들이 특정한 행동(술과 약 없이 맑은 정신으로 지내기, 12단계 프로그램에 참석하기)을 통해 바람직한 방향으로 자신의 생활을 바꾸도록 돕는다.

월러스도 말하고 있듯이 대부분의 중독자는 자신의 모든 개인적, 사회적 어려움이 자신의 물질 사용에서 비롯된 결과는 아니라는 점을 인식하고 알게 되는, 어떤 깨끗한sobriety 시기를 경험한다.[역주 18)]

> 조그만 소도시의 경찰서장과 시장이 그 지역 정신보건센터 책임자를 전격 방문했다.
> "중요한 부탁이 하나 있는데 들어주실 수 있겠는지요?"
> "시민들에게 많은 사랑을 받고 있지만 딱한 처지에 있는 한 시민에게 문제가 있어서요." 그러고는 말을 계속했다. 앤디라는 일종의 그 지역 영웅이 이 조용한 도시에서 곤란한 사건을 계속 일으킨다는 것이었다. 그는 15년 전 주 대항 풋볼 경기에서 우승한 고등학교 팀의 쿼터백으로 뛰었는데, 그 후 지역주민들에게 존경과 사랑을 계속 받아왔다고 했다. 거기에다 댄스파티에서는 킹으로 선발되기도 하고 학생회장까지 해서 모든 지역주민의 선망의 대상이 되었던 사람이라는 것이었다. 인기 절정 상태에서는 이 동네의 유일한 침례교회의 목

역주 18) 중독자는 애착 상태를 유지하기 위해 부정(denial)과 저항(resistance), 그리고 합리화(rationalization)의 방어 기제를 집요하게 사용한다. 어쩌면 단주 생활을 계속한다는 것은 이러한 유혹과 끊임없이 싸워가는 과정이라고 할 수 있다.

사 딸과 결혼까지 하게 되었다. 고등학교 졸업 후에는 미식축구 전액 장학금을 받고 주립대학교에 들어갔는데, 거기서부터 말썽이 생겨 결국은 축구팀에서 쫓겨나고 말았다. 그렇게 돌아온 그에게 동네 사람들은 기꺼이 많은 일자리를 주었지만, 그때마다 심드렁하게 받아들이면서 방탕한 생활을 계속하더니 최근에 최악의 상태로 빠지게 되었다. 그는 '싸움과 기물파괴' 혐의로 계속 체포되었다. 시장과 경찰서장은 앤디의 머릿속에서 뭔가가 잘못되고 있는 것이 아닌가 걱정된다고 했다.

"제가 아는 좋은 치료사에게 앤디를 소개하고 싶은데, 그가 치료 약속을 잘 지킬 수 있을까요?"

"그럼요. 그것만이 석방될 수 있는 유일한 길이니까요." 서장이 말했다.

다음날 앤디는 약속대로 치료를 받으러 왔다. 면담 시작 후 30분이 안 되어 그가 술을 먹기 전에는 전혀 체포되거나 실수를 저지른 적이 없다는 사실을 알아냈다. 모든 싸움은 금요일이나 토요일 저녁 술집에서 일어났던 것이었다. 그의 다른 체포 원인도 음주운전, 흐트러진 행동, 공공장소에서의 만취 등이었다. 대학생활은 어땠냐고 물어보니 잦은 통금 위반에 연습을 자주 빼먹고 과도한 파티 참석 등으로 감독에게 쫓겨났다고 했다. 면담이 끝날 때쯤 치료사가 여러 가지 근거를 대며 알코올 중독의 가능성을 제시하니, 그는 어깨를 으쓱하면서 말했다.

"그럴 수도 있겠네요."

이때 치료사가 AA 모임에 나가 볼 것을 권유했다.

"나쁘지는 않겠네요."

하면서 의외로 쉽게 동의했다.

그다음 몇 주 동안 앤디의 행동은 극적으로 변했다. 3개월째 치료받고 있을 때 경찰서장과 시장이 희색이 만면해서 센터 책임자를 찾아왔는데, 앤디의 마음이 이제 '똑바로 펴졌다'고 기뻐하면서 점심까지 싸가지고 왔다.

더 대단한 일은 몇 주 후에 AA로 인도해줘서 정말 고맙다고 본인이 직접 치료사에게 인사를 한 일이었다.

"지금 생각하면 AA에 가기 전까지는 거의 미쳐 있었던 것 같아요."

그러면서 하는 말이 "정말 뭔가 잘못됐다는 걱정이 많았어요. 하지만 내가 알코올 중독자라는 사실과, 그것 때문에 미친 행동을 했다는 것을 알고 나서는 그렇게 마음이 편할 수 없었어요."

만족감 대 좌절감

치료사가 환자에게 만족과 좌절을 주는 정도는 중독 치료에서 변함없이 가장 중요한 요소들이다. 중독자들이 알코올이나 약물과 같이 일차적으로 만족감을 주었던 대상들을 버리려면 (다른 대상으로부터) 일정 수준의 만족을 얻을 필요가 있다. 이 문제에 관한 자기심리학의 관점은 치료사가 중독 환자들을 치료할 때 언제 얼마만큼 만족을 제공할 것인지를 결정할 때 매우 유익하다. 자기심리학은 중독을 정상적인 발달 과정에서 적절한 만족감을 박탈당한 결과라고 정의한다. 그렇기 때문에 알코올, 약물, 음식, 섹스와 그 외 여러 가지 형태의 중독 행위들은 손상된 자기를 스스로 복구self-repair하려는 시도라고 본다. 그들은 정신 내부의 결함 때문에 내부에서 제공되지 못하는 것을 바깥에서 얻으려고 한다. 그렇다고 '치료사들은 자신의 중독 환자를 사랑으로 건강하게 해야 한다'는 것을 암시하는 것은 아니다. 그렇게 하는 것은 불가능할 뿐만 아니라 반 치료적이기도 하다. 왜냐하면 환자들이 화학물질을 가지고 상징적으로 시도하려는 것이 바로 이것(사랑함으로써 건강해지는 것)이기 때문이다. 오히려 중독자들은 즉각적인 욕구 충족을 참을 수 있는 법을 배울 필요가 있다. 왜냐하면 정신 구조의 확립은 수용 가능한 좌절 수준의 관리를 통해서 이루어지기 때문이다.

'최적화 좌절' optimal frustration이라는 개념은 치료사한테 필요한 입장을 말하고 있다. 그러나 좌절감이 너무 심하여 생길 수 있는 심한 불안감은 환자들의 마음 열기, 탐색 행동, 그 사람의 속마음인 자기self를 드러내는 일에 필요한 신뢰감trust과 안전감safety을 유지하는 데 방해가 된다. 반대로 '최적화 만족optimal gratification' 이라는 개념은 중독자들이 전에 쓰던 행동 패턴, 즉 즉각적인 욕구충족 행동으로 돌아가는 일 없이 스스로 욕구를 만족시킬 수 있는 능력이 생길 때까지 치료사가 충분히 보살펴주거나 감정적으로 민감하게 반응해주는 것을 말한다. 아무래도 치료 초기에는 치료 후기 때보다 욕망 충족을 더 많이 요구하는 것 같다.

현재 중독 치료 임상현장을 주도하고 있는 질병disease 모델 개념[역주 19)]과 완전 단주를 목표로 하는 치료 전략은 정신분석적 정신 치료로 접근하고 있는 많은 사람에게는 이상하게 보일 수도 있다. 그러나 대부분의 중독자는 전통적인 정신분석적 정신 치료에서 유도하는 퇴행regression과 좌절감frustration을 견뎌낼 능력이 없는 것이 문제이다. 특히 치료 초기에 있는 환자들에게는, 서서히 발달하는 정신역동적 변화를 기다려야 하는 정신분석적 접근보다 직접적이고 실제적이며 현실적인 접근을 해주는 것이 더 좋다. 전형적인 중독자들은 욕구 충족이 바로 안 되거나 직접적으로 되지 않으면 참지 못하는 것이 문제이다. 중독 환자들에게 치료가 충분히 능력을 발휘하려면, 적극적인 감정적 개입을 사용해야 할 것이다.

역주 19) 알코올 중독을 보는 관점에 따라 정의가 달라 다양하고 복잡한 논의들이 있는 것이 사실이다. 의학적인 관점으로는 도덕적 실패로 인해 생긴 증상이 아닌, 치료할 수 있는 하나의 질병(disease)으로 보고 있지만, 양상도 복잡하고 원인도 다양해서 쉽게 접근하기가 만만치 않은 질병이다. 현재 음주 문제에 대한 학술적인 진단 기준이 계속 수정 보완되고 있다. ICD-10과 DSM-4의 진단 기준에서 채택한 중증에 해당하는 경우를 '알코올 의존', 비교적 경증을 '알코올 남용' 으로 부르며, ICD-10에서는 남용을 '해로운 음주(harmful alcohol use)' 로 규정하고 있다. 임상 실제에서는 음주로 인한 부정적인 결과들이 있음에도 음주를 계속하고, 음주에 대한 조절력을 상실한 상태를 알코올 중독으로 정의하는 AA의 관점이 옐리넥(Jellinek)에 의해 소개된 후 이 두 가지를 중독의 핵심 개념으로 받아들이고 있다.

치료사의 정서적 가용성

초기 치료를 시작할 때는 지지적이고 구조화된 직접적인 개입이 필요하다. 가장 효과적인 치료를 위해 가장 중요한 일은 환자와의 애착 유대를 새로 만들거나 치료 동맹을 강화하는 데 모든 노력을 쏟아 붓는 일이다. 치료적 작업은 그것이 생생함을 주는 경험일 때 가장 잘 된다. 환자들도 전통적인 정신분석에서처럼 치료사가 중립적인 자세로 거리를 두는 것보다 자발적이고 생생하게 적극적으로 개입해주기를 원하며, 그런 치료사를 더 좋아한다. 적극적으로 개입하는 치료사는, 삼킬 듯이 찾아오는 지루함, 무기력감, 무의미감, 내적 공허감 등과 항상 싸워야 하는 중독자들의 성격적인 문제들에 잘 대처할 수 있다. 반대로 수동적이고 환자의 반응에 둔감한 치료사는 억압돼 있고 겁이 많고 멍하게 죽어 있는 듯한 느낌으로 환자들에게 경험되기 쉽다. 이러한 현상들이 생기는 이유는 소멸되거나 완전히 없어지는 것에 대한 무의식적 공포가 의식으로 떠오르는 것으로서, 원시적인 동일시primitive identification에 의해 생기는 것이다. 이렇게 해서 전이적 왜곡transference distortion이 점점 심해지면서 거기에 따른 저항resistance도 강해지는 것이다.

그렇다고 치료사가 적극적이 된다는 것이 겉으로 강한 카리스마를 보여줘야 한다는 의미는 아니다. 강한 카리스마가 오히려 환자에게 삼켜질 것 같은 공포나 파괴적인 이상화 전이, 경쟁심이 유발하는 혼란감이나 오래된 생각들을 떠오르게 해 오히려 공포감을 유발할 수 있다. 치료사는 환자들에게서 나오는 이러한 증상을 미숙한 태도로 다뤄서는 안 된다. 이러한 것들을 비현실적으로 혹은 치료적이지 못한 방식으로 다뤄서는 안 될뿐더러 어려운 일이기는 하나, 중독자의 유아적인 자기애적 과대성infantile narcissistic grandiosity이나 즉각적인 욕구 충족의 요구[역주 20)]에 응해서도 안 된다. '최적화 좌절optimal frustration'의 분위기를 제공하는 것의 의미는 그들이 파괴적인 충동이나 감정을 조절할 힘을 내재화하여 자기 조절력을 갖출 때까지 그들의 의존 욕구를 일시적으로 만족시키는 것을 뜻한다.

애착 능력 만들기

애착, 안전한 피난처, 접근 추구 행위들 사이에는 아주 미묘한 상관관계가 있다. 애착이론가들은 애착의 개념이 의미하는 아주 중요한 역설에 대해 오래전부터 알고 있었다. 오히려 안전 애착이 사람을 자유롭게 한다는 것이다Holmes 1996. 마치 강한 치료 동맹 관계를 맺은 환자에게서 보이는 치료사와의 안전 애착 관계처럼 아이들에게도 안전한 애착이 중요하다는 말이다. 안전 애착 상태에 있는 아이들이 돌봐주는 사람에게서 멀리 벗어나 주위 환경을 탐색하면서 생기는 위험 부담을 더 잘 견디는 것처럼, 안정적인 애착 관계를 형성한 환자는 자신의 내부 세계를 탐색하는 정신치료에서 생기는 어려움을 더 잘 견뎌낸다.

초기 치료가 어느 정도 진행되면, 중독자들이 애착과 상호성의 요구를 서로

역주 20) 경계성 인격장애에서 보이는 특징적인 증상들이 알코올 중독 환자들에서 거의 똑같이 나타나는 경험을 자주 하고 있다. 컨버그(Kernberg)의 주장을 보면 이러한 경험에 확신을 갖게 된다. 그는 정신분석과 자아 심리학, 대상 관계 이론의 통합적 접근을 통해 분류한 환자 집단을 경계성 인격 구성 집단(borderline personality organization)이라고 불렀다. 그 내용을 보면

(1) 자아 약화의 비특이적 표현: 불안에 대한 인내 부족, 충동 제어 결여, 승화 능력의 결여 증상을 보인다.

(2) 일차 사고로의 전환: 강력한 감정 아래에서는 조직적이지 못한 정신병적 사고로의 퇴행 경향을 보인다.

(3) 특이한 방어 기제의 사용: 모순된 행동과 태도를 교대로 표현하고, 이러한 표현에 무관심하고 대수롭지 않게 부정하며, 주위 사람들을 선한 사람과 악한 사람으로 구분하고 동일인에 대한 평가도 자주 바뀌면, 자기 자신의 주된 자기표상이 매시간 달라지는 모순된 견해와 이미지가 공존한다. 분열(splitting), 부정, 원시적 이상화(primitive idealization), 초기 형태의 투사와 투사적 동일시(projective identification), 전지전능감과 평가절하 등의 방어 기제들을 사용한다.

(4) 병적으로 내재화된 대상관계: 분열의 결과 다른 사람들에게 긍정적인 요소와 부정적인 요소가 함께 존재하고 있다는 사실을 몰라서 극단적으로 천사와 악마로 나누어 본다. 타인의 성애적 측면과 공격적인 측면을 통합할 수 없어 타인의 내적 경험을 진정으로 이해하는 능력이 떨어진다. 타인에 대한 지각이 이상화와 평가절하 사이를 매일 오가므로 그들과의 관계가 혼란스러우며 심각한 자기 정체성의 혼란도 오게 된다. 마치 알코올 중독자의 정신 상태를 그대로 기술한 것이 아닌가 할 정도로 공통점이 많아 놀라지 않을 수 없다. 사실 경계성 인격장애를 연구하는 많은 사람이 두 환자의 정신 내적 구조에 공통점이 있다는 주장을 계속하고 있다. 이들은 똑같이 불안 내성이 낮고 감정 조절도 잘 하지 못하며, 주된 방어 기제로 분열을 사용한다는 주장을 한다. 이와 관련된 연구 결과로 알코올 중독 환자의 30~39%가 경계성 병리를 가지고 있다는 주장을 하고 있다.

조화시킬 수 있도록 돕는 일은 또 다른 이유에서 중요하다. 이 시기에는 재발이 항상 가장 중요한 걱정거리인데, 재발은 아직 감정 조절이 어려워 생기는 것이다. 중독자들은 그들의 마음속에서 일어나는 불안정과 혼란 상태를 조절하는 하나의 장치로서 감정을 적절하게 다루는 능력이 아직 없기 때문이다. 이렇게 감정 조절을 제대로 못 해서 생기는 증상들은 심각한 모습을 띤다. "안에서 일어나는 느낌들을 생각해서 말로 표현할 수 없고, 불안과 우울에서 생기는 어려움을 견딜 수 없으며, 느낌을 적절하게 조절하는 능력이 없다… 그래서 경조증hypomania, 불안-공포 상태, 공황panic과 불안정 등의 극심한 병적 정서를 보인다" Khantzian 1982 p.590. 이때 재발이 되어 다시 전처럼 알코올(약물)로 돌아간다면, 그나마 있었던 정서 조절 능력마저 없어지게 된다.

감정 표현 불능증 Alexithymia

치료 초기단계에서는 치료 중에 나타나는 환자의 감정들을 치료사가 반영mirroring하고 라벨링labelling[역주 21]을 해줌으로써 환자 스스로 감정 조절을 할 수 있도록 도와주

역주 21) 치료사와 안전한 애착 관계가 생기려면 치료사가 환자들의 문제를 거울처럼 비춰주면서 공감해주는 지속적인 태도를 보여야 한다. 마치 자기가 대하는 대상에 일종의 꼬리표를 붙여 분류와 소유감을 확실히 해서 안도하는 느낌이 들게 하는 태도를 말한다.

역주 22) 보울비는 만약 동물이 성공적으로 환경에 대해 예측하고 통제하고 조작한다면, 머릿속으로 세상에 대한 모델 혹은 지도를 필요로 하는 것이 상위 동물이라고 보았다. 보울비가 인간을 바라보는 시각은 두 가지다. 한 가지는 세상에 대해 알려주는 환경 모델이고, 다른 하나는 세상과 맺고 있는 관계에 대해 알려주는 유기체적 모델이다. 우리는 자신, 타인, 자신과 타인 간 관계에 대한 상을 형성한다. 비록 개념에 있어서는 일차적으로 인지적일지라도, 내적작동모델에 대한 개념은 정서적인 생활에 적용된다. 상은 경험에 의해 형성되고, 고통스러운 느낌에 대해 방어할 필요가 있다고 한다. 그러므로 불안전 애착을 형성한 아동은 타인에 대해서 잠재적으로 위험하다는 모델을 지닐 수 있고, 타인에게 조심스럽게 접근한다. 이런 아동들은 요구가 많고 제공된 안정성을 받을 가치가 없는 사람이라는 표상을 자신에 대해 형성한다. 일차 양육자와의 관계는 내적작동모델로 일반화되고, 내적작동모델은 세상에 대해 왜곡되고 일관적이지 않은 상을 형성한다. 이후 사람이 경험을 통해 다시 상을 형성하거나 개정할 수 없게 한다. 보울비의 관점에서는, 내적작동모델이 변할 수 있다고 보고, 환자가 좀 더 실제적이고 덜 경직된 내적작동모델을 발달시키도록 돕는다(「존 보울비와 애착이론」, 홈스 저, 학지사, 2007). 내적작동모델(internal working model)은 보울비 이론의 핵심이다. 제레미 홈스는 여러 방면에서 애착이론과 정신분석의 통합에 기여한 학자로 평가받고 있다.

는 기본적인 과정에 노력을 쏟아야 한다. 초보 치료사들은 중독자들이 자신의 감정에 익숙해지는 데 도움이 필요하다는 사실을 곧 알게 된다. 환자들은 여러 가지 느낌들을 스스로 알아내기도 어렵지만, 그런 느낌을 다른 사람에게 전달하는 데도 너무 서툴다. 무엇보다도 환자가 배워야 할 중요한 교훈은, 감정이라는 것은 자신을 이해하는 데도 필수적이지만 다른 사람의 감정을 이해하고, 특히 대인관계에서 친밀감을 유지하기 위한 여러 형태의 협상 기술을 이해하는 데도 대단히 중요한 도구라는 것이다.

감정 표현 불능증alexithymia이라는 증상은 자신이 어떤 감정을 가졌는지도 모르고 자신이 가진 감정을 적절히 사용할 수도 없는 상태를 말한다. 중독자들이 자신의 감정을 말로 표현할 수 없을 때 표현되지 못한 감정 반응이 변하여 몸 여기저기가 아픈 신체화somatization 증상으로 나타나는 경우가 있다. 이렇게 되면 결국 느낌이나 감정이 문제가 아니라 생리적인 감각, 즉 신체화되어 나타난 새로운 신체 증상들이 문제가 된다. 이렇게 해서 생긴 생리적 증상들은 감정을 조절하는 데 치료적으로 사용할 수 없으며 오히려 엄청난 통증으로 계속 남아있게 된다. 생리적으로 통증이 느껴지면 아주 불쾌한 느낌에만 관심이 쏠리게 되어, 그러한 감정 뒤에 감춰진 여러 의미 있는 이야기에는 무관심해진다. 중독자는 자신이 가지고 있는, 아주 불편하지만 중요한 감정을 명확하게 표현하는 능력이 너무 부족하다는 사실에 매우 놀라게 된다. 대부분은 많은 감정이 신체적인 불편감이나 갈망의 형태로 바뀌어 나타난다. 알코올이나 약물이 감정을 차단해서 그들이 그러한 감정이 의미하는 바를 해석하여 하나의 신호로서 치료적으로 사용하는 것을 막는 것으로 생각된다. 크리스탈Krystal 1982에 의하면 이러한 현상은 "욕동-환상drive-fantasy의 능력이 감소한 데서 비롯된 결과이다." 사고는 점점 조작적이고, 일상적이고, 지루해진다. 사용할 수 있는 전이가 발달하고 있다는 사실에 공감하는 능력도 심각하게 감소되어 있다." p.614

애착이론과 자기심리학에서 나온 최근 연구 결과에 의하면, 불안전 애착 유형이 대인관계로부터의 만족감을 느낄 수 있는 능력을 방해하고, 이러한 불안전 애착 유형이 내적작동모델internal working model[역주 22)] 안에 오랫동안 자리 잡게 된다는 것이다. 유년기에 경험한 발달 실패의 경험은 일부 사람들에게 중독 행동addictive type behavior을 부추기는 취약성을 남기게 되는데, 이러한 행동들은 잘못된 자기 복구의 시도들이다. 발달 과정에서 그 단계에 알맞은 발달 과제를 박탈당했을 때, 그때의 발달 욕구가 그대로 남아있어 자기 내부에서 욕구 대상을 찾지 못하고 외부에서 끊임없이 그 대상을 찾는 것이 중독자의 중독 행동이라고 할 수 있다.

다음의 사례는 헛된 자기 복구self-repair를 계속 시도하는 알코올 중독자를 보여주고 있다. 중독 물질에 대한 애착이 너무 강해 새롭게 치료사와 치료 동맹을 형성하고 유지할 수 있는 능력을 방해하고 있다.

> 알렉스는 어릴 때 성적 학대의 희생자이기도 했던 52세의 중독자로, 별다른 치료 성과 없이 거의 30년 동안이나 AA 모임과 치료를 하다 말다 해온 사람이었다. 그나마 제일 오랫동안 유지됐던 인간관계라고는, 자신에게 얼마나 고통을 주었는지를 남편에게 상기시키는 것으로 낙을 삼았던 비참한 아내와의 25년간의 결혼생활뿐이었다. 자주 부부 치료를 권유받았지만 아내는 자신은 문제가 없고 그에게 문제가 있다며 거부했다. 그의 문제는 그가 당했던 성적 학대의 후유증으로 생긴 심각하고 지속적인 자기 비난의 내사물introject of self-blame이 가학피학적sadomasochistic 대인관계밖에는 할 수 없게 만든 것이었다. 그는 거의 죽음 직전까지 가는 주말의 심각한 폭음 후에야, 겨우 치료 그룹에 올 수 있었다.
>
> 3개월간의 치료 그룹 활동 후 알렉스는 서서히 그룹에 애착을 갖기 시작했다. 다른 멤버들의 도움으로 이제는 자신이 가졌던 대인관계에서 보인 파괴적 특성을 탐색하기 시작했는데, 특히 아내와의 관계를 검토하기 시작했다. 알렉스가 악역을 맡고 있는 한 그의 아내는 착한 역을 맡을 수밖에 없는 구조가 명백해지기 시작했다. 알렉스가 그룹에 애착이 생기기 시작하면서 새로운 관계 구

도로 발전하자 이제는 그의 아내가 점점 우울해지더니 급기야 개인 정신 치료를 받아야 할 정도로 악화되었다. 그 후 3개월 동안 그는 계속 좋은 경과를 보였고 단주를 계속하면서 그룹 안에서도 새롭고 중요한 역할을 하기 시작했다. 그룹이 피상적이고 회피하는 쪽으로 빠질 때마다 정상적으로 돌아가야 할 책임을 말하기도 하고, 회복 상태로 지낼 수 있도록 멤버들을 혹독하게 격려하기도 하고, 서로에게 정직한 태도를 유지할 것을 말하기도 했다.

그런데 어느 날 저녁 망연자실한 모습으로 아내가 유방암 진단을 받았다는 말을 듣고 이제까지의 모든 것이 갑자기 변했다. 암에 걸렸다는 사실을 받아들이는 과정에서 화가 난 아내가 이렇게 된 데 대해 알렉스를 비난하며 소리를 질렀던 것이다. "당신의 음주가 나한테 엄청난 스트레스를 줘서 암에 걸린 거야! 모두 당신 잘못이라고!"

아내의 비난은 터무니없는 것이었지만, 이제 막 자라고 있던 알렉스의 '좋은 자기good self'는 말로 퍼붓는 아내의 공격을 견딜 수 없었다. 그러고 나서 2주 만에 그는 다시 재발했다. 재발 후 그룹과 멤버들을 대하는 그의 태도와 모습은 극적으로 변했다. 점점 위축된 모습을 보이면서 그룹과 정서적으로 냉담해지더니 모임에 빠지는 날이 많아졌다. 그가 나타날 때를 보면, 따분해하거나 다른 멤버들을 자주 비난했다. 심지어 다시는 징징거리지도 말고 음주에 대해 스스로 미안한 감정도 가질 필요가 없다는 말까지 했다. 적극적으로 개입하고 열성적으로 행동하던 모습은 어느새 자기중심적이고 다른 사람의 감정이나 어려움을 완전히 무시하는 냉담하고 비판적인 사람으로 변해있었다. 그룹에서는 두 달 동안이나 그를 원래의 모습으로 되돌리려고 했으나 실패하자 AA로 다시 돌아가 도움을 받아보라고 권했다. 그는 점점 그룹과 소원해지더니 결국 아내와 가졌던 옛날의 관계로 돌아갔으며, 그의 아내 역시 개인 치료를 중단하게 되었다.

외상적 유대 trauma bonding

알코올 중독자가 알코올에 대한 애착을 유지하는 한, 치료사와 치료 동맹을 맺기는 불가능할 것이다. 애착을 형성할 수 있는 능력을 창조하려면 때로는 애착에 대해 잘 알려진 다음의 사실을 활용하기만 해도 된다. 위기에 닥치면 개인의 애착 체계가 드러나기 마련이다. 중독과 절박한 상황은 대개 밀접한 관계이다. 그렇지만 환자가 아무리 절박한 궁지에 있다 해도 치료사가 때를 기다릴 수 있는 인내심을 발휘할 수 있다면 음주 결과로 생긴 어려움이 오히려 성공적인 치료의 기회로 변할 수 있다. AA에서는 최악의 사태까지 간 이러한 상황을 '바닥을 친다hitting bottom' 역주 23)고 표현하며 치료적 개입을 위한 아주 중요한 시기로 보고 있다. 중독이라는 진단을 받아들이지 못하거나 중독 문제를 부정하는 초기 중독 환자들에게는 치료 동맹 관계에 손상을 주지 않으면서 부드럽게 음주 결과를 직면하여 바라볼 수 있게 해주는 것이 성공적 치료 기술의 하나일 것이다. 치료사는 중독자들이 자신들의 어려움은 대부분 물질 사용에서 비롯된 결과임을 알 수 있도록, 기회만 있으면 환자들이 제시하는 문제를 '재구성reframe' 해야만 한다.

> 28세의 컴퓨터 프로그래머인 제임스는 우울증이 생기면서 점점 혼자 지내는 시간이 많아졌다. 그는 걱정하는 가족들의 권유로 용기를 내 치료사를 찾아왔다. 첫 면담에 왔을 때의 모습은 덥수룩하고 다소 헝클어진 모습이었다. 두 눈은 충혈되어 있었고 푹 꺼진 두 뺨은 회색빛으로 두드러져 보였고 매력이라고

역주 23) 바닥을 칠 때까지 기다렸다가 치료적 애착이라는 밧줄을 내려 끌어올린다는 기막힌 표현이다. 그러나 이러한 치료적 태도가 너무 냉정하다고 불평하는 환자들도 많다. 또한 바닥에서 다시 회복의 길로 가지 못하고 추락하고 마는 환자들도 많이 보고 있다. 중독을 치료하는 치료사는 노련한 경륜으로 정확하게 공감할 수 있는 능력과 예술가의 직관적 감각과 성직자의 인내와 사랑의 소유자여야 할 것이다. 그래서 역자는 '중독 치료는 아무나 못한다'는 농담을 지쳐 있는 치료 팀들에게 가끔 하곤 한다.

는 전혀 찾아볼 수 없었다. 이러한 모습은 유쾌하고 매력적이었을 본래의 얼굴 모습과는 너무나 대조적이었다. 처음 몇 회기는 그의 우울 증상에 초점을 맞추었다. 그는 자신의 우울증이 직장에서의 어려움과 평생 지속되어온 여성들과의 불만족스러운 관계와 직접 연결되어 있다고 느꼈다.

"왜 그런지 모르겠지만, 여자들은 나를 알기 시작하면 피하는 것 같았어요. 아니면 그냥 친구로만 지내고 싶어 하는 건지." 하며 푸념을 했다.

제임스가 자신이 겪는 어려움에 대해 말하면서 그는 대마초만 조금씩 했고, 그의 남자 친구들 전부는 아주 심각한 약물을 하고 있었다는 것이 밝혀졌다.

"난 친구들처럼 심하게는 안 해요. 주사도 안 쓰고 코카인이나 엑스터시 같은 것은 안 해요"라고 그는 변명했다.

혹시 약물에 중독된 것 같지는 않으냐는 질문에 그는 완강히 부인했다. "다른 사람들보다 훨씬 적은 양을 사용하기 때문에 중독이 될 수가 없어요."

약물을 계속하면서 제임스의 구름 낀 것 같은 마음속에서는 자기를 기만하는 회로가 거미줄처럼 짜여지고 있었다. 자신이 무슨 짓을 하고 있는지도 몰랐다. 친구들이 약을 하면서 점점 고립되는 악순환을 겪고 있다는 사실조차도 정확하게 알 수 없게 됐다. 치료사는 그가 현재 처한 딜레마들을 여러 각도에서 검토해 보았다. 그 결과 친구들에 대한 애착과 약물 자체에 대한 애착이 자기 자신이나 치료사에 대한 애착보다 훨씬 더 강하다는 것을 알았다. 치료사는 이제 겨우 자라기 시작한 치료 동맹을 깨기보다는, 아주 조심스럽게 제임스가 걱정하고 있는 것에 대해 얘기하도록 유도했다. 하지만 치료사는 그에게 "약물 사용을 조심하고 대마초나 엑스터시를 안 할 때는 어떤 일이 일어나는지 보도록" 했다.

직장에서의 어려움과 여성들과의 문제들을 얘기하면서 큰 쾌감을 느꼈기 때문에 제임스는 "대마초 용량을 줄이면 어떻게 되는지 살펴보는 것에" 동의했다. 다음 여러 주 동안 제임스는 직장에서 업무 능력이 향상되었다고 보고했다.

이러한 향상은 전부터 좋지 않았던 상사와의 관계를 바꾸어놓았다.

이 지점에서 치료사는 기회를 잡아 다음과 같이 말했다. "왜 상사와의 관계가 좋아졌는지 이해할 수 있어요. 내 생각에는 대마초를 끊고 나서 일을 더 잘하게 된 것뿐만 아니라, 치료 중에 더 적극적으로 반응하고 쉽게 이끌어가는 것처럼 상사에게도 전보다 더 진지하게 대하고 쉽고 편안하게 일을 해나가기 때문이 아닌가 해요."

제임스는 처음에는 놀란 것처럼 보였다. 점점 미소가 얼굴 전체로 번지는 것이었다.

"그래요. 제가 생각해도 대마를 끊고 나서 좀 더 진지해지고 차분해진 것 같네요."

다음 면담 시간에는 자진해서 다른 약들도 끊어보기로 했다.

"당분간은 대마만 때에 따라 조금씩 피워야겠어요."

"왜요?" 치료사가 물었다.

"요즈음 확실히 우울한 느낌이 적어졌어요. 아마도 선생님 말이 맞는 것 같아요. 약을 하는 것과 우울증이 서로 연결돼 있는 것 같아요."

치료사는 고개를 끄덕였다. "나도 그렇게 생각합니다. 두 가지가 확실히 관련이 있다는 증거가 있어요. 당신의 경우 약을 줄이면 덜 우울해져요. 일도 훨씬 잘 되면서 자존심도 높아지는 것을 알 수 있어요." 치료사는 제임스의 외모를 가리키면서 "보세요. 피부도 윤택해지고 눈 색깔까지 밝아졌잖아요."

그 말을 듣더니 그는 소리 내서 웃었다. "거울을 보면서 이미 알고 있었어요. 그런데 그냥 거울에 비친 이미지만 그런 줄 알았지요. 선생님은 정말 약을 끊어 생긴 변화라고 생각하시는 겁니까?"

"물론입니다." 치료사가 대답했다.

다음 몇 주 동안 체육관에서 달리기와 운동을 다시 시작했다고 제임스는 말했다. "왜 운동을 하다가 말았었는지 모르겠네요. 규칙적으로 운동을 하고 나면 항상 기분이 좋아져요."

"약을 하는 것과 운동을 하고 난 후의 기분과 어떤 관계가 있어요?" 치료사가 물었다.

"엑스터시를 하고 기분이 좋을 때나, 전날 밤 파티를 하고 나서 아침 숙취 상태에서 달릴 때 훨씬 힘들어요."

제임스는 알겠다는 듯이 고개를 끄덕였다. "선생님 말씀이 맞는 것 같아요. 왜 내 친구들이 모두 약물에 몰두해서 좋은 기분을 느끼려고 하는지 이제야 알 것 같아요."

몇 주 후에 제임스는 우울하고 풀이 죽은 모습으로 나타났다. 면담 중간 즈음 치료사는 전날 제임스가 밤새도록 옛 친구들과 만나 대마와 코카인을 했다는 사실을 알았다.

"약을 한 것과 자신에 대해 나쁜 기분이 드는 것 사이에 어떤 연관성이 있나요?" 치료사가 물었다.

"어!" 제임스는 놀라서 쳐다보았다. "저는 그렇게 생각하지 않아요. 선생님은 그렇다고 생각하세요?"

"물론이죠. 자 보세요." 치료사는 손을 들어 손가락으로 하나씩 세면서 말했다. "첫째, 대마와 그 외 약물들을 끊고 나서 기분과 생활하는 모습이 서서히 변했어요. 둘째, 끊고 나서 직장 일을 훨씬 잘할 수 있었고요. 마지막으로, 3개월 전 여기에 왔을 때 주말에 폭음하고 나서 아주 좋지 않은 기분이었잖아요."

제임스는 치료사의 지적에 더는 저항하거나 반대할 수 없었고, 나머지 면담을 아주 진지하고 깔끔하게 마무리했다.

다음 몇 주 동안은 치료와 단약을 하면서 다시 새롭게 몰두하는 모습을 보여주었다. 그리고 최근 면담 시간에는 아주 자랑스러운 모습을 보여주었다.

"그저께 저녁 파티에서 여자를 만났어요. 나한테 성큼성큼 걸어오더니 말을 걸었어요. 그곳에는 옛날 약을 하던 친구들이 많이 있었는데, 보통 때처럼 약에 취해서 집 한쪽 코너에 모여 있었어요. 우리 중 한 사람인 내가 주변에서 어리석은 짓을 하는 사람들을 보고 있었지요." 제임스는 치료사에게 감사의 미소를 지었다. "2개월 전이라면 틀림없이 그곳에 그들과 함께 있었습니다. 내가 만약 그때처럼 약에 취해 있었다면 그 여자가 절대로 가까이 오지 않았을 겁니다. 이제 내 문제들이 약을 하는 것과 어떤 관련이 있는지 알 것 같습니다."

신경심리학적 손상

진단과 치료 과정에서 중요하나 흔히 소홀하게 취급되는 문제가 약물이나 알코올이 뇌에 미치는 영향이다. 이것은 여러 가지 이유에서 아주 중요한 문제이다. 대부분의 경우 여러 종류의 정신 치료(개인, 집단, 가족, 인지, 정신역동 정신 치료 등)는 대상 환자들이 이미 자신의 문제나 주위 상황에 대해 충분히 이해하고 정확한 병식을 가진 상태에서 합리적인 의사결정 능력을 충분히 갖추고 있을 것이라고 가정한다. 그러나 현재 중독 상태에 있는 환자나 회복기라도 초기에 있는 환자는 위에서 말한 전통적인 치료들로는 치료가 불가능하다. 대부분의 치료사는 이해를 하는데, 환자들에게서 보이는 증상은 아주 미묘하고 특수해서 3개월에서 6개월, 심지어는 9개월까지 환자에게 인지 능력의 결함을 발견할 수 없는 때도 있다. 대부분의 중독자는 언어지능verbal intelligence의 장애를 보이지 않기 때문에 증상이 심각해 보이지 않은 경우가 많다. 이러한 인지적 결함을 알고 이해하는 일은 환자의 욕구와 그들의 능력에 맞는 치료법을 적용해서 적응 행동을 높이는 데 도움이 된다.

최근 20년 동안 알코올 중독과 관련된 신경학적 기능과 신경심리학적 결함에 관한 연구 결과들은 수없이 쌓여왔다. 문헌 고찰 결과 만성적인 알코올 남용자에게서 보이는 결함의 패턴을 알 수 있고, 심지어는 예측까지 할 수 있음을 보여준다Flores

1997, Grant 외 1980, Parsons와 Farr 1981, Ryan과 Butters 1980, Well 1982, Wilkinson과 Carlen 1981. 대뇌 피질이 하는 조절 기능의 부족과 인지 능력의 부족이 치료하는 데 가장 중요한 문제가 된다.

추상적 추론 능력abstract reasoning, 유연한 사고flexible thinking, 유동성 지능fluid intelligence, 새로운 학습new learning 등을 체크하는 신경심리학적 검사에서 중독자들은 항상 뇌 손상에 해당하는 점수를 보여준다. 그러나 언어 지능이나 오래전에 학습한 내용은 거의 손상이 없다. 별 의심 없이 보는 사람에게는 이상이 없어 보인다. 뇌 손상의 정도는 대개 영구적이지 않고 피질 구조 자체를 크게 손상하지도 않는다. 그렇지만 뇌 기능이 전반적으로 떨어지는데, 이것은 비타민이나 영양 부족으로 악화된 알코올성 뇌 병변으로 인한 것이다. 대부분의 중독자는 약물이나 알코올을 중지하고 비타민이나 영양 보충을 충분히 해주면 자연적으로 회복된다. 그러나 인지 기능의 회복은 점진적으로 이루어진다. 보통 처음 1개월 안에 제일 많이 회복되며 완전한 회복은 1년 혹은 2년이 지나야 한다.

동기와 변화의 시기

치료사들은 모든 수단을 동원해서라도 꼭 치료를 해서 술(약)을 끊어야겠다는 동기를 가진 중독자들은 거의 없다는 사실을 발견하게 된다. 대부분의 중독자를 보면 단주(약)를 해야겠다는 동기의 정도가 다양하다. 이러한 양상은 특히 치료 초기에서 많이 보인다. 초기에는 알코올(약물)이 유발한 인지 능력의 손상이 아주 심해 전에 있었던 어려운 문제들을 해결하기 위한 새로운 돌파구를 찾아내는 능력이 제한되어 있고 경직되어 있다. 중독자들이 스스로 원해서 치료를 받으러 왔거나 끊어야겠다는 강한 내적 욕구를 가졌다고 해도, 많은 환자는 성격적 결함이나 신경학적인 손상 때문에 실제로 회복에 필요한 행동을 익히는 데 많은 어려움을 겪는다. 이러한 현상은 최근에 약물을 했을 때 더 심해지는데, 반감이 심하고 의심과 속이고자 하는 마음이 심한 정신 상태에 있기 때문이다.

신경심리학적 연구 결과들은 단주(약)를 시작한 초기 몇 개월 동안은 구체적이며 명료하고 구조적인 프로그램의 중요성을 지지해준다. 12단계 프로그램에 처음 나온 사람에게는 처음 1년 동안은 중요한 결정을 하지 말라고 권한다. 프로그램에 대해서도 분석하거나 평가하지 말라는 조언을 듣게 된다.

"프로그램은 그냥 프로그램이다! 90일 동안 90번 참석하라! 몸으로 받아들여라. 그러면 마음도 따라올 것이다!" 이런 말에 깔린 기본 정신은 AA나 12단계 프로그램의 직관적인 이해인데, 초기에 환자들은 명료한 사고 능력이 부족하고 합리적이고 지적인 결정을 하는 데 필요한 능력이 부족하다는 사실에 근거한 것이다. 프로그램은 꼭 따라야만 하는 비교적 명료한 12단계를 제시한다. 초심자들은 항상 다음과 같은 말을 듣게 된다. "따지지 말라, 단순하게 따라가라." "1단계를 마치고 나서 2단계를 마치고, 다시 3단계로 가라, 그리고…"와 같은 말을 계속 듣게 된다.

이러한 접근 방식은 추상적인 사고를 할 수 있는 능력이 손상된 사람들에게는 아주 중요할 것이다. 이러한 태도는 치료 초기에 그들이 절실히 필요로 하는 구체적 방향 제시direction, 구조화된 환경structure과 안내guidance 등을 제공한다. 알코올 중독자들에게 잃어버렸던 인지 기능이 서서히 회복되면서 새로운 것을 익히는 학습 능력, 정보를 통합하는 능력, 추상적 사고 능력과 창조적 사고 능력 및 술을 끊어야겠다는 동기 등이 중독되기 이전의 수준으로 돌아오게 되면, 새로운 치료 전략을 사용해야 한다. 이런 시점에 이르러야 알코올 중독자는 통찰과 자기 이해와 자율적인 의사결정 능력을 사용할 수 있다. 이때 치료사도 좀 더 전통적인 치료법들의 사용을 시작해볼 수 있다.

신경학적인 손상에 알맞은 치료적 개입은 중요하다. 신경의 손상 정도는 환자에 따라 다르게 나타나는 행동 변화에 대한 동기화 수준을 나타낸다. 그러나 심리적인 상태와 신경학적인 상태 간에 강한 상관관계가 있다 해도, 모든 사람이 같은 정도의 동기 수준이나 부인의 방어 기제를 가지고 있는 것은 아니다. 인격의 변수들은 특정한 약물의 특정한 성질과 상호 작용한다. 어떤 중독은 다른 중독보다 훨씬 뇌에 강한 손상을 준다. 많은 인지 및 행동주의 지향의 연구자들이 일반적인 기준으로 모든 중독 행동을 분류하는 경향이 있는데, 이들은 중독의 과정을 지나치게 일반화할 위험이 있다. 예를 들어 니코틴 중독의 경우에는, 이것으로 목숨이 위태로워지거나 알코올이나 약물과 똑같은 중독 과정을 거친다 하더라도, 이로 인해 다른 물질 중독에서 생기는 직접적 손상이나 행동 등의 결과는 발생하지 않는다. 니코틴 중독도 알코올이나 다른 약물 중독처럼 적극적이고 즉각적인 조치를 취해야 한다고 주장하는 사람은 별로 없을 것이다. 이와 같은 관점에서, 물질중독은 종종 도박, 섹스, 쇼핑 중독과 같이 충동적인 행동을 보이는 중독들과 흔히 비교된다. 금연하거나 커피를 줄이고자 약물 중독이나 알코올 중독에서 사용하는 치료법을 적용하는 것은 대단히 잘못되었다는 연구 결과가 있다. 이러한 문제점이 있음에도 변화를 위한 동기화 수준과 변화 단계를 조사하는 일은, 치료를 위해 매우 중요하다는 것을 알게 된다.

지난 10년 동안 행동주의 연구자들은 개인들이 얼마나 변했는지에 대한 계량적인 연구를 해왔다. 연구의 대부분은 중독에 대한 것으로 알코올(약물)을 끊어야겠다고 결심하는 데 어떤 변수가 영향을 주는지에 대한 연구였다. 그 중 인기 있는 한 개념적 모델은 변화의 5단계를 밝히고 있는데, 이러한 변화 과정은 개인의 동기화 수준과 밀접한 관계가 있으며 치료사의 개입 전략을 필요로 한다Prochaska 와 Diclemente 1992. 중독 장애에 이러한 모델을 적용하는 데는, 동기 강화 혹은 '동기 면접' 이라고 부르는 것은 환자들이 약물 사용에 대해 이중적인 태도를 갖고 있고 단약에 전혀 관심이 없는 치료 초기에만 중요하다는 암시가 들어 있다. 치료 동기를 높인다는 것은 바로 변화에 대한 갈망과 변화 가능성에 대한 믿음을 환자에게 점점 강화시키는 것을 말한다. 이미 이런 신념이 있는 환자에게는 별다른 도움이 필요 없으며 다만 준비, 재발 방지, 회복 유지가 우선하는 치료 후반기에 더 많은 지도가 필요하다. 이런 입장과는 달리, 어떤 사람들은 중독 문제를 해결하는 데는 초기 단계에서 동기화 수준을 높여주는 일 외엔 할 것이 없다고 말한다. 일단 환자가 숙고 전 단계precontemporative stage와 숙고 단계contemporative stage를 넘어갈 수 있다면 단주(약) 상태를 유지하는 데 필요한 행동을 취할 수 있을 것이다.

재발 예방

회복의 길을 온전하게 가려면 감정을 표현하는 것과 감정을 포용하는 것 사이의 주의 깊은 균형 감각이 요구된다. 감정 상태가 빠르게 바뀐다는 것은 잠재적인 파괴성을 지니기 때문에 중독자들은 충분한 기간의 단주 생활을 통해, 다른 사람에게 가까이 다가갈 때 정서적으로 안정감을 느낄 수 있을 정도가 될 때까지 자신의 감정을 섬세하게 다루어야 한다. 재발의 가능성은 중독자들의 감정이 너무 좋거나 나빠도, 너무 빠르게 변해도 높아질 수 있다. 이러한 감정의 변화는 전에 익숙했던 자기애적 방어 상태로 되돌아가는 신호라고 볼 수 있으며, 그럴 때 중독자는 이렇게 생각할 것이다. "일을 바로잡았어. 나는 특별해. 난 남들과 달라."

한편, 감정이 너무 나빠지거나 빠르게 변하면 "이젠 쳐다도 안 볼 거야, 사용할 수도 있잖아, 재미없어"라는 식으로 생각하게 되는데, 이렇게 되면 단주(약) 생활을 더는 견디지 못하고 이제까지 생활하면서 느꼈던 강한 불편감을 없애려고 다시 자신의 유일한 도피처인 약물로 돌아가게 된다.

재발 예방은 변화를 계속 유지하는 단계에서 아주 중요한 일이며 알코올(약)을 끊기 시작하면서부터 지속적인 관심의 대상이 된다. 다 그런 것은 아니지만 대부분의 경우, 재발은 불가피한 일이다. 그러나 재발을 통해 그 과정이 제대로 평가되고 통합할 수 있는 상태라면 재발을 통해 아주 귀중한 학습 경험이 가능하다. 12단계 프로그램에서 회복 중인 협심자들과 아주 가깝게 지낸다면, 다른 사람들의 재발을 보고 서로 배우는 기회를 얻어 쉽게 배울 수도 있다. 또한 재발의 신호를 미리 예측하고 인지할 수 있는 패턴을 배울 수도 있다. 재발은 흔히 치명적인 결과를 가져오기 때문에 이러한 학습은 매우 중요하다. 치료사는 재발을 경고하는 전형적인 신호들에 대한 정보를 미리 제공하고 어떻게 대처해야 하는지 설명해줄 수 있을 것이다. 그렇게 하는 것으로 재발을 막거나 최소화하는 데 도움을 줄 수 있다. 이런 정보를 제공하는 일이 중요한 것은, 재발 후에 극심한 고통을 겪는 동료를 보고 배우기 위해서 직접 접근하지 않아도 되기 때문이다.

샘은 3개월 넘게 단주 생활을 하고 있으며 스폰서가 권하는 대로 하루도 빠지지 않고 꼬박 모임에 참석하고 있었다. 그는 AA에서 권하는 모든 프로그램을 성실히 따라 했는데, 프로그램을 하루에 한 단계씩 적극적으로 익히고 AA에서 나온 「빅 북」을 열심히 읽었다. 그러나 온 힘을 다해 노력해도 회복 초기 단계에서 경험할 수 있는 갈망과 음주에 대한 생각은 점점 더 심해지는 것이었다. 어느 날 오후에 그는 이런 어려움을 스폰서에게 털어놓았다.

스폰서가 대답했다. "글쎄요. 12단계 공부를 좀 더 해야 할 것 같네요. 방금 전화를 받았는데 재발을 한 사람한테 가봐야겠어요. 같이 가실래요?"

"12단계로요?" 샘의 목소리는 놀람과 걱정으로 가득했다.

"아니 그럼 제가 이제 누군가를 도울 수 있단 말인가요?"

스폰서가 크게 웃었다.

"제 생각에는 당신이 도움에 대해 잘못 알고 있는 거 같군요. 기억해두세요. 12단계에서는 다른 사람이 아닌 바로 당신이 단주하도록 돕는다는 걸."

"뭐라고요?" 샘은 말을 더듬었다.

"이해할 수 없어요. 12단계 콜을 받는 일이 내게 어떤 도움이 될까요?"

스폰서는 말을 끊더니 "같이 가시지요. 가보시면 압니다"라고 했다.

그들은 시 외곽에 있는 지저분한 숙박소로 가서 차를 주차했다. 샘은 전에 이 곳을 본 적이 있었다. 그는 스폰서를 따라 삐걱거리는 계단을 올라갔다. 그들은 어두침침한 복도를 따라 내려가 그들이 찾던 방을 발견했다. 스폰서가 노크했다.

"도대체 누구야?" 쉰 목소리에다 발음도 불분명했다.

"나야, 피트! 밥 크레머야."

"문은 열려 있어." 목소리만 들렸다. 스폰서가 문을 열자 방안에서 나는 악취가 샘의 코를 찔렀다. 샘은 방안에 펼쳐진 광경을 보고 충격을 받았다. 피트는 오줌을 지린 바지만 입고 형편없이 취한 모습으로 더러운 침대 끝에 앉아 있었는데, 근래에 본 가장 불쌍한 사람의 전형적인 모습이었다. 그 불쌍한 인간은 티셔츠 앞면에 온통 게워놓았고, 말라붙은 토사물들은 그의 이빨과 덥수룩한 얼굴에 케이크처럼 붙어 있었다. 담배꽁초와 빈 포도주병들이 방안 여기저기에 흩어져 있었다. 스폰서와 침대에 엎어져 있던 술꾼이 반응하기도 전에 샘은 자기 안에서 일어나는 반응들에 압도되었다.

샘은 스폰서를 밀어제치고 방을 가로질러 가서 그의 손을 움켜쥐더니 힘차게 악수를 했다. "당신에게 감사드리고 싶어요. 이런 당신을 보는 것만으로도 24시간 이내에 절대 술을 안 마실 수 있을 거 같거든요."

삶의 역사: 현상학적 관점에서 본 구술과 AA

칼 튠Carl Thune 1977은 현상학적 관점을 받아들여 AA를 예리하게 조사하고 해석했다. 그의 연구 결과를 보면, AA는 멤버들 모임에서 그들이 겪은 과거 인생사를 자세히 술회하는 것을 강조한다고 한다. 그들은 인생사를 계속 얘기함으로써 과거와 미래에 어떤 의미를 부여하는 방식으로 자신의 과거를 해석하는 법을 배운다는 것이다. 또한 그것은 순수한 현상학적 구조에서 나온 것으로, 과거라는 것은 누구에게나(그들이 알코올 중독자든 아니든) 그냥 단순한 형태로 존재하지 않는다는 구술 구조주의적 모델narrative constructionist model[역주 24)]과 같은 입장을 취한다는 것이다. 과거라는 것은 개념적 모델을 통해 이해되고 창조되는 것이라는 것이다. 이 말이 의미하는 바를 좀 더 얘기하면, "여기에서 모델은 미래를 창조하기 위한 모델이 되는 것으로, 미래는 더 이상 과거처럼 자동적으로 주어지는 것이 아니다." p.83

구술 모델의 주요 원리 중의 하나는 세계와 자기가 사물의 질서를 위해 자동으로 주어지는 것이 아니라 마치 인간이 일생 계속 발달하는 것처럼 끊임없이 창조된다는 것이다. 인간의 삶에 대한 통찰은, 그들이 그 안에서 살아야만 하고 새롭게 구성해내는 세계에 대한 분석에서 나온다. 튠에 따르면, 알코올 중독자가 자기와 세계에 대해 구성하는 이런 구술들의 성질, 의미, 경험은 알코올 중독자가 되는 과정과 성공적 회복 프로그램의 과정 모두에서 일어나는 재구성과 재정의의 과정에 달렸다. 이런 과정에서 가장 핵심은 알코올리즘이라는 것의 의미와 경험을 재정의하는 일이다. 이러한 견해를 보완하고 싶다면 알코올리즘을, AA에서 사용하는 용어인 삶의 결손 모드defective mode of life; Madson 1974라고 보는 것이 훨씬 이해하기에 좋을 것이다. 자기와 세계를 재구성하고 재정의하는 것을 지향하는 AA의 치료 계획은 알코올리즘을 신체적 질병이나 고쳐야 할 나쁜 습관의 문제로 보는 입장보다 훨씬 더 다루기 좋을 수 있다. 이것이 AA의 주장이며, 튠은 이러한 입장이 AA가 즐기는 성공적 치료의 핵심 개념이 아닐까 한다고 말한다.

역주 24) 구술은 개인의 경험을 일시적이고 일관성 있고 의미가 있는 하나의 이야기로 바꾼다. 경험을 객관화시킴으로써 거친 감정을 상징들로 바꿔 자신이 당한 고통을 거리를 두고 바라볼 수 있게 한다. 단편적인 경험들로부터 현재와 과거, 그리고 미래를 연결하는 연속적인 끈을 만들어낸다. 자신의 과거와 자신의 삶을 소유하고 있다는 느낌을 갖게 한다(「존 보울비와 애착이론」, 학지사, 2007, p.233 인용).
자기 자신이 살아온 삶을 구술 형태로 재구성하는 작업을 통해 안전감을 느끼게 되면서 전체적으로 통합하는 능력을 키워내는 것으로 생각된다. AA를 비롯한 여러 중독자 모임에서 공통으로 보이는 모습으로, 돌아가면서 중독을 중심으로 자기가 살아온 모습을 구체적으로 구술하는 것이다. 특히 이런 과정을 되풀이하면서 자기 성찰 능력을 키우는 것이 중요한 치유 인자로 작용하는 것이 아닌가 생각하고 있으며, 앞으로 경험적 연구가 필요한 부분이다.

의학적 모델을 가진 대부분의 치료 시스템들과 달리, AA에서 분석하고 있는 실제적인 문제는 알코올 중독자로 하여금 정상인이나 비알코올 중독자가 아닌, 알코올 환자로서의 자신의 존재를 이해하도록 돕는 것이다. AA는 신체적 결함보다는 영적인 존재로서의 결함 모드를 강조하는 것이며, 이런 입장은 알코올리즘을 인간 존재의 일반적인 결함으로 보는 믿음을 아주 분명히 표현하고 있다. AA는 좀 더 정확하지만 이해할 수 없는 철학적·존재론적 어휘들을 사용하기보다는 영적이고 종교적인 어휘들을 사용한다.

다음의 임상 사례는 이러한 점을 잘 보여준다.

그 지역에서 가장 좋다는 치료 프로그램을 다니다 재발을 해서 마음이 심란해진 파울라는 치료사에게 전화를 했다. 그녀는 자신을 걱정하는 남편과 함께 치료실에 나타났다. 남편은 술을 끊으려고 10년간이나 치열하게 싸워온 아내에 대해 얘기했다.

"사랑하는 사람이 술을 끊으려고 필사적으로 노력하는 모습을 보는 건 너무 아프고 힘든 일입니다. 우리는 두 명의 의사가 추천하는 치료 프로그램에 참석해서 할 수 있는 것을 다 했지요."

어떤 치료 프로그램에 다녔느냐고 묻자 노스웨스트주에 있는 병원에서 이름난 행동 치료와 혐오 요법을 받았다고 했다.

"AA에 다녀본 적이 있나요?" 치료사가 물었다.

그 말을 듣자 남편은 눈을 굴리고 파울라는 의자에 앉은 채로 이를 악물었다.

"그곳에는 절대 안 가요." 파울라가 말했다.

"저는 경직되고 교조적이고 종교적인 곳이 싫어요."

남편은 아내를 진정시키기 위해 아내의 무릎을 토닥거리며 치료사에게 설명했다.

"파울라는 어떤 종류의 종교 조직이든 심한 혐오감을 가지고 있습니다. 종교적 교조주의는 어떤 것이든 참지를 못해요. AA 모임에 몇 번 참석했다가 너무 화가 나서 뛰쳐나와 술을 마셔대곤 했어요."

치료사는 고개를 끄덕이다가 한숨을 쉬었다.

"그렇군요. 힘드셨겠네요. 자, 그렇다면 우리가 할 수 있는 일이 무엇인지 한번 생각해 봅시다. 일주일에 두 번씩 만나고 그렇게 해서 1~2개월 정도 단주하여 안정되면 회복자 치료 모임에 보내드리는 것이 어떻겠습니까?"

파울라와 남편은 바로 동의했다. 그리고 그녀가 말했다.

"고맙습니다. 저는 지금 벼랑 끝에 매달려 있는 기분입니다. AA에 가라는 말만 안 하시면 무엇이든 하라는 대로 하겠습니다."

그 후 6개월 동안 치료에 빠른 진전이 있었다. 그룹 치료에 참여한 후 아주 빠른 속도로 헌신적인 멤버가 되었다. 단주 생활이 지속되면서 치료사도 그녀가 왜 종교 조직에 혐오감을 갖고 있는지 알게 되었다. 파울라는 매우 억압적이고 통제하는 원리주의적 침례 교인인 부모 밑에서 자랐다. 그들한테 꽉 잡혀 있는 상태에서, 그리고 교회의 교리에서 탈출하기 위해 그녀는 필사적으로 싸워야 했다. 그들의 영향권에서 벗어나고부터 다시는 종교집단의 교의에 매이지 않겠다는 맹세를 하게 되었다는 것이다. 두 병원에서의 치료 경험은 매우 긍정적이었다. 하지만 병원에 있을 때는 다른 환자들과 우정을 즐겼으나 퇴원 후에는 소속감이 없어진 것이 문제였다. 몇 개월이 지나면서 단주하겠다는 결심은 서서히 허물어져 갔다. 다시 전처럼 고립되고 소외되어 있으며 혼자라는 느낌이 들게 되었다고 했다.

계속적인 치료를 받은 지 거의 2년이 지나면서 파울라의 단주 생활도 탄력을 받기 시작했는데 치료사와의 관계에도 추진력이 생겼다. 단주 기간이 늘어나면서 AA나 종교 집단에 대한 자신의 반응에 대해 이해하는 능력도 개선되었다. 물론 AA에 대한 거부감은 여전히 있었지만.

면담하는 동안에 파울라는 치료사와 자연스럽게 대화할 수 있다는 사실을 알게 되었다.

"아시다시피 저는 이제 뭔가를 알게 됐어요" 하면서 그녀는 웃었다. "저한테는 선생님이 '우리보다 위대한 힘higher power' 이었다고 생각해요. 마치 AA 프로그램에 익숙해진 것처럼 선생님이나, 집단, 면담들에 익숙해졌어요. 처음에 여기 왔을 때는 정말 절망적이었어요. 그래서 선생님께 굴복하고 알코올 중독자라는 사실을 받아들이자고 결심했었어요. 그리고 선생님이 권하는 것은 무엇이든 하자고요."

대부분의 치료 시스템처럼 AA도 진단과 치료라는 두 가지 문제에 직면하게 된다. 그러나 치료 과정에서 보여주는 양상들을 자세히 분석해보면 정통적인 서구의 의학적 치료 모델과는 거의 관계가 없다는 것을 알 수 있다Thune 1977. 알코올리즘의 진단과 정의에 관한 문제에서 AA는 여러 심리학적인 입장들과는 다른 입장을 취하고 있다.

튠은 다음과 같이 말했다.

결론적으로 말해, AA의 치료 프로그램이 원인에 대한 전통적인 의학·심리학·사회학적 개념에 도전하는 입장을 취하는 것은 우연이 아니며, AA는 이 분야의 전문가들이 제기하는 의문과 발견들을 무시하고 있다. AA에서 말하는 치료 개념의 뿌리는 과학이라기보다는 실증주의에 반대하고, 복고주의 성향과 선험적 입장을 가진, 소위 옥스퍼드 집단 운동Oxford Group Movement의 영향을 받고 있다. 실증주의나 분석 모델을 가지고 AA를 이해하려는 시도는 오히려 AA 개념의 독창성을 애매하게 만들 수 있다p.75.

알코올 중독자 자신들한테서 나오지 않은 객관적 진단(심리학에서의 과학적 측정에 중요하고도 필수적인 요소로 이루어진)이라는 것은 실제 치료에 적합하지 않을 수 있다. 치료의 성패는 중독자 자신이 자신을 중독자라고 인정하느냐 그렇지 않느냐에 달렸다. AA의 12단계 프로그램의 핵심은 중독자가 자신을 중독자로 인정하고 진단하는 데 있다. 랭1969이 한 말을 쉽게 풀어보자면, '우리는 알코올 중독이라는 병을 가지고 있다기보다 자신이 중독자라는 사실을 이해할 수 있어야 한다.'

다음의 임상 사례는 이러한 점을 잘 보여준다.

> 스티브는 22세로 지역 대학 졸업반 학생이었다. 처음에는 분노와 우울증이 염려돼 치료사와 상담을 하게 되었다. 그에게 분노와 갈등이 일 때는 항상 마리화나를 피우고 나서 기분이 좋아질 때나, 친구들과 술을 마시고 난 후라는 사실을 첫 면담 중에 알게 되었다. 그의 우울증도 항상 주말 야외 축제 후에 생긴다는 것을 알았다. 약은 얼마나 사용하느냐는 질문에, "같이 있던 친구들보다 많지 않았어요"라고 대수롭지 않은 듯이 부인했으며, 음주 운전이나 학교 성적이 좋지 않다는 등의, 중독이나 남용으로 진단하는 데 중요한 경고 신호도 없었다. 스티브는, 아버지가 성공한 의사지만 실은 AA 모임에 정기적으로 나가는 회복 중인 알코올 중독자라는 사실도 쉽게 이야기했다. 치료사가 혹시 아버지처럼 알코올 중독자일지도 모른다는 걱정을 해봤느냐는 질문에 그는 "그런 생각이 계속 마음속에서 일고 있었다"고 말했다. 그렇다면 몇몇 AA 모임에 나가서 다른 중독자들과 닮은 점은 없는지, 실제로 아버지와 같은 알코올 중독자인지 스스로 알아보고 체크해보는 것이 어떻겠냐고 치료사가 제안했다. 치료사의 말에 스티브는 쉽게 동의했다.
>
> 다음 약속시간에 왔을 때, 스티브의 기분은 확 변해 있었다. 스티브는 치료사와 약속을 한 이후 매일 밤 AA 모임에 나갔다고 했다. 용기 내어 아버지에게 전화를 걸어 자신의 약물 복용에 대해 말했다고 한다. AA를 통해 단주를 하고 있는 아버지는 그를 지지해 주었다. 스티브는 4개월 후 졸업을 할 때까지 매주 치료 모임에 나갔고 매일 AA 모임에 나갔다. 졸업 후에는 다른 주에 있는 직장을 찾아서 동네를 떠나게 되었다.
>
> 그 후 거의 3년이 지나 다시 동네로 돌아온 스티브는 치료사에게 전화를 걸어

만날 약속을 했다. 진료실로 들어오자마자 아주 잘 지내고 새로운 일도 아주 성공적으로 잘 돼가고 있다고 했다. 아직도 AA에 잘 다니고 있지만 자신이 알코올 중독자라는 진단에 대한 의심이 계속돼 마음이 괴로우며, 오늘의 면담 약속도 사실은 치료사가 자기를 왜 중독자라고 진단했는지 그 이유를 알고 싶어서였다고 했다. 그는 다시 음주를 할지도 모른다고 자신을 의심하고 있었다.

"나는 중독자라는 진단을 내린 적이 없어요." 스티브는 치료사의 대답에 깜짝 놀라면서 다소 겁을 먹은 듯했다.

"뭐라고요?" 스티브가 더듬거리며 말했다.

"난 당신이 중독자일지 모른다는 생각이 마음속에서 계속 교차하는 것 같으냐고 물어봤을 뿐이지요." 치료사가 과거를 상기시켰다.

"나는 단지 AA 모임에 다니면서 자신이 중독자인지 아닌지 한번 알아보라고 했을 뿐입니다."

그는 의자에 몸을 깊이 맡기더니 말이 없었다.

"사실은 당신이 스스로 진단한 것입니다"라고 치료사가 말했다.

몇 분 후 스티브는 치료사가 한 말의 의미를 알았다. 결국, 일어서더니 자기 생각을 말했다.

"나는 더 이상 알코올 중독자가 아닙니다. 이 생각에 대해 어떻게 생각하십니까?"

치료사는 태연하게 대답했다.

"글쎄요. 그렇다면 중독자인지 아닌지를 계속 확인해야 할 것입니다."

"확인이라니요? 어떻게 한단 말입니까?" 그는 눈썹을 찡그리며 말했다.

"음주를 통해서지요. 나도 누군가가 중독자인지 아닌지를 절대적으로 확신할 수 있는 방법은 모르고 있습니다."

"음주라고요?" 스티브는 머리를 흔들었다. "모르겠어요. 제게 무슨 문제가 있나요?"

치료사는 어깨를 으쓱하더니 스티브에게 찡긋 그만의 특유한 미소를 지어 보였다.

스티브는 다시 음주하는 것으로써 자신이 정말로 알코올 중독자인지를 확인하는 일은 위험 부담이 너무 크다는 것을 차츰 인정하게 되었다. 그는 치료 프로그램을 받는 중에 수많은 사람이 다시 거리로 돌아가거나 다시 음주한 것을 알고 있었으며, 그 결과들은 너무 비참하다는 것을 알고 있었다. 면담이 끝나갈 무렵 그는, 자신이 알코올 중독자인지에 관한 의심을 경험적으로 테스트해보려고 해서는 안 된다고 결론을 내렸다. "중독자라는 진단이 옳은지에 관한 의심을 품은 채로 살아갈 수 있습니다."[역주 25)]

성격적인 결함들

알코올리즘의 질병 모델을 말할 때는, 알코올에 대한 신체적 이상 반응뿐만 아니라 인격적으로 미숙하고 자기중심적인 성격을 함께 가지고 있다는 견해도 포함한다. 그들은 영적으로 병들어 있고, 이기적이고, 자기중심적이어서 정상적인 대인관계를 갖는 데 문제가 있다. 다른 사람들은 물론 '자기보다 더 위대한 힘 super power'에 대해서도 인위적이거나 피상적인 관계에 머문다.

우리 사회는 알코올과 알코올 중독자를 필연적으로 연관시키고 있지만, AA는 알코올과 알코올 중독자를 분리할 것을 강조한다. AA는 중독자가 술을 마시고 있든

역주 25) 역자의 환자 중 7년 만에 재발을 경험한 50대 중반의 환자는, "어떤 때는 내가 중독자인지 아닌지 혼란을 느낀다"고 말한다. 그럴 때마다 음주를 통해 조절 능력이 생겼는지 테스트해보고 싶은 강한 유혹을 느낀다는 그는 실제로 해본 후 엄청난 고통을 겪고 나서 깨달음을 얻었다고 했다. 중독자인지 아닌지가 중요한 것이 아니라 음주가 가져오는 무서운 결과 때문에 더는 술을 입에 대서는 안 된다는 쪽으로 마음을 바꾸고 열심히 치료 모임에 다니고 있다. 스티브와 같은 갈등은 정도 차는 있겠지만 존재하는 것 같다.

마시고 있지 않든 그는 알코올 중독자이며, 심지어 수년 동안 한잔도 마시지 않았다 하더라도 그는 전형적인 알코올 중독자의 행동을 할 수 있다고 주장한다. 그렇기 때문에 AA는 폭음을 하는 사람들을 포함해서 많은 음주자가 단지 술을 많이 먹는다는 이유만으로 모두 알코올 중독자인 것은 아니라고 말한다. AA 프로그램이 지향하는 입장에서 보면 알코올리즘이라는 것은 전반적인 생활 모습 혹은 세상에서의 존재 양식 또는 행동 양식이며, 잘못된 알코올의 사용은 이러한 삶의 한 부분에 불과하다. 중독자들에게는 음주하지 않는 것이 가장 중요한데, 이것은 전반적으로 손상된 그들의 생활 모습을 바꾸기 위한 첫 단계일 뿐이다. 술은 더 이상 마시지 않지만 결함이 있는 생활 모드, 즉 '마른 주정dry drunk'을 그대로 보이는 환자들에 관한 얘기들을 AA 멤버들한테서 흔히 듣게 된다.

이렇게 본다면 알코올리즘은 단순히 술만 많이 먹는 것 이상의 의미가 있다. 그렇기 때문에 AA는 알코올 섭취를 끊어주는 것만이 아닌, 알코올 중독자의 전반적인 성격적 문제들을 언급하고 치료하는 것이 중요하다고 믿는다. AA의 치료적 접근이 가지는 실제적인 어려움은 완전한 단주의 필요성에 관한 문제이다. 많은 치료사는 알코올리즘을 어떤 일부분의 장애로 보기 때문에 그 일부분을 제거할 수 있으며, 마치 사과의 상한 부분을 베어내듯이 나쁜 곳을 베어내기만 하면 되는 것으로 아직도 생각하고 있다. 물론 AA도 단주를 제일 먼저 다루어야 할 일차적인 문제로 본다. 그러나 단주 자체는 중독자가 가지고 있는, 전반적으로 잘못된 생활 태도를 깨뜨리는 데 필요한 첫 단계라고 보는 입장이다. 일단 단주 생활이 보장되어야 알코올 중독자들이 자신의 성격 유형을 변화시키는 데 초점을 맞출 수 있다.

이러한 시스템에서, 어떤 순간에 어떤 사람이 건강한가 건강하지 않은가에 대한 판단은 어떤 시스템이 우월한가에 달렸다. 음주는 불건강 시스템이 잠재적인 건강 시스템을 지배하도록 촉진한다. AA가 인정하고 있듯이, 중독자는 영적으로 고립돼 있으며 다른 사람과도 피상적으로만 관계를 맺는다. 중독자들은 음주에 의해 지배당하고 정신이 흐려져 있기 때문에 자기 자신을 규정하지 못한다. 그들은 알코올리즘으로 인해 어떤 사람이나 대상과 의미 있는 관계를 형성하지 못한다.

병력 구술과 인생 스토리

AA에서 하는 치료에서는, 알코올리즘의 중심부에 있다고 간주되는 정신적·영적 불균형 상태를 제거하는 데 필요한 변화가 자기의 본질essence of the self을 이해하는 데서의 변화보다 더 중요하다고 본다. 이렇게 하려면 자신의 과거를 타인들과 공유할 필요가 있다. AA 초창기부터 인생 스토리는 AA의 치료와 이론의 근간이 되어왔다. 인생 스토리 속에서 멤버들은 자신의 경험을 말하고, 결국은 알코올리즘을 조절하는 문제에 대해서 말하게 된다. 대부분의 경우, 알코올 중독이 심했을 당시 신체적으로 황폐해진 경험이 없다면 멤버들은 음주 시에 적어도 자신이 정신적인 면에서 황폐했음을 보여주려고 한다. 그리고 그들은 AA를 받아들이고 나서 인격적인 변화를 경험했으며, 이러한 인격의 변화를 통해 자신과 세계에 대해 새롭게 이해할 수 있었다고 주장한다.

인생 스토리는 전형적인 형태를 띠고 있으며, 과거를 분석하고 재구성하는 올바른 방법에 대한 결론으로 이어진다. 과거를 통해서 각 환자들은 자신의 알코올 중독을 통제하는 법을 배운다. 스토리를 통해서 중독자들은 자신의 삶을 더 명확히 이해하게 된다. 이들은 지난날과는 다른 구조와 논리 가운데 자신의 삶을 바라보게 된다.

병력 구술과 애착

자신의 인생 스토리를 말하는 것에 대한 튠의 관점은 애착과 구술 유형에 관한 작업과 특별한 연관성이 있다. 애착 구술에 관한 메리 메인Mary Main 1991의 연구는 애착 연구에 새로운 추진력을 더해주었는데, 특히 애착 문제를 아동의 전유물로 보지 않고 임상에서 성인 정신병리에 적용할 수 있도록 해주었다. 메인과 동료들이 개발한 성인 애착 면접AAI, Adult Attachment Interview역주 26)은 대상자들이 구술한 이야기의 내용보다 그들의 이야기 형태나 구조에 관심을 둔다. 성인 애착 면접은 어릴 때의 애착 유형과 성인이 되어서 하는 이야기의 진술 유형 간에 유사성을 예측할 수 있다는 이론적 배경 아래에서 발달했다. 메인은 한 사람이 부모나 중요한 사람들과 맺은 관계들과 관련이 있는 이야기들, 상실과 분리와 관련된 이야기들을 수집하고 평가했다.

그 결과 4가지 유형이 확인되었다.

1. 안전-자율형 논리적이고 조리 있게 말하고, 과거의 일이나 지나간 우여곡절을 구체적으로 말할 수 있다. 물론 내용에 문제점이나 갈등이 있을 수 있다
2. 불안전-무시형 이야기 내용이 상세하지도 분명하지도 않다. 어린 시절의 기억을 부인하거나 부모에 관한 기억도 적절한 예를 들어 말하지 못하는데, 예를 들면 항상 대단한 분 또는 완벽한 사람이었다는 식으로 말한다.
3. 불안전-집착형 과거에 일어났던 일이 마치 현재에도 일어나고 있는 것처럼

역주 26) 반구조화된 정신역동적 인터뷰로 자신의 초기 애착과 부모에 대한 감정에 대해 얘기하고, 중요한 상실과 아동기 외상에 대해 설명하도록 유도한다. 그리고 말을 전사본으로 옮겨 적어 평점을 받는다. 내용보다는 양식이 중요하다. 고통스러운 사건들을 회상하는 능력과 구술의 일관성 같은 특징을 집어낸다. 임신한 여성들에게 AAI를 실시한 결과 생후 1년 때 자녀의 애착 상태를 약 70%가량 정확히 예측할 수 있었다(「Fonagy et al.」 1992).

말하고, 과거의 수렁에 빠져 있는 듯이 산만하고 결론 없는 이야기를 한다.

4. 불안전-미해결형 진술이 방해를 받는 듯하고 파편적이고 산만하다. 종종 앞의 두 가지 불안정 유형의 구술 형태를 포함한다.

포나기와 그의 동료들1994은 메인의 연구를 확장시켰으며, 애착 유형과 한 사람이 타인과 관련해서 자신에 대해 사고하는 능력 사이에 강한 연관성이 있다는 사실을 발견했다. 그들은 이러한 사고 능력을 성찰적 자기 기능reflective self function이라고 부르는데, 이것은 한 개인의 속말inner speech 능력과 통찰의 능력을 반영한다. 속말을 가진다는 것은 어쩌면 자기 자신과 가까워질 수 있다는 것을 뜻한다. 자기를 아는 것은 공감 능력의 발달이나 타인을 아는 것과 함께 간다. 성찰적 자기 기능은 유아가 어머니한테 지나치게 집착하지 않는 안전 애착 관계에서만 발달한다는 증거들이 있다. 포나기와 동료들은 유아가 어머니가 있는 상태에서 혼자 놀 수 있다는 것은 안전 애착과 그에 따른 자신감을 보여주는 것이라고 말한다. 마찬가지로 발달적으로 정지되고 불안정한 애착 상태인 환자도 치료사에게 집착할 필요가 없다면, 다른 사람이 있는 상태에서 더 쉽게 자신이 될 수 있는 능력을 발전시킬 것이라고 말한다. 이것은 발달과 정서적 건강에 관한 중요한 원리를 나타내고 있다. 즉, 타인이 우리를 이해하거나 안다고 느끼기 전까지는 우리가 우리 자신을 알지 못한다는 것이다. 퓬과 같이 포나기와 동료들도 좋은 치료 방법(AA와 정신역동 치료)은 복잡한 기제들보다는 의미와 관련이 있고, 일치성보다는 일관성과 더 관련이 있으며, 역사적 사실보다는 구술, 재구성보다는 구조화와 더 관련이 있다고 주장한다.

AA와 치료 모임에서 하는 이야기식 진술은 대인관계적인 기능뿐 아니라 정신 내적인 기능도 한다. 특히 이야기 구술은 중독자들이 자신이 경험한 것에 어떤 일관성을 부여하려는 시도이다. 중독자들이 사건들을 의미 있게 구조화하는 하나의 재현으로서 구술을 생각하는 것이 중요하다. 그러나 대인관계적인 맥락에서 구술된 진술들은 다른 목적으로도 사용될 수 있다. 예를 들면 치료사를 교육하고, 감동 주고, 간청하고, 초대하고, 시험하고, 심지어 멀리하는 기능까지 한다. 이야기를 하는 중에 어떤 것은 포함하고 어떤 것은 뺄 것인지를 고려함으로써 이야기하는 목적에 초점을 맞추는 것이 유익하다. 켈리Kelly 1963는 그의 책 「고정된 역할 실연Fixed Role Enactment」에서, 어떤 것이 의미가 있다는 사고는 의미라는 것이 상대적으로 다를 수 있기 때문에 서로 비교해보아야 한다면서 치료적 이야기 구술도 예외가 될 수 없다고 주장한다. 그의 입장은 중독자가 중독의 원인을 자기 자신에게서 찾는 자기 귀인의 중요성을 이해할 때 특히 더 중요성을 띤다.

중독 원인을 자신 안에서 찾기

튠은 AA 모임에서는 자기가 살아온 삶에 대해 구술하는데, 그렇게 하는 것 다음으로 중요한 것이 있다면서, 자신을 계속 알코올 중독자로서 소개하는 것이 치료에서 아주 중요한 핵심 부분이라고 본다. "나는 알코올 중독자입니다"라는 선언은 AA 멤버들에게 그들은 잠시 술과 떨어져 있을 뿐이며, 한 잔만 마셔도 바로 예전의 중독자로 돌아간다는 사실을 계속해서 일깨워준다. AA에 대해 피상적이고 일시적이며 학술적인 관심만 있는 사람들에게는 이런 태도가 혼란스러워 보일 수 있다. 그들은 이렇게 의례적으로 하는 소개말이 갖는 중요한 의미를 이해할 수 없을 것이다. 그렇기 때문에 자신 스스로 알코올 중독자라고 소개하는 일이 AA에 대한 아주 중요한 비판 대상이 되는 일이 흔하다. AA 프로그램에 참여하지 않아 잘 모르는 사람들은 이렇게 하는 것이 자신을 비하하는 것으로 보일 수 있으며, 또한 알코올 중독자들이 가진 단점을 계속 들춰내서 부정적인 영향만 주는 것이 아니냐고 해석하기도 한다. 그러나 이들은 AA에서 그렇게 하도록 요구하는 것이 왜 알코올 중독자에게 계속적인 비하나 자존감 상실을 느끼게 하지 않는지 알지 못한다. AA 멤버들이 일어서서 자신은 알코올 중독자라는 고백을 할 때마다 사실 그들은 자신에게 아주 중요한 메시지를 주고 있다. 한때 술을 너무 마셨던 사람일 뿐이라고 생각하는 중독자보다 AA 모임에서 중독의 원인은 자신에게 있다는 식의 고백을 하는 사람들은 자기 문제에 대해 더 많은 정보를 얻을 수 있다. 알코올 중독자라는 말 자체가 사실은 여러 가지 부정적인 의미(자기중심적인 행동, 부정적인 태도, 타락한 가치관)를 가지고 있기 때문에, 현재 술을 마시고 있지 않은 AA 멤버들은 자신이 술을 먹지 않고 계속 건강한 상태에 있는 사람이라고 착각하기 쉬운데 이런 방심을 끊임없이 경계해야 한다는 것이다. 끊임없이 자신이 알코올 중독자라는 정체성을 확인하는 것으로, 지금은 건강하지만 회복 중인 상태이며 잠시 술을 안 먹고 있는 AA의 한 멤버라는 인식을 자동으로 할 수 있게 하려는 의도가 있는 것이다. AA 멤버들은 스스로 알코올 중독자라고 고백할 때마다 자신은 술을 한 잔만 마셔도 지금껏 쌓아온, 알코올 중독자와는 정반대되는 사람의 가치, 태도, 행동 등을 모두 잃게 된다고 고백한다.

이런 관점에서 보면, 이러한 과정을 통해 개인이 삶의 의미를 다시 발견하고 협심자들과 이제껏 살아온 이야기들을 함께 나누는 경험은 그들 사이에서 자라나는 애착의 끈을 강화시켜줄 것이다. 훌륭한 치료사와 더불어 새로 회복 중인 중독자들은 어떻게 하면 자기 자신에 대해, 그리고 물질 사용에 대해 더 나은 느낌을 가질 수 있는가를 배워야 한다. 이야기식 진술은 담아주는 그릇이 되어, 고통스러운 과거에서 출발하여 현재를 지나 미래를 향한 어떤 연속성의 감각을 제공한다. 시간이 지나면서 단주(약) 생활이 자리를 잡게 되면, 중독자는 중독이 그의 삶에서 어떻게 어려움을 야기했고, 또 애착 관계에서의 어려움은 그의 중독 생활에 어떻게 기여했는가를 더 잘 알 수 있게 된다.

9
치료 후반기에 생기는 문제들

좋은 느낌을 가지려고 노력할 때만
좋은 사람들을 만날 수 있을 수 있다는 생각을 하기 시작했다.

– 조지 엘리엇 (1894)

일시적으로 끊는 것과 단주(약) 상태를 지속적으로 유지하는 것은 크게 다르다는 것을 알아야 한다. 중독자가 회복 상태를 지속적으로 유지하는 데 필요한 전략은 단주(약)를 시작할 때 필요한 초기 전략과는 다르다. 즉, 처음 몇 주 동안 치료에 필요한 전략과 3개월, 6개월, 12개월째에 필요한 전략들은 아주 다르다. 중독자들이 사람들과의 관계에서 유지하고 있던 이제까지의 방식을 바꾸려 한다면, 전과는 전혀 다른 새로운 행동과 가치관을 배우는 것이 매우 중요하다. 새롭게 배우는 과정에서는 12단계 프로그램과 철학적으로 동화assimilation되어 통합되는 과정이 중요하다. 또한 어떻게 해야 충분히 오랫동안 효과적으로 정신 치료를 받을 수 있게 할 수 있는지도 아주 중요한 문제가 된다.

감정: 스스로 발견하고 스스로 돌보기

치료 후반기에는 어떻게 하면 다른 사람과 공감적인 애착 관계를 형성할 수 있을 것인지를 익히는 데 주력해야 한다. 동시에 중독자들이 자신의 감정적 자아들에도 익숙해질 수 있도록 도와야 한다. 중독자들은 자신의 마음속에서 일어나는 감정들을 하나의 신호로서 사용하고, 자기 자신과 정서적으로 친밀해질 수 있는 능력이 생기기 전까지는 계속 자기 파괴와 자멸적인 행동을 계속한다. 그들은 자기 자신을 보살피거나 돌보지도 못할 뿐 아니라 의도하지 않은 엉뚱한 행동을 하고 뒷감당도 하지 못한다. 자기 감정을 느끼는 능력이 부족하거나 발달되어 있지 않기 때문에, 피곤, 통증, 배고픔 등을 표현하지 못하고, 불안하거나 우울할 때도 적절한 말로 표현할 줄 모른다.

중독자의 삶을 추적해보면 대부분 건강에 좋지 않은 생활 습관을 가지고 있다. 예를 들면, 담배를 계속 피워댄다든지, 운동을 거의 하지 않거나 과도하게 한다든지, 식사를 제대로 챙기지 않는가 하면 쉬거나 즐길 능력이 거의 없는 사람처럼 생활해 온 것을 알 수 있다. 자신을 제대로 돌보지 못하는 이러한 생활은, 자신에게 상처를 주거나 상하게 하는 것들을 피하거나 저항하는 데 필요한 능력이 부족해서 생긴다. 이러한 자기 돌봄의 부족은 이들로 하여금 해로운 행동을 피하거나 맞설 수 있을 만큼 충분히 깨어 있고, 조심하고, 근심하고, 놀라는 능력을 갖추지 못하게 한다.

에드 칸지안1999은 한 인터뷰에서 중독자가 얼마나 자기를 돌보고 챙기는 일을 못하는지에 대해 얘기했다.

> 케임브리지 병원의 메사돈methadone 유지 치료 프로그램에 온 헤로인heroine 의존 환자들을 처음으로 치료하기 시작할 때 있었던 일이다. 처음에는 긴장하고 당황이 되었지만, 한편으로는 그들이 흡입이나 섭취 형태에서 혈관 주사로 바꾸는 과정에 대해 흥미를 느끼고 있었다. 그런 현

> 상을 '바늘 장벽 건너기crossing needle barrier' 라고 부르곤 한다. 나는 환자들을 보면서 혼자 이렇게 생각했다.
>
> "나는 직업이 의사라서 직업상 약을 주거나 피를 뽑기도 하는데, 막상 바늘을 내 혈관에 찔러 넣으면 싫거나 위험하다는 느낌이 있을 텐데 저 사람들은 어떨까?"
>
> 환자들에게 느낌이 어땠는지 물어봤다. 처음으로 주삿바늘을 사용했을 때 어떤 느낌이었는지 물어보자 환자들은 나의 염려와는 다르게 정서적인 반응이 전혀 없었다. 극단적이지만, 내가 여러 환자를 통해서 느낀 것은 바로 이런 위험 인지 능력의 부재이다. 환자의 건강에서 중요하다면, 환자가 단약 생활 중일 때에도 미래에 대한 예측 부족이나 자신의 행동에 대한 사려 부족에서 오는 결과들을 지속적으로 검토하는 일은 중요하다. [p.11-12]

이들은 유아기에 부모에게 충분한 보살핌을 받지 못했으며, 많은 경우 부모가 중독자였거나 결손가정 출신이기 때문에 위험하거나 엉뚱한 행동이 초래하는 결과를 제대로 평가할 수 있는 능력이 부족하다. 그들은 항상 파괴적이고 위험 가능성이 있는 곳에 자신을 맡긴다. 이런 것을 보면 만족스럽지 못하고 미흡한 대인관계가 오히려 정상적인 관계로 받아들여지는 것 같다. 칸지안1982은 이렇게 자기 자신을 보살피는 능력의 결핍이 발달 과정에서 형성된다고 본다. 그는 말러1968와 다른 발달이론가들의 연구 결과를 인용하면서 이렇게 주장한다.

"그들은 발달 과정에서는 부모의 적절한 양육이 중요하고, 특히 원만한 대인관계 능력을 위해서는 아이의 발달 과정을 안전하게 보호해주는 것이 중요하며, 이때 필요한 경험이 심하게 박탈당하거나 과잉보호 때문에 정상적인 발달을 하지 못하면 파괴적인 결과가 초래될 수 있음을 강조한다" p.589.

> 루시는 최근 성폭행을 당해 정신 치료를 받으러 왔는데, 10년 이상 단주하고 있었으며 AA에도 적극적으로 나가고 있었다. 성폭력 상담 센터의 상담사는 루시에게는 강간 피해자에게서 보이는 전형적인 반응 패턴이 전혀 안 보인다

고 걱정을 하면서 알코올 중독과 이런 환자를 같이 볼 수 있는 전문가를 찾아 의뢰한 것이었다.

치료사는 대기실 문을 열면서, 20대 후반의 젊고 매력적인 여자를 발견하고 놀랐다. 사실은 지금보다 열 살은 더 먹은 사람일 것으로 생각하고 있었기 때문이었다. 루시는 아주 공손하고 명랑한 태도로 부드러우면서 조리 있게 말했다. 그녀의 감정은 최근에 성폭행을 당해 다소 위축된 듯이 보였으나 비교적 적절하고 안정돼 보였다. 기분이 어떠냐고 묻자 어깨를 으쓱하더니 억지 미소를 지어 보였다.

"아, 걱정하지 마세요. 그저께 밤에 일어난 일은 물론 끔찍했지만 알고 나시면 제가 얼마나 강한 사람인지 알 수 있을 거예요. 그동안 저를 파괴하는 많은 일이 있었어요."

루시는 이제까지 살아오면서 여러 가지 일들을 통해 정말 좋지 않은 것을 너무 많이 겪었다는 것을 증명이라도 하겠다는 것처럼 말했다. 자기 생활이 너무 불행하다고 생각돼 거의 2년 동안이나 정신 치료를 받아야겠다는 생각을 하고 있었다고 털어놓았다.

"이번 사건이 제 과거를 다루어 줄 치료를 하기 위한 좋은 계기가 될 것 같네요."

그 후 몇 개월 동안 치료를 진행하면서, 난폭한 행동을 일삼았던 어머니와, 성적으로 즐기려고 청소년인 그녀에게 약물을 대가로 제공했던 아버지 밑에서 자란 사실을 알게 되었다. "아버지는 나를 성적으로 학대하긴 했지만 그래도 친절하고 관심을 많이 주셨어요. 그러나 어머니는 정말 끔찍했어요. 취한 상태에서 화가 나면 저와 여동생을 마구 때렸거든요." 루시의 생활 환경은 정말 끔찍했지만, 그런 일을 당할 때마다 오히려 일종의 자부심을 느끼게 하는 일을 하게 만든다고 인정했다. 예를 들면 16세 때 아버지가 성적인 학대를 계속하자 경찰을 부르겠다고 협박하고 나서 바로 AA 모임에 나간 적이 있으며, 그런 일이 있은 후 자기는 다시는 약물을 하지 않았다고 말하면서 자기가 얼마나 강한 사람인지를 자랑스럽게 말했다. 그러나 그 후 젊은 시절에 살아온 과정을 보면 성적으로 학대받는 관계를 계속해왔다. "그렇지만 그때마다" 자랑스러운 듯이 그녀는 당당하게 말했다.

"저를 괴롭히는 것이 무엇이든 잘 다룰 수 있었어요. 결국 그런 관계에서 빠져나왔지요."

치료가 진행되면서 파괴적인 관계를 추구하는 관계 패턴을 찾아내고, 애착 유형을 통제하는 일종의 룰을 스스로 알아낼 수 있게 도와주었다. 자기 자신을 돌보지 못하는 것은 아마 가까이 있었던 부모에게 반복적으로 당했던 거절, 폭행, 착취 때문에 생긴 것이었을 것이다. 수동적인 태도, 위험한 사람이나 상황에 대한 경각심의 부족은 '내게 무슨 일이 일어나도 아무도 돌봐주거나 도와주거나 보호해주고 싶어 하지 않기 때문에, 그 일은 별로 문제가 안 돼('나는 아무것도 할 수 없어' 대신) 큰일이 아니야' 라는 식의 태도로 방어했던 것이다. 다른 사람들의 보호나 도움을 요구하지 않고 자존심을 지키면서 정체성을 강화시키는 자기만의 방식이 굳어져, 역으로 다른 사람들의 요구를 더 중요하게 생각해서 들어주는 것으로 나타났던 것이다. 그러다 보니 결국 해로운 환경에서 빠져나오지 못하고 위험한 사람이나 상황들을 알려주는 신호를 무시하는 태도를 보이게 된 것이다.

알레도2002가 말하는 소위 '영웅 심리heroic position' 를 극복하는 데는 여러 해의 치료가 필요했다. 그녀가 '억지로 맞춰주기bad fit' 라는 행동 패턴을 포기하려면 먼저 자신의 자존감의 원천이 되는, 상처를 견디는 능력이나 자기 희생이 더 이상 필요 없는 정체성을 발달시킬 필요가 있었다. 여기서 '억지로 맞추기' 란 말은, 예를 들면 잘 맞지 않는 구두나 윗저고리를 입을 때 몸을 억지로 맞춰주는 것을 뜻하는데, 이렇게 해야 상대방이 맞지도 않은 물건을 비싼 값으로 팔 수 있을 테고, 이렇게 함으로써 자신이 좋아하는 방식대로 맞추기good fit는 피하게 된다. 남에게 이렇게 해주지 않으면 내가 불편해지기 때문에 이런 감정을 못 이겨서 항상 책임을 지고, 사랑해야 하고, 누군가를 돌봐야 하는 입장을 취해야 한다.

치료 후반기에는 중독자 스스로 자기 자신을 잘 챙기도록 도와주는 것이 여러모로 중요한 의미가 있는 것 같다. 재발은 치료 중에 항상 제일 걱정되는 일이며, 자신을 관리하면서 생기는 어려움이 재발과 연관되는 경우가 많다. 그들은 평소에 자신의 내면 세계를 잘 살펴서 다스리고, 불안정해지거나 혼란스러운 일이 생겼을 때 이것을 하나의 신호 또는 가이드로 삼아 방어하기 위한 감정 조절 능력이 부족하다. 감정 조절이 잘되지 않아 나타나는 증상들은 여러 가지 형태로 나타난다.

이들은 감정이나 느낌을 찾아내서 말로 적절하게 표현할 수 있는 능력이 없다. 불안이나 우울한 감정을 잘 느끼지도 못하고 이를 참을 수 있는 능력도 부족하다. 감정을 조절할 수 있는 능력이 없어 아주 심해지면 경조증hypomania, 공포-불안phobic-anxiety, 공황 상태에서의 불안정한 상태lability 등 여러 증상을 보이게 된다Khantzian 1982, p.590. 만약 이들이 다시 약물을 하게 되면 이제까지 자기를 조절해오던 능력마저 망가져 더는 정상적으로 기능하지 못하게 된다.

후반기에 일어나는 재발

회복으로 가는 길을 무사히 가려면 감정의 발산release과 수렴containment에 대한 신중한 균형 감각이 필요하다. 이들이 보이는 빠른 감정 상태의 변화에는 잠재적인 파괴력이 있기 때문이다. 충분한 기간 단주 생활을 경험하면서 손상된 애착 유형 때문에 생기는 문제를 정서적으로 견뎌낼 수 있는 능력이 생길 때까지는, 그들의 감정을 섬세하게 다루어 주어야 재발을 막을 수 있다.

재발 요인들은 수없이 많겠지만 두 가지 변수가 제일 중요하다. 하나는 너무 좋거나too good 너무 나쁜too bad 기분 상태가 문제이며, 다음으로는 극에서 극으로 기분 상태가 빠르게 변하는 것이며, 환자들이 빠르게 기분 변화를 느낄 때 재발 가능성은 높아진다.

기분이 빠른 속도로 좋아진다는 것은, 전에 사용하던 자기애적 방어벽으로 돌아가는 신호일 수 있다. 이런 신호가 체크되지 않고 남아있게 되면, 중독 환자는 곧바로 이렇게 생각하게 된다. "내가 이걸 해치웠어. 그러니 난 특별하고, 다른 사람이야." 자기를 과장해서 생각하고 특별하다고 생각하는 것은 중독자가 단주 생활을 유지하는 데 꼭 필요한 작업인, 끊임없이 자기를 검토하고 탐색하는 일과 겸손한 태도를 방해한다.

단주 생활은 그동안 중독 상태에 눌려 있던 에너지와 창조적인 힘을 다시 모으고, 잃어버렸던 성취와 성공에 대한 능력을 재발견하게 한다. 단주 생활을 하면서 자신이 잃어버렸던 특별한 능력을 다시 찾아 성공했다는 과장된 기분으로 빠지는 일은, 실패나 실수에 대해 쉽게 자신을 비난하거나 거칠게 자신을 비하하는 것만큼이나 중독자들이 쉽게 빠지는 감정적 함정이다. 성취감이 높아지면서 알코올이나 약에 쉽게 취했던 것처럼 성공에도 쉽게 취하게 된다. 중요한 일 때문에 너무 바빠 모임에 빠지기 시작하면서 "나는 그들과는 달라" 또는 "이미 끝난 일이야"로 마음이 바뀌지만 실제로는 재발 쪽으로 걸음을 조금씩 옮기게 된다. 그러면서 몇 차례 조절 음주에 성공하거나 단순한 오락으로 약물을 하고 나면, "나는 역시 독특하고 다른 사람"이라며 자신을 대견하게 생각하게 된다. 이렇게 되면서 피할 수 없는 재발은 서서히, 그러나 확실하게 시동을 걸기 시작한다.

반대로 오랫동안 기분이 좋지 않은 상태로 있는 경우가 있다. 이 경우를 자세히 보면 겉으로는 계속 단주는 유지하지만, 많은 중독자가 우울한 기분에서 벗어나지 못한 채로 힘들게 단주 생활을 하고 있음을 알 수 있다. 프로그램에서 각 단계를 열심히 하고 있다지만 사실은 일시적인 안정감과 만족감 같은 것으로 여러 가지 문제를 피해가는 것이다. 그들의 삶 속에는 치열하게 자기 문제를 탐색하는 진정성이 부족하다는 사실을 주의 깊게 살펴볼 필요가 있다. 이들이 진정한 모습으로 회복되어가고 있다고 할 수 있는가? 철저하게 12단계를 실천하고 모임들에 참석하고 있는 것인가? 이들을 진정으로 도와줄 스폰서는 있는가? 자기 탐색과 검토 작업을 얼마나 정직하게 하고 있으며 홈 그룹 치료에는 적극적으로 참여하고 있는지 진지하게 살펴보아야 한다.

때로는 모든 노력을 했는데도 불구하고, 12단계에 참여하는 많은 멤버가 나빠지는 경우가 있다. 그들을 자세히 살펴보면 전에 익숙했던 자가 처방인 알코올이나 약물에서 얻었던 일시적인 위안감을 박탈당한 기분만 지속적으로 느끼면서 힘든 생활을 계속하고 있었음을 알 수 있다. 그렇게 확고하던 단약의 결심이 끊임없는 가책, 자포자기, 그리고 그들의 존재를 사로잡은 절망감에 의해 서서히 부식되고 있었던 것이다. 결국 그들은 삶에 어떤 의미 있는 목표도 없기 때문에 더 이상 단주에 신경쓰지 않는다. '신경 안 써' 하는 식의 무관심은 회복기에 있는 중독자들이 도달할 수 있는 위험한 상태이다. 이러한 태도는 자칫 '다시 술을 마시면 어때. 더 나빠질 게 있나' 가 되기 쉽다.

쾌감 상실증과 중독

중독자가 살아온 삶을 보면, 알코올이나 약물이 주는 쾌감을 순간적으로 참아내지 못해, 일시적인 쾌락을 참음으로써 얻을 수 있는 진정한 기쁨을 느낄 수 있는 능력을 빼앗긴 삶을 살아왔음을 알 수 있다. 경험이 짧은 초심자라도 이들에게는 기쁨과 진정한 의미의 행복을 경험할 수 있는 능력이 부족하다는 사실을 금방 알 수 있다.

이들은 일시적이지만 알코올이나 약물만이 괴로운 기분을 만족감과 편안함으로 바꿀 수 있다고 믿는다. 크리스탈1982은 이렇게 된 이유를 아동기에 겪었던 정신적 외상이 만들어낸, 마치 '최후의 심판의 날doomsday'에 와 있는 것 같은 위기 의식의 결과라고 본다. 항상 견딜 수 없게 무서운 일을 당할 수 있다는 생각에 시달려 왔던 것이다. 그렇기 때문에 나름대로 그런 위기감에서 오는 공포감을 줄여 예상되는 파괴적 결과를 최소화하려고 적극적인 대비를 했을 것이다.

크리스탈1982은 치료 장면에서 이러한 문제가 갖는 중요성에 대해 말한다.

> 어떻게 하면 환자가 즐거움이나 행복감을 느낄 수 있는 능력을 계발할 수 있는지는 거의 알려진 것이 없다. 사실 이 문제는 알코올을 전문적으로 치료하는 치료사로서는 아주 중대한 일이다. 이들의 문제 음주행동의 밑바닥에는 정상적으로 쾌감을 느낄 수 없는 쾌감 상실증이 자리하고 있으며, 또 다른 심한 강박 행동증인 일 중독이 동반된 경우가 많다. 흔히 이들은 엄격한 기계장치와 같은 자기통제 시스템을 유지하기 위해 약물을 사용한다. 그렇게 해서 그동안 많은 환자가 직업적, 사업적으로 상당한 성공을 거두었을 것이다. 그동안 현실에 훌륭하게 적응한 것은 사실 그들이 가진 이런 식의 생활 스타일이 만든 것이다. [p.615]

치료 후반기의 걱정거리들

치료사가 단주(약)를 해야 한다는 책임감을 내면화하는 데 애착 관계에서 오는 힘과 영향력을 이용했다면, 환자가 중독의 원인 중 하나인 내적인 결함에 대해서도 이해할 수 있게 해주어야 한다. 이러한 과정이 제대로 되려면, 그들의 정서가 안정될 때 또는 흔들리는 정서를 잘 다룰 수 있는 인지 능력이 충분히 성숙될 때까지 시간과 단주 생활이 필요하다. 중독자들이 감정을 조절하기 위한 물질 사용과 애착에서의 어려움 사이에 연관성이 있다는 것을 기꺼이 탐색하고 이해할 수 있는 시기도 바로 이 시기이다.

그러나 이러한 이해는 단순한 설명이나 지적인 병식을 통해서 생기는 것이 아니다. 이러한 이해는 애착 관계가 가지고 있는 조절력에서 생겨나온다. 물론 대화는 애착 경험의 중요한 요소이다. 그러나 설명만으로는 애착 과정을 충분히 발달시키지 못한다. 르위스와 그의 동료들2000은 이렇게 말한다. "언어는 신피질에 장식으로 얹어 놓은 일종의 기술이다. 그러나 치료는 신피질보다 더 오래된 변연계라는 감정의 영역에 속한다. 그렇지만 환자들은 자세한 설명을 원하기도 하는데, 신피질이 정교하게 만들어낸 미묘한 장치가 사고라면, 사고를 통한 자세한 설명이 그들이 이해하고자 하는 것을 돕기 때문이다. 그러나 내가 가지고 있는 문제가 무엇이라고 의식적으로 아는 병식insight이 영화를 보면서 함께 먹는 팝콘과 같은 것이라면, 치료라는 것은 환자와 치료사가 함께 가는 여행, 그러나 떨어져 갈 수 없는 결합 그 자체인 바로 영화이다" p.179.

치료 동맹의 중요성

중독 환자뿐만 아니라 일반적으로 환자들에 대한 치료적 접근 방법은 수없이 많다. 어떤 치료법이 다른 치료법보다 더 좋은지에 관한 연구와 책자들도 많이 있다. 프로젝트 매치Project MATCH(1997)는 성공적인 중독 치료에 어떤 변수들이 있는지를 밝히기 위해 최근 행해진 가장 큰 규모의 연구였다. 이 연구는 치료사의 치료 방법을 표준화하고 각각 다른 접근 방법들 간에도 동일한 측정 도구를 사용하는 등 엄격한 과정을 거쳐 주의 깊게 모니터링한 연구였다. 그런데도 불구하고 한 가지 피할 수 없는 함정이 있었다. 치료사라는 변수, 즉 한 사람으로서 또는 변화의 주체로서 치료사를 표준화하기가 어렵다는 게 문제였다. 어쩔 수 없이 분석 과정에서 치료사라는 변수는 성공적인 치료의 가장 큰 변수이지만 무시하는 것으로 타협할 수밖에 없었다. 불행하게도 경험적으로 검증되었다고 하는 많은 치료를 보면, 특히 DSM에 따른 진단기준으로 1축에 속하는 정신장애에 대한 치료법들을 기술한 것을 보면, 정작 그 치료를 시행하는 치료사는 육체가 없는 유령처럼, 다시 말해 전혀 치료사라는 중요한 변수가 고려되지 않은 채로 기술되고 있다. 이것은 노련한 임상가가 다른 사람과의 지극히 대인적이고 정서적인 것을 추구하는 정신 치료(치료가 진행됨에 따라 종종 진단명이 바뀌는)에서 경험하는 것과는 대조된다. 그러나 피할 수 없는 것은 정신 치료의 표준적 적용으로서, 치료사와 치료적 관계는 경험적으로 검증될 수밖에 없다는 것이다.

그렇지만, 여러 연구가 반복적으로 보여주는 확고한 결과가 있다. 그것은 긍정적인 치료 동맹이 모든 정신 치료에서 가장 좋은 결과를 예측하게 하는 최고의 변수라는 점이다. 긍정적인 치료 동맹은 안전 애착 관계라고 말할 수 있다. 애착 관계를 연결하는 끈의 중요성을 강조하는 것은, 치료 동맹의 강도를 다른 말로 표현하는 것이다. 중독 환자와 치료 동맹을 맺는 것이 어렵고 중요하지만, 동맹 상태를 지속적으로 유지하는 일은 더 어렵다. 스톤1996은 많은 환자가 어렸을 때 양육자들에게 당했던 것처럼, 치료사들에게 똑같은 상처를 받을까 봐 치료사를 테스트한다고 말한다. 그때처럼 버려지거나 치료사가 원하는 대로 하지 못해서 벌을 받지나 않을까 걱정한다는 것이다.

> 행크는 두 아이를 둔 32세의 아버지이다. 알코올 사용이 늘어나고 직장을 계속 잃게 되자 아내가 부부 치료를 원해 아내와 진료실을 찾아왔다. 첫 면담에서 그의 아내는 6개월 동안 중독자 가족들의 자조 모임인 알 아논Al-Anon을 다녔는데, 남편이 술을 계속 마시면 이혼하려고 준비를 하고 있었다고 말했다. 행크는 자기가 알코올 중독자라는 사실을 쉽게 인정했다. "아버지가 여러 해 동안 AA에 다녔어요. 오래전부터 저의 모습이 아버지와 똑같다는 것을 알고

있었지요. 알기는 했지만 그 점에 대해 어떤 것도 하고 싶지 않았을 뿐입니다."
그는 아내가 떠나지만 않는다면 기꺼이 AA에 가겠다고 했다. 아내도 그가 치료를 계속 받는 조건으로 이혼하지 않기로 했다. 부부 치료보다는 행크가 개인 치료를 지속적으로 받는 것이 더 좋겠다고 합의했다.

6개월간의 치료 후에 우울증도 좋아지고, 결혼생활과 직장생활에서 극적인 변화를 보였다. 처삼촌이 자신의 회사에 행크를 취직시켜 주었는데 3개월 만에 판매 담당 매니저로 고속 승진을 했다. 주 1회 치료와 매일의 AA 모임이 새로운 생활을 하는 데 핵심이 되었다. 그러다가 모임이 끝날 때쯤 전화를 하거나 아무 연락도 하지 않는 일이 많아지면서 행크는 서서히 치료에서 빠지기 시작했다. 그나마 약속을 하고 올 때도 보통 늦거나 치료시간을 피하기 시작했다. 단주를 하고 있는지도 의심스럽고 다른 모임에 아직도 열심히 다니고 있는지도 의심될 정도가 되었다. 그는 치료사에게 "더 좋을 수 없는 상태"라면서 안심시키려고 했다. 면담에 빠지는 횟수가 늘어나면서 거의 한 달 동안 목소리조차 못 듣던 어느 날 저녁, 그의 아내가 다급한 목소리로 전화를 걸어왔다.

"환자에 대한 비밀 유지 문제 때문에 남편의 치료에 대해 말씀하실 수 없다는 건 알지만, 제가 꼭 말해야 할 것이 있으니 들어주세요. 행크는 지금 소파에 누워 있어요. 잔뜩 취해 있어요. 선생님한테 전화하는 것도 허락받고 하는 거예요. 더 이상 통제할 수 없게 마시고 환청도 있는 것 같아요. 진전 섬망Delirium Tremens[역주 27)]에 빠질 것 같아 무서워요. 병원에 가는 것을 거부해서 어떻게 해야 할지 모르겠어요."

"행크가 저와 통화할 수 있을까요?" 치료사가 물었다.

역주 27) 금단 증상이 심각해지면 진전 섬망이라는 증상이 나타난다. 이때는 의식 상태가 흐려지고 명료한 판단을 못 하게 된다. 날짜나 장소를 구분하지 못하며, 사람을 알아보지도 못해 가까운 가족도 몰라보는 수가 많다. 그 외에 간질 발작, 헛소리, 이상한 행동도 나타난다. 환각 증상도 나타나는데 이상한 소리가 들리는 환청(auditory hallucination), 사람이나 물체가 보이는 환시나 몸에 벌레가 기어가는 듯한 환촉 증상이 나타난다. 중독 상태가 심할수록 금단 증상이 심하게 나타나며 섬망, 간질, 환각 등의 증상이 나타나면 약 10%의 사망률을 보인다. 약 2주 정도의 금단 기간에는 절대적으로 의료진의 지시에 따라 치료를 잘 받는 것이 꼭 필요하다.

잠시 후에 아내가 다시 말을 했다.

"아니요. 누구하고도 통화할 수 없대요. 그렇지만 저하고는 상의하랍니다."

"그렇다면 아침 일찍 두 분 모두 나한테 오실 수는 있습니까?"

"싫다고 머리를 흔들고 있어요. 누구하고도 말하고 싶지 않답니다." 그녀의 목소리는 거의 공황상태에 빠진 것처럼 다급했다.

"내일 저의 삼촌과 행크의 부모님과 함께 뵈러 가도 될까요? 그분들 보시기에는 바로 조치하지 않으면 술을 마시다가 죽을 수도 있답니다. 우리 모두 어쩔 줄 모르고 너무 겁먹고 있어요."

치료사는 대답하기 전에 미묘한 인권 문제에 대해서도 신중히 생각해보았다.

"행크에게 내일 제가 당신들을 만나는 데 이의가 있는지 물어봐 주시겠습니까?"

행크가 전화기를 들더니 더듬거리며 말했다.

"좋아요. 선생님, 나를 더 이상 몹쓸 놈으로 만들지는 않겠지요."

전화기가 바닥에 떨어지는 소리가 들렸다.

"미안해요." 아내가 말했다.

"전화기를 바닥에 떨어뜨렸어요. 아침에 모두 갈게요. 행크도 갈 수 있는 형편이 되면 데리고 가겠습니다."

아침에 그들을 만났다. 행크의 행동에 대해 듣고 나서 너무 심각해 이대로는 생명이 위험할 수 있다는 판단을 했다. 그래서 사장이자 아내의 삼촌에게 취할 수 있는 조처에 대해 설명했다. 다른 주로 데리고 가서 입원 치료를 위한 단계별 조처를 하자고 했으며 모두 그것이 좋겠다고 동의했다.

우선 집안에 있는 모든 술을 치우고 차 문도 잠그고 열쇠도 안전하게 감춰두었다. 그의 부모와 아내는 그제야 안심하고 앞으로 24시간 동안 술을 안 마시면 환자를 다음 면담에 데리고 갈 수 있겠다고 생각했다.

드디어 토요일 아침 응급 면담에 행크를 데리고 왔다. 계획한 대로 여행용 가방을 꾸리고 항공권도 샀다. 입원과 보험 수속을 마치는 등 떠날 준비를 끝냈다.

> 가족들은 만일 권유하는 대로 치료를 받지 않으면 이혼하겠으며 직장에서는 해고시키겠다고 협박했다. 다행히 자진해서 치료를 받겠다고 사인을 했다. 취한 상태에서도 울면서 후회하는 마음을 보이며 생각보다 쉽게 동의를 했다.
> 5주 후에 치료를 받고 다시 프로그램으로 돌아왔다. 치료사에게 전화를 걸어 그동안 병원에서 앞으로 해야 할 일에 대해 교육을 받았다고 말했다. 그들은 몇 분 동안 불편한 상태로 통화했지만 다시 전화도 하고 며칠 후 만나기로 약속도 했다.
> 모임에 나오기로 약속을 한 후 2주가 지났다. 면담 중에 그는 여전히 방어적이고 꽁한 마음을 가지고 있었지만 다음의 약속은 할 수 있었다. 그다음 2개월이 지나면서 치료사는 입원 치료를 받는 과정에서 받은 상처를 달래주려고 많은 노력을 했다. 단주가 계속되고 AA 참석이 많아지면서 분노와 배반감을 검토하고 다룰 수 있게 되었다. 그를 살리려면 치료사가 그럴 수밖에 없었다는 것을 이해하기 시작하면서 그의 상처가 회복되었다. 여러 달 동안 열심히 노력한 결과 깨졌던 치료 동맹은 결국 다시 회복되었다.

오랫동안 만족스러운 치료적 관계를 유지할 수 있는 능력 여부는 유아기의 애착 경험이 어떠했는가에 직접적인 관계가 있다고 한다 메인 1996. 그렇기 때문에 애착 지향 치료는, 보울비가 말한 내적작동모델 internal working model 안에 있는 애착 유형들을 드러내어 검토하고 통합시켜 새롭게 바꿔주는 방식으로 해야 한다.

대상관계이론에 의하면 내재화된 자기와 내적으로 표상화된 대상이 안에서 강력한 감정을 만들어 낸다. 그러면서 이렇게 내재화된 내사물들이 내적 경험을 외부 세계로 투사하게 한다는 것이다 오그덴 1982. 환자는 투사적 동일시 projective identification[역주 28]라는 힘을 통해 외부에 있는 다른 사람들을, 자기 내부에서 원하는 것에 맞추어 행동하기를 강요하거나 유도하면서 자극을 한다는 것이다. 내부에서 원하는 것이나 경험을 외부에 있는 사람들에게서 확인하고 만족하는 식의 대인관계 방식으로, 스스로 만들어낸 예언 같은 것을 이런 식으로 충족시키는 생활 방식이 만들어진다. 역설적이기는 하지만 이렇게 함으로써 자신에게 이미 익숙해진 경험에서 느끼는(불건강하고 도착된 것이지만) 편안함을 받아들이고 그런 감정을 계속 유지함으로써 불안감을 일시적으로 줄일 수가 있기 때문일 것이다.

결국 이런 식으로 중독자는 병리적인 성격이 되고 건강하고 친밀한 대인관계를 만들고 유지하는 능력이 없는 사람이 된다. 치료사는 중독자들이 유아기에 자기 자신을 보호하는 전략을 발달시켜 성격 구조 안으로 동화시키는 과제를 제대로 수행하지 못한 사람들임을 알고 있어야 한다. 치료 후반기에 재발해서 다시 중독 상태로 돌아가는 이유 가운데 건강한 대인관계 능력의 부족에서 오는 것이 가장 중요하기 때문이다. 칸치안 등1990은 이렇게 말한다. "처음에 환자를 치료로 데려가는 것은 약물 사용이지만, 환자에게 약물을 포기하게 하고 자기와 세계에 대한 경험을 깊게 변화시키는 것은 바로 성격의 치료이다. 궁극적으로 우리는 성격장애를 치료하는 것이 중독에서 회복되는 왕도라고 보고 있다."

상호 관계와 의존

충분히 성숙한 애착 관계가 형성되면, 중독자는 어느 정도 단주(약)를 할 기회가 생

역주 28) 자주 쓰여 쉬운 개념 같지만 의외로 복잡한 개념이어서 확실히 이해해두어야 유용하다. 기본적으로 임상적 개념이다. 또한 애착 관계를 이해하는 데 중요한 개념이다. 클라인은 개인의 심리적 과정으로 투사적 동일시를 설명했지만 비온을 비롯한 다른 연구자들은 개인 심리가 사람과 사람 사이에서 교류되는 메커니즘으로 설명했다.
연구자들은 투사적 동일시가 3단계를 거쳐 생긴다고 가정했다. 1단계에서 주체는 자기의 일부를 다른 사람에게 투사한다. 2단계에서는 사람과 사람 사이에 상호작용이 발생한다. 즉, 투사자는 투사와 일치하는 방식으로 피투사자가 생각하고 느끼고 행동하도록 적극적으로 압력을 가한다. 3단계에서 피투사자는 자신에게 가해진 투사자의 압력과 기대에 따라 행동한다. 여기에서 좀 더 나아가면, 투사가 수용된 다음 투사자가 다시 그 투사를 내면화한다.
예를 들면, 부모가 자녀에게 투사하고 자녀가 부모를 따라 행동하는 방식에 초점을 맞추는 연구가 있다. 초기 발달 과정에서 불안한 경험이 자주 반복되면 공격자와의 동일시가 성격의 일부가 되는 것에서 볼 수 있다. "내가 당했던 대로 너를 대하면 너는 벌벌 떨겠지. 이런 식으로 나의 약한 모습을 지워 버릴 거야"라고 하면서 부모나 다른 친구들을 공격하는 행동에서도 볼 수 있다(「애착이론과 심리치료」, 마리오 마론, 시그마프레스, 2007. p.207, 220 인용).

긴다. 또한 지금-여기here and now에서의 관계에 초점을 맞추는 전략도 도움이 될 것이다. 단주(약) 기간이 늘어나면서 금단 증상이나 갈망 욕구 등이 없어지기 때문에 치료 초기에 있었던 불편한 증상들도 견뎌낼 수 있는 참을성이 생긴다. 이 단계에서 궁극적인 치료 목표는 대인관계를 친밀하게 할 수 있는 능력을 기르고, 그 과정에서 익힌 대인관계 기술을 실제 생활에서 전반적으로 사용하게 하는 것이다.

친밀한 대인관계 능력을 발달시키는 것은 운동 경기 관람처럼 구경만 해서 되는 일이 아니다. 르위스 등2000이 주장하는 것처럼 대인관계 능력은 '변연계 결속limbic bond에서 오는 교체와 수선의 성가신 경험들'을 필요로 한다. 이들은 환자에게 잘 조율된 치료사에게 요구되는 것이 무엇인지에 대해 다음과 같이 기술하고 있다.

> 동조 능력이 있는 치료사는 환자의 변연계 유인자attractor가 유혹하는 힘을 느낄 수 있다. 그는 정서적 상태에 귀를 기울이는 것에 그치지 않고, 두 사람 모두 그 안에서 생생한 삶을 경험할 수 있다. 환자의 정서적 세계가 끌어당기는 힘 때문에 치료사 자신의 세계에서 멀어지고 또한 당연히 멀어져야 한다. 확고한 방침을 가진 치료사는 환자와의 좋은 관계만을 위해서 노력하지 않는다. 어쩌면 그것은 불가능한 일이다. 환자의 정서가 좋은 관계를 충분히 형성할 수 있는 상태라면 그것으로 그 환자는 문제 될 것이 없을 것이다. 따라서 치료사는 자신의 세계에서 벗어나 눈을 크게 뜨고, 환자의 마음속에 존재하는 관계 안으로 들어가야 한다. 어쩌면 그러는 것이 가장 고통스럽고 어두운 부위를 건드리는 것이 될 수 있다. 그러나 다른 대안은 없다. 누구든지 상대방의 세계 밖에 머문다면 그의 세계에 영향을 미칠 수 없을 것이다. 환자의 영역 안으로 발을 들여놓을 때 치료사는 이방인이 유인하는 것과 같은 힘을 느낀다. 치료사가 다른 사람의 세계에 일시적으로 들어가 거주하는 것은, 관찰하기 위한 것만이 아니라 변화시켜 결국은 완전히 전복시키기 위해서이다. 변연계와 서로 주고받는 관계를 통해서 생기는 친밀함을 통해, 치료 작업은 궁극적인 내면이 된다. [p.178]

자신감이 있고 유능한 치료사는 환자들한테서 나오는 투사적 동일시라는 강력한 감정의 기류에 휩쓸리지 않고 정서적 수준을 잘 유지하며 지낼 수 있다.

"이렇게 열려진 모험적 탐색 작업을 잘해낼 수 없는 치료사는 다른 사람들의 마음속 핵심을 잡아낼 수 없다. 사람이라면 분명히 이렇게 느낄 것이라는 선입견 때문에 실제로 그 사람이 느끼는 것을 잘못 인식한다. 변연계를 통한 교류를 중단할 때부터, 치료사는 감정적 공명을 논리적 추론으로 대체하는 치명적인 실수를 하게 된다." Lewis 등 2000, p.183

치료의 마지막 단계에서 치료사는 변형적 대상transformational object의 역할을 해야 한다. 변형적 대상이라는 말은 옛 자기old self, 즉 중독자로서의 자기가 새 자기new self, 즉 단주(약)자로서의 자기로 질적인 변화를 할 수 있는 배경을 제공하는 지속적인 상호 관계의 원천을 말한다. 옛 자기와 새 자기라는 말은 쉐인과 동료들1997이 처음 제안한 개념으로, 예전의 제한적 관계 패턴에 영향을 미치는 내재화된 표상 모델인 관계적 구성relational configuration을 가리키는 개념이다.

새로운 자기 감각은 중독자에게서 나타나는 비효과적인 애착 관계, 그것으로 인한 갈등, 그리고 소외감으로 연결되는 전형적인 순환구조가 바뀔 때 생길 수 있다. 중독자로서의 자기 감각은 더 이상 중독 상태에서 가졌던 옛 자기에 묶여 있어서는 안 된다. 애착 경험을 통해 새롭고 전과는 질적으로 다른 관계 방식으로 변환되어야 한다.

새인 등1997은 변형적 경험과 관련된 3가지 관계적 구성에 대해 설명한다.

1. 옛 자기와 옛 타인 old self with old other

   과거에 받았던 정신적 외상을 바탕으로 형성된 패턴의 반복에서 오는 경험이 만들어낸 것이다. 옛 사람들과의 관계에서 받았던 외상으로 인해 형성된 옛 자기라고 말할 수 있다. 이러한 관계적 구성은 전이로 나타난다.

2. 옛 자기와 새 타인old self with new other

   옛 자기는 여전히 오래되고 익숙한 외상적인 방식으로 자기를 범주화하지만, 타인을 변형적 대상으로서 경험하기 시작한다. 새롭게 만나는 사람들과는 될 수 있는 대로 많은 경험을 한다. 새로운 타인은 무엇보다 자기의 안녕에 유익한 쪽으로 기능한다고 경험되며, 과거의 패턴을 따르지 않는다. 안전 애착, 정서의 조절, 정서적 공명, 동조, 감정이입 등과 같은 모든 요소가 이러한 목적을 이루는 데 사용된다. 이때 변형적 대상이 가장 먼저 해야 할 과제는 옛 자기가 파놓은 투사적 동일시의 함정에 빠지지 않도록 하는 일이다. 그렇게 해야 과거에 받았던 외상을 계속 되풀이 경험하는 패턴의 악순환에서 빠져나올 수 있다.

3. 새 자기와 새 타인 new self with new other

새 자기는 과거의 외상에서 벗어난 전혀 새로운 방식으로 자기와 다른 사람들을 경험하게 된다. 새 자기가 견고해지면서 새롭게 만나는 사람들과도 서로 나누고 공유하는 경험을 할 수 있게 된다. 이렇게 해서 성숙한 상호성이 발달하는 마지막 단계가 마무리된다.

애착으로 인해 가능해진 친밀감의 차원을 통해 자기가 발달하고 견고해진다. 소외된 자기에 도달함으로써 애착 능력을 창조하는 일은 중요하다. 왜냐하면 이것은 외상으로 중단되었던 발달이 자기의 견고화와 '타인과 함께하는 자기'의 견고화 방향으로 다시 일어나도록 재활성화하기 때문이다.

애착 관계를 통해서 일단 자기가 활성화되고 나면 새 자기의 부상, 진화, 견고화는 환경이 지속적으로 양분을 주고 회복을 가져다주는 것일 때 완성될 수 있다. 자기보존 전략이라는 필연성 때문에 관계적 구성이 새로운 것으로 바뀌어가면서 옛 자기는 점차 축소된다.

자기 변화의 요구는 AA가 오래전부터 인정해온 주제이다. AA는 알코올 중독자들이 이따금 술을 전혀 안 마신다는 것을 안다. 그들은 술을 안 먹고 맑은 정신으로 지내고자 하는 동시에 삶의 의미와 만족감도 찾고자 한다. 그러나 많은 회복기의 중독자들은, 어떤 종류의 중독이든 상관없이 술 없는 그들의 삶을 공격하는 무의미감과 텅 빈 공허감에 시달린다. 1930년대에 AA가 생기기 전에는, 알코올을 떠난 삶의 공허감이 단주하는 사람들을 심각하게 괴롭히는 문제였다. 그러나 AA에서 처음으로 치료를 한 어떤 중독자의 이야기는 진정한 의미에서의 회복은 질적으로 자기가 변해야 한다는 것을 보여준다. 질적인 변화라는 것은 어쩌면 가장 복잡한 형태의 변화라고 할 수 있다. 자신이 믿는 것과 자신의 삶을 어떻게 살고 있는가에 대한 믿음, 가치관과 생활태도까지 전적으로 바꾸어야 한다는 것을 의미한다.

이런 이유로 AA나 초기 프로그램들에서는 종교적인 분위기를 느낄 수 있을 것이다. '아우라aura'를 통해 알코올 중독에서 구원해주는 것처럼 느낄 때가 종종 있을 것이다. 그렇지만 이 '아우라'는 대부분의 중독자가 회복 상태를 유지하기 위해 반드시 이루어야 하는 질적인 변화에서 나오는 강력한 기운이다.

요약 : 애착장애, 중독 치료

중독을 애착장애라는 관점에서 바라보는 것은 중독이라는 병을 치료하는 데 아주 중요한 의미가 있다. 이제까지 논의한 내용을 요약하는 것으로 애착 지향의 치료를 위한 몇 가지 원칙들을 제시한다.

1. 애착이론은 사람이 자기 자신의 감정을 스스로 조절할 수 있다는, 이제까지의 신화에 도전하고 있다. 사람은 좋은 방향이든 나쁜 방향이든 서로의 감정을 조절한다.
2. 애착은 이차적으로 생긴 욕동이 아니다. 인간은 모든 사회적 동물이 그렇듯이 생물학적으로 다른 사람의 도움이 필요하도록 설계되어 있다. 자연 선택natural selection은 진화적 적응의 환경 속에서 부모-자녀 간의 근접성을 촉진하는 기전을 선

호했다. 위험 상황이나 스트레스 상황에서 자신의 보호자를 가까이에 둘 수 있는 능력 덕분에 인간은 종족으로서 살아남았다.

3. 안전 애착은 근심을 없애주고 사람을 자유롭게 해준다. 유아기의 애착 경험이 강할수록, 자신의 감정을 조절하기 위해 외부의 힘을 그리 많이 필요로 하지 않게 된다. 정신 건강은 돈이나 사회적 권력처럼 스스로를 불리는 재산과도 같아 많이 가지면 가질수록 더 많이 필요해진다. 사랑도 이와 같아서 더 많은 사랑을 받고 있거나 어렸을 때 부모의 보살핌을 충분히 받은 사람은 발달 과정에서 아주 건강하고 튼튼한 자기가 만들어진다. 아동들이 다른 사람들의 관심과 사랑을 지속적으로 받았다면, 다른 사람들로부터 반응을 얻어내는 능력에서도 기교와 자신감이 훨씬 커진다. 이렇게 되면 성인이 되어서도 더욱 만족스럽고 보상적인 대인관계를 하게 되고, 감정 조절을 위해 약물에 기댈 수밖에 없는 상황도 줄어들게 된다.
4. 애착 유형이 안정적이지 못하고 제대로 기능하지 못하면, 약물이나 강박 행동 등과 같이 외부의 힘을 빌려 조절하고 싶은 마음이 많아지고 또 그러한 충동에 취약해진다. 친근한 관계를 오래 지속시키려는 마음은 인간 본성에서 없어서는 안 될 중요한 부분이다. 오랫동안 친밀한 관계를 유지할 수 있는 능력과 만족스러운 인간관계를 가질 수 있는 능력은 유아기 초기의 애착 경험의 질과 직접적으로 관련이 있다.
5. 지속적인 중독이 약해진 그들의 뇌를 바꾸기 때문에, 중독 행동 자체가 손상된 자기를 스스로 고쳐보려는 잘못된 시도라고 볼 수 있다. 중독 물질이 가진 독성 작용이 애착관계와 대인관계에서 겪고 있던 기존의 어려움을 더욱 어렵게 만든다. 그러면서 중독자로 살아오면서 전에 익혔던 사회 기술마저도 더 나빠지게 한다.
6. 감정을 조절할 수 있는 방법이 충분히 발달하기 전까지는, 중독 대상을 쉽게 바꿀 위험이 있다. 역설적으로 중독자들은 물질에 애착되어 있는 한 어떤 다른 형태의 정서 조절법도 발견할 수 없다.
7. 치료 초기에 가장 먼저 필요한 일은 중독 대상에서 환자를 분리시키는 일이다. 관

계들 또한 중독적인 것이 될 수 있으므로 중독자들은 더 좋은 연인이나 친구를 선택하는 법을 반드시 배워야 한다. 또 그들이 배워야 할 것은 투사적 동일시나 반복 강박repetition compulsion의 힘을 통해 자신이 어떻게 과거에 자신이 다루어졌던 방식으로 사람들이 자신을 취급하도록 훈련하는지를 알아야 한다.

8. 장기 치료를 통해, 환자의 모든 친밀한 인간관계들을 이끌어온 암묵적인 룰들을 변형시키는 방식으로 내적작동모델을 바꿀 필요가 있다. 이런 식의 치료는 취약한 환자의 발달 정지를 치료하는 회복적인 경험이 된다. 성격 병리는 치료되고 상호성과 갈등 해소의 능력이 생겨난다. 애착과 자기대상 반응에 대한 욕구는 특정 단계에 국한된 것이 아니라 일평생 지속되는 과정이기 때문에, 치료의 궁극적 목적은 다음과 같은 목표들에 도달하는 것이 된다.

a. 정신 구조를 새로 만들기 위해 원초적인 욕구를 만난다.
b. 건강한 욕구를 만나 원초적인 욕구를 포기하게 되면, 환자들은 가장 적합한 수준의 자기 기능을 유지하기 위해 자기대상을 향한 욕구를 받아들인다.
c. 정신 건강은 자기의 욕구를 채워주도록 자기대상을 사용할 수 있는 능력을 말한다.
d. 결국 환자는 작은 상처들, 경멸감, 자기애적 상처 또는 공감 실패에서 빨리 회복할 수 있는 능력을 발전시키게 된다.

10
애착과 집단 치료

혼자서는 할 수 없어도 함께라면 가능하다.

– 익명의 알코올 중독자들

중독과 집단 치료에 적용되는 애착이론은 독립성과 자율성과 자족감을 얻으려고 하는 사람들에게 중요한 함축적 의미를 갖는다. 그렇지만 이러한 것들은 흔히 자기와 타인으로부터의 소외라는 값비싼 대가를 치르고 얻어진다는 것이 문제이다. 자기와 타인으로부터의 소외라는 이러한 어려움을 중독자들처럼 일관되게 경험하는 사람들도 없을 것이다.

중독자들은 애착에서 개별화로 이어지는 스펙트럼의 양 극단을 오가며 삶을 살면서도 의존 상태 자체에는 심한 저항감을 보이는 것으로 악명이 높다. 어쩌면 자율성이라는 것은 소외감을 대가로 상호 관계를 희생시켜서 얻어질 수 있는 것이다.

니콜라 다이아몬드1996가 지적하듯이, 집단 치료는 일인 심리학one person psychology과는 약간 다르면서도, 여럿이 서로 관계하는 존재로서의 인간 존재에 대한 근본 개념을 포함하고 있다. 집단 치료는 애착이론처럼, 인간 존재의 핵심은 개별적인 것이 아니라 사회적이라는 개념을 기본으로 깔고 있는 치료 형태이다.

중독자에 대한 집단 치료

중독 치료와 집단 치료는 과거 40년간 서로 다르면서도 유사한 발달 과정을 거쳐 왔다. 그 이유로는, 첫째 그동안 우리 사회에서 중독물질 사용이 급증했으며 그로 인해 치료가 필요한 중독자들도 증가했다. 둘째는 특히 우리 문화권에서 알코올과 약물 사용이 증가하면서 그에 따라 점증하는, 심리적 문제와 정서적인 어려움을 겪는 사람들을 위해 실용적이면서도 인기 있는 치료 방법으로 집단 치료를 받아들이고 집단 치료의 진정한 가치를 재인식하는 일이 아주 많아졌다.

한편으로는 의료 전달 체계를 통해 중독과 관련된 장애들이 놀라울 정도로 증가하고 있다는 사실이 알려지면서, 치료 전문가들은 다양한 종류의 환자들을 여러 치료 세팅에서 다룰 수 있는 집단 치료의 독특한 이점을 인식했다.

이런 과정을 거쳐 중독 치료에는 집단 치료가 좋다는 사실을 알게 되었다. 그러면서 애착이론과 집단 치료는 다르지만, 서로의 문제점을 보완해주는 관계로 발전해 왔다. 현재 사적으로 운영되는 수많은 외래치료 집단이 있다. 그런가 하면 거대한 치료 시설 안에서 운영되는 많은 치료 집단들도 있다. 그러나 대부분의 치료 전문가들이 입원이나 외래 중독 치료 프로그램의 핵심적 치료법으로 집단 치료를 선택하고 있다는 것은 중요한 점이다.

AA와 집단 치료

중독 치료는 지난 60여 년간 집단 치료와 밀접하게 관련되어 있었다. 알코올 중독이 진단 실체로서 처음 인식된 이후로 치료는 집단의 형태로 이루어졌다. 1930년대 처음으로 생긴 12단계 집단 운동이 AA로 발전하면서 중독 치료는 집단 치료와 동조하여 조화로운 융합을 시도하게 된다. 다른 진단 범주들에 접근하는 다른 치료법들과 달리, 집단 치료는 실용적인 치료법으로서의 타당성을 의심받은 적이 전혀 없었다. 중독 치료를 하는 전문가들은 집단 치료의 가치를 진심으로 받아들이고 있다. 역사적으로 봐도 집단 치료는 복잡한 면이 있지만, 가치 있는 치료법으로 환영받아 왔다.

집단 치료와 중독 치료는 아주 단순한 원리(중독자들은 대개 집단 치료에 좋은 반응을 보이며, 집단으로 치료가 제공될 때 단약 상태로 남아 있을 가능성이 더 크다는) 때문에 서로 가까워졌다. 중독 물질에서 벗어나 단주 생활에 애착을 갖도록 촉진하는 치료법이라면 어떤 치료법도 성공 가능성이 커진다. 치료에 애착을 유지하는 일은 '더 오래 치료받을수록 예후도 좋다'는 중독 치료의 중요한 원리를 뒷받침한다. 집단 치료는 유대affiliation, 직면confrontation, 지지, 만족감, 동일시와 같은 치료적 요인들을 통해 다른 어떤 치료법들보다 애착 능력을 증진시킨다.

중독에 집단 치료를 적용하는 것이 대유행이지만, 이러한 이유에 대해서는 아직 어떤 종합적인 이론적 설명도 분명하게 주어지지 않았다. 중독 과정에서 일어나는 정신역동이 왜 집단에서 작용하는 치유 인자들을 보완하는 방식으로 도움을 주는지에 대한 이론적인 설명이 필요하다. 이런 식의 설명이 중요한 이유는, 중독이 되는 과정에 작용하는 힘이(환자가 중독이 생기는 이유를 인식한다면) 중독 상태를 해소하는 데 사용될 수도 있기 때문이다. 애착이론은 이러한 역설적 현상에 대한 이론적 이해 기반을 제공한다.

개인 치료 대 집단 치료

때로는 개인 치료가 중독자에게 너무 위협적이기 때문에 집단 치료가 더 선호된다.

중독 물질에 대한 갈망을 못 이기고 적개심을 다스리지 못하여 지속적인 대인관계가 위협을 받기 때문에 중독자는 피상적인 관계만 맺게 된다. 그렇지만 이들에게는 다른 사람과 의미 있는 관계를 맺을 수 있는 능력이 필요하다. 적개심이나 친밀한 관계에 대한 두려움 없이 적절한 의존 관계를 맺을 수 있도록 누군가가 도와줄 필요가 있다. 다른 사람들을 기쁘게 해주고 그들과 함께 지내고 싶은 마음 상태 아래에서만 이들은 자신을 도와주려고 애쓰는 사람들을 본떠 만든 좀 더 안정적이고 내면화된 가치들을 받아들이게 된다.

> 짐은 3년 이상 단주 생활을 하고 있는 중독자로, 10개월째 집단에서 치료를 받고 있다. AA와 집단 치료에 참석은 하고 있지만, 아직은 주로 혼자 지내면서 프로그램 안팎에서 거의 정상적인 관계를 하지 못하고 있었다. 2개월 전부터 겨우 집단 멤버들과 관계를 시작했는데 그것도 동등한 대화를 하는 것이 아니라 일방적으로 자기 얘기만 하는 식이었다. 그러던 어느 날 저녁 그는 집단에서의 고립감과 어릴 적 부모에게 무시당했던 것에 대해 얘기하기 시작했다. 얘기를 마치고 난 후 그는 씁쓸한 표정으로 말했다.
> "가족 중 어느 누구도 그것에 관심 가진 적이 없었던 거 같아요." 치료사는 지금 집단 안에서도 무시당한다는 느낌이 드는지, 아무도 자신에게 관심이 없는 것 같은 느낌이 드는지 물었다. 그러자 그는 전에도 항상 그랬듯이 집단 안에서 자기에게 관심 있는 사람은 아무도 없을 거라고 말했다. 이 지점에서 멤버들 여러 명이 지난 몇 달 동안 짐을 좋아하게 되었으며 짐이 한 얘기와 어렸을 적에 당했던 일에 관한 얘기를 들으며 가슴이 찡했다고 말하면서 짐에게 반응을 보였다. 그런데 짐은 정작 이런 반응을 무시하고 과거의 고립감에 대해서만 계속 얘기했다. 이때 치료사가 잠깐 제지를 하고, 짐에게 반응을 보이려고 애썼던 샐리에게 혹시 그녀가 짐에게 관심을 주려고 한다는 사실을 그가 눈치채는 것 같더냐고 물었다.

"아니요. 그런 것 같지 않아요." 샐리가 대답했다. 다른 멤버도 샐리와 같은 생각이 들었다고 말했다.

"사실은요, 짐! 나는 지금 당신한테 무시당하는 느낌이 들어요. 당신과 연결하려고 애쓰는 내 노력이 당신에게는 중요하지 않은 거 같아요."

짐은 아니라면서 이렇게 말했다.

"이해를 못 하셔서 그러십니다. 당신이 제게 중요한 사람이 되도록 허용한다 하더라도, 난 모임을 마치고 당신을 우리 집에 데려갈 수 없어요. 저는 아직도 텅 빈 집에서 혼자 지낼 필요가 있거든요. 이것은 마치 당신이 감자칩 한 봉지를 몽땅 먹고 싶은 내게 감자칩 한 개를 주는 것과 같아요. 감자칩 한 개는 나를 더욱 배고프게 할 뿐이고, 내 삶에서 부족한 것이 무엇인지 더 분명히 알려줄 뿐이에요."

그러자 치료사는 이렇게 집단에 남아서 홀로 있지 않고, 자신의 고립에 자신이 기여하는 방식에 대해서도 바라볼 기회를 잡으라고 짐에게 격려했다. 그리고 그 시점에서 짐이 말할 때 고개를 조용히 끄덕이던 멤버에게 그녀가 동의하던 부분을 짐에게 말해줄 수 있겠느냐고 물었다. 그녀는 약간의 격려와 함께, "짐, 당신 기분 확실히 알겠어요. 제 경우에도 마치 밑 빠진 독처럼 느껴지는 거대한 동굴이 마음속에 자리하고 있어요. 훈훈함이나 동정은 텅 빈 허공속에 튀어 오르는 불꽃에 불과해요. 공허감을 전혀 없애주지 못하죠. 그러니까 나도 당신이 여기서 하는 짓을 그대로 할 수가 있어요. 내게 말을 거는 사람들을 밀어내는 거요."

집단 치료와 AA는 여러 가지 이유로 효과적인 접근 방법이다. 일단 멤버 수가 많아서 일대일 장면에서 환자 한 사람에게 닥치는 감정의 강도를 집단 치료와 AA에서는 여럿에게 분산시킬 수 있다. 그래서 중독자는 유대감을 여러 사람에게 분산시킬 수 있다. 집단에서는 중독자가 마음껏 의존할 수 있거나 직접 화를 낼 수 있는 여러 사람이 있기 때문에 그들과 관계하면서 강한 적개심이나 양가감정을 다루는 법을 익힐 수 있다. 그렇게 되면 사람들과 가까이하는 것에 대한 두려움이나 적개심, 의존심 같은 것은 별로 심각한 위협이 되지 않는다.

집단의 구조와 집단이 AA와 맺는 관계는 분열의 방어 기제를 원하는 한 얼마든지 유지할 수 있게 한다. 태도를 단호히 하면서도 적개심을 가지고 있지 않아 중독자의 분노를 충분히 소화시킬 수 있는 집단의 리더는, 나중에 멤버들이 동일시할 수 있는 기초 대상이 될 수 있다. 집단이나 AA는 전에 지냈던 술집이나 골목길 같은 것을 대신하는 일종의 대체물이 된다. 다시 말해 이것은 중간대상에 대한 욕구를 채워주는 대체물로서 작용하며 이렇게 함으로써 더 안정되고 적절한 대상 항상성의 감각을 발달시킬 수 있는 길을 열어준다.

집단이나 AA 프로그램은 환자의 삶에 변화를 줄 수 있는 적절한 대리인과 같은 역할을 할 수 있다. 마치 아이들이 담요 조각이나 테디 베어 인형을 중요한 애착 대상으로 삼는 것처럼, 집단이나 AA가 자율성이나 분리라는 발달과제를 이룰 수 있도록 활발하게 활동할 수 있게 해주는 것이다. 집단은 중독자가 알코올이나 약물과의 공생 관계로부터 스스로 빠져나올 수 있도록 중간대상transitional object[역주 29)]이자 자기대상self object의 역할을 하는 셈이다.

코세프1975는 내재화 과정에서 집단이 중간대상으로서 갖는 특징을 다음과 같이 요약한다.

1. 집단은 환자와 치료사와의 관계가 구체적으로 드러나는 곳이다. 환자는 치료사에 대한 강한 의존성으로부터 보호받을 수 있다. 이러한 의존성이 집단 구성원에게 전이되기 때문이다.

역주 29) 중간대상transitional object이라는 개념은 위니캇이 처음 도입해서 썼으나 모델이 이를 다시 사용했다고 한다. 모델은 결국 대상 사랑으로 발달하는 데 필요한 역할을 '중간 대상 단계'의 의미로 정의했는데, 이 단계에서 환자는 집착적인 의존성을 보인다고 한다. 그러면서 대상으로부터의 분리를 인정하지 않는 일차적 나르시시즘과 진정한 대상 사랑의 중간쯤에 이 단계를 위치시키고 있다(「자기심리학과 나르시시즘의 치료」, NUN, 2008 p.55 인용).

2. 집단에서는 환자가 치료사로부터 분리되어 일대일 치료에서 불가능한 집단 지지와 치료사로부터의 자유를 누릴 수 있다.
3. 집단은 환자가 자율적으로 행동하려고 할 때 생길 수 있는, 너무 심한 좌절감이나 처벌에 대한 공포를 막아주는 울타리 역할을 한다. 어느 한 대상에게 지나치게 의존하는 것에 대한 대안으로서 집단은 다른 멤버들의 지지를 제공한다.
4. 집단은 환자와 치료사에게 '사이 공간'을 제공하며, 환자가 창조적으로 채워야 할 자유 공간을 허락한다. 환자들은 치료사와의 관계를 이완시키거나 밀착시키는 데 집단을 사용할 수 있으며, 필요하다면 자신의 전이 안에서의 동일시를 분열시키는 데도 집단을 사용할 수 있다.
5. 환자가 자신의 내재화된 나쁜 대상들을 다루는 데 집단이 매개가 될 수 있다.
6. 집단은 '충분히 좋은 촉진적 환경'으로서 치료사에게 통제당하거나 또는 치료사를 통제할 가능성을 대체하거나 부인하는 역할을 한다.
7. 집단의 도움으로 환자들이 치료사에 대한 내적 왜곡을 점점 포기하게 됨에 따라, 환자들은 현실과 왜곡을 더 잘 구분하게 된다. 집단 리더와 환자 사이의 경계는 더 견고해진다.
8. 중간대상으로서의 집단은 참 자기의 출현을 촉진하고, 대상들과의 관계를 새로운 방식으로, 그리고 인내심 있게 실험함으로써 자기 제어에 이를 수 있게 한다. 공감, 안심시키기, 이해, 집단 안에서의 자기 주장 등을 주고받는 것은 충동을 해소하고 더욱 큰 친밀함의 능력을 갖추게 한다.

집단 리더의 역할

중독자의 전형적인 모습 중의 하나는 파괴적이고 적응을 못 하는 성격 패턴과 적응

스타일이다. 리더의 역할은 이러한 성격과 스타일의 원인이 되는 불안이나 좌절감을 충분히 견디게 하면서 단주(약) 생활을 유지하게 하는 것이다. 그러려면 충분한 지지와 만족감을 동시에 줄 수 있어야 한다. 집단 안에서 일어나는 파괴적 성격의 전이 왜곡과, 병적인 투사적 동일시 현상이 일어나는 것을 최소화할 수 있어야 함은 물론, 집단 밖에서 흔히 일어날 수 있는 드롭아웃dropping out, 모임에 더 이상 오지 않는 것과 아픈 감정을 못 견뎌 다시 중독 상태로 돌아가는 것을 확실히 막을 수 있어야 한다. 그러나 스트레스를 받거나 어려운 일을 당했을 때 약물이 아닌 생산적인 방식으로 처리하는 방법을 새로 익혀야 가능한 일이다. 대개 중독자는 수동적이거나 덤덤한 감정을 가진 리더를 좋아하지 않는다. 정서적인 만족감을 주고 지지적인 태도로 잘 반응해주는 치료사에게 긍정적으로 대한다.

집단 리더가 비온1961, 에즈리엘1973, 라이스1965 등이 개괄하는 방식의 전통적 정신역동이론이나 타비스톡Tavistock에서 사용하는 접근법을 사용할 때는, 환자는 대체로 집단 내에서 경험할 수 있는 퇴행적인 상태에 잘 대처하지 못한다. 그렇다고 리더가 집단과 멤버를 마치 유아 다루듯 하면서 만족시켜야 한다는 뜻은 아니다. 오히려 그런 식으로 대하면 비현실적이고 반 치료적일 뿐 아니라 가능하지도 않은 일이다. 그렇게 하면 환자가 원하는 즉각적인 만족이라는 전능적 기대감이나 나르시시즘을 만족시켜주는 일에 불과할 것이다. 소위 최적의 좌절climate of optimal frustration이 일어나는 치료 분위기를 만들어가는 것이 중요하다. 파괴적 충동이나 감정을 서서히 내면화해서 조절할 수 있을 때까지 의존 욕구를 충분히 만족시키면서 감싸줄 치료 환경이 필요하며, 결국은 이러한 환경이 미묘한 균형을 잡아준다.

리더는 일반 환자를 치료할 때보다 더 적극적이고 만족하는 태도를 보여주어야 한다. 얄롬1985[역주 30)]은 집단 응집력이 중독자를 치료할 때 아주 중요한 치료 요

역주 30) 집단 정신 치료의 세계적 대가라고 할 수 있는 정신과 의사이다. 30년 이상의 집단 정신 치료 경험을 정리해 놓은 「The Theory and Practice of Group Psychotherapy」가 유명하다. 집단 정신 치료에 관한 고전이라고 할 만하며 최근 5판의 번역본(「최신 집단 정신 치료의 이론과 실제」, 하나의학사, 2008)이 나와 있다.

인이라고 강조한다. 파인스에 의하면, 충분히 좋은 자기대상 유대와 애착이 집단에서 새롭게 만들어져야 하며 집단 자체가 자기대상이 되어주어야 한다. 집단이 회복 초기에 필요한 지지와 만족을 제공할 수 있으려면 집단 응집력과 애착이 필수적이며, 이것들은 본질적으로 서로 얽혀있다. 아렌스버그1998도 이러한 견해에 동의하면서 다음처럼 말한다.

"물론 집단이 제대로 작동하려면, 충분히 좋고 충분히 안전한 환경과 집단 구성이 존재해야 한다" p.21.

집단 리더는 환자가 자기를 이해하고 자기가 다른 사람들과 어떻게 관계하고 있는가를 이해하는 치료적 환경을 만드는 일을 도움으로써, 환자의 자기애적 취약성과 건강한 애착 형성을 잘 못하는 데서 오는 어려움이 중독 상태로 몰고 간다는 사실을 분명하게 이해시켜야 한다.

집단 응집력

애착 지향적인 집단 정신 치료에서는 응집력이라는 개념을 대단히 중요시한다. 집단 발달 초기 단계뿐만 아니라 전 치료 과정에서 응집력이라는 의미는 중대한 역할을 한다. 여러 대인관계에서 오는 문제, 예를 들어 중독자가 정서적인 애착을 건강한 형태로 조절하지 못하는 데서 오는 대인관계의 문제들이 사실상 중독의 원인이자 그것에 대한 나름의 해법이다. 이러한 관점이 중독 문제를 풀어가는 열쇠가 된다. 집단 정신 치료 안에는 수많은 형태의 가능한 관계 양상이 들어 있다. 예를 들면 멤버 대 멤버, 멤버와 집단, 그리고 멤버와 치료사의 관계 속에서 각각의 애착 유형이 드러나면서 어떤 면이 부족한지 알게 되고, 또 드러난 부족한 면들을 집단에서 치유할 수 있도록 치료적 문화를 만들어내는 것도 바로 집단 정신 치료에서 할 수 있는 중요한 일이다. 집단 리더가 노력해서 최적화 상태의 치료 문화와 정서적 환경을 만들어내고 이들이 제대로 기능할 때 집단은 응집력이 생겼다고 할 수 있다.

응집력의 개념은 중독 장애뿐만 아니라 다른 모든 장애에 대한 집단 치료를 성공적으로 이끌 수 있는 중요한 치료적 요인이다. 응집력은 집단 안에서 만들어지는 모든 애착 관계와 치료적 작업이 일어나는 데 필요한 맥락을 제공하는 아주 중요한 요소이다. 응집력과 집단 정신 치료와의 관계는 치료 동맹과 개인 정신 치료와의 관계와 같다. 치료 동맹이 생기지 않으면 개인 치료가 효과를 제대로 발휘할 수 없는 것처럼, 집단 치료도 먼저 응집력이 생기지 않으면 제대로 발달하지 못해 치료 효과를 기대할 수 없다.

얄롬이 말한 12개의 치료적 인자 중에서 우선순위를 매긴 연구 결과, 응집력이 가장 중요한 치료 인자라고 한다. 특히 중독자를 대상으로 한 집단 치료의 경우가 그렇다는 것이다Flores 1997. 이러한 결과들은, 집단이 활성화되려면 필요한 치료적 힘이 생기기 전에 먼저 응집력을 조장하는 환경이 필요하다는 얄롬의 의견을 지지해 준다. 얄롬1985은 말했다. "집단의 응집력은 장기 치료를 효과적으로 수행하기 위한 필요충분조건이다. 집단 치료사는 집단 응집력을 발달시키기 위해 치료적 자원을 최대한 동원하는 쪽으로 노력해야 한다" p.111. 그는 집단 치료의 치료 인자들을 비교하고 기술할 때, 그 치료 인자가 변화를 위한 메커니즘에 관여하는지 아니면 변화를 위한 상황을 제공하는지를 구분했다. 그렇게 보면 응집력과 치료 요인의 중요성은 변화를 위한 조건을 만들기 위한 것이라는 말도 과언이 아니다.

집단 정신 치료에서 성공적 치료 결과와 치료 동맹 간의 관계에 관한 여러 연구를 조사한 논문에서 벌링엄과 동료들2001은, 성공적으로 진행된 모든 집단 치료를 보면 집단 응집력이 치료에 필요한 일차적 맥락을 조성한다는 것을 알 수 있다고 쓰고 있다.

멤버와 멤버, 멤버와 집단 사이의 관계에 대한 것은 이미 이론화되어 있고, 집단 치료에서 일차

> 적 치료 메커니즘으로 알려져 있기 때문에, 최적화된 치료 환경을 발달시키기 위한 관심이 환자 개인의 치료적 성장뿐만 아니라 집단 전체의 치료적 성장에도 집중돼야 한다. 노련한 집단 치료사는 멤버들 간에 일어나는 관계들을 촉진하고 서로 돕는 법을 배우는 일을 도와주는 것이 중요하다는 것을 안다. 치료 집단 멤버들이 해야 하는 치료적 작업이란 그들 사이에서 일어나는 복잡한 관계들을 성공적으로 타협하고 조정하는 법을 배우는 것이다. 이런 식으로 집단 치료의 모습은 개인 치료의 약화된 버전만이 아닌, 그것만의 고유한 치료적 영향력을 갖게 된다. 집단의 멤버들은 치료사와 경쟁도 하고 치료사의 시간이나 관심도 함께 공유해야 한다. [p.373]

일부 책의 저자들예: Marziali 등 1997은 집단 응집력과 집단 동맹은 다른 개념이라고 말한다. 이들은 동맹이라는 개념을 멤버들과 리더의 관계에만 한정시켜서 사용하는 것으로서 이것들을 서로 구별한다. 응집력은 집단 안의 멤버들 사이의 관계에만 적용되는 개념이라고 한다. 그러나 벌링엄과 동료들2001은 불필요한 구분을 통합해서 적합한 방향을 제시한다. 그들은 응집력의 원리를 설명하기 위해 얄롬의 견해와 루이 오르몽의 주장과 애착이론을 동원한다. 예를 들면, 오르몽1992은 집단 안에서 응집력이 발달하는 것과 나란히 일종의 '공동체 의식sense of community'이 만들어진다고 말한다. 그러면서 리더가 마치 오케스트라를 지휘하는 것처럼 멤버들 사이의 협력과 정서적인 조화를 잘 이끌어낸다면 아주 중요한 치료적 자원으로 사용될 것이라고 말한다. 집단 안에 머무는 개인은 치료 공동체 안에서 통합적인 일원이 되었을 때, 혼자일 때보다 훨씬 가치 있는 어떤 것이 될 가능성이 커진다는 것이다. 만약 그들이 만든 공동체가 창조적인 분위기를 가졌다면, 다음과 같을 것이라고 오르몽은 쓰고 있다. "집단 안에서의 사람들은 전에 했던 해석이나 단순한 통찰과는 다르게 서로의 의견을 조율하고 합의하는 공동체의 일원으로서 자기 자신을 더 잘 이해하게 된다"1992.

벌링엄 등은 응집력이 치료 효과를 예측할 수 있는 중요한 변수라는 것을 검증했다면서 여러 연구들예: Bendar와 Kaul 1994, Dresden 등 1985에서도 집단 응집력과 예후 사이에는 강한 긍정적인 상관관계가 있다는 결론을 내렸다고 한다. 그들은 멤버와 멤버, 멤버와 집단 간의 관계들을 검토하면서 문헌들을 재검토했는데, 응집력과 성공적인 치료 사이에는 다음의 관계들이 존재한다는 것이 경험적으로 입증되었다.

- 관계나 애착에서 느끼는 감정의 수준이 높은 환자들(예: 집단 안에서 이해받고 있다는 느낌, 보호받고 있다는 느낌, 편안한 느낌이 높은)이 가장 많이 증상이 개선되었다고 보고했다.
- 환자가 집단을 좋아하고 있다는 자기 보고와 증상의 호전 간에는 연관성이 있다는 사실이 발견된다. 환자는 친근감, 받아들여지고 있다는 느낌, 온정을 경험함, 공감과 친절함, 배려하는 마음, 진정성, 그리고 문제를 함께 풀어감 등을 예로 든다.
- 집단 자체에 끌리는 매력이 아무리 미미하다 해도, 특히 치료 초기에는 멤버들을 붙잡아 놓을 수 있다.
- 집단 이탈율이 높을수록 치료 효과는 낮다.
- 한 사람의 관찰자가 측정한 집단 차원의 응집력(예: 혼자 해결할 수 있는 능력 대 주위의 관여 정도, 신뢰 대 불신)은 그가 스스로 보고한 증상의 개선과 관련이 있으며, 회기 초반 30분 내에 나타나는 응집력이 가장 최선의 결과를 가져온다.
- 집단 리더에 의해 높이 평가되거나 이해받고 있다고 느낀 멤버들의 경우 치료 효과가 높았다. 반대의 경우는 치료 효과가 낮았다.
- 집단 자체에 긍정적인 정서적 애착 정도가 높고, 멤버들이 서로에게 문제를 털어놓고 서로 주고받는 피드백이 많을 때, 상호 작용이 많아지고 더 좋은 치료 효과를 보인다.
- 빠른 응집력의 형성은 갈등을 다루고 견뎌내는 집단의 능력에 달린 것처럼 보인다.

정서적 분위기 형성과 유지

벌링엄 등2001, p.375은 치료의 유지, 응집력, 성공적 결과 등을 강화시켜주는, 경험적으로 확인된 6가지 원리들을 제시하고 있다.

1. 집단 리더가 첫 번째 목표로 삼는 일은 멤버들이 자기감정을 표현하게 도와주고 표현된 감정에 다른 멤버들이 적극적으로 반응하도록 부추겨, 그렇게 표현된 감정들의 의미를 서로 공유하는 것을 촉진하는 일이다.
2. 집단 리더의 존재는 각 멤버에 대한 관계뿐만 아니라 집단 전체에 대한 관계에도 영향을 준다. 왜냐하면 각 멤버는 집단 리더가 관계를 맺는 방식을 대리적으로 경험하기 때문이다. 따라서 리더에게는 타인에게 유익한 방식으로 자기 자신의 정서를 관리하는 능력이 중요하다.
3. 집단 리더는 관계를 만들어가는 과정을 촉진하기 위해 언제 어떻게 적절한 피드백을 주어야 하는지를 고려해야 한다.
4. 실시간 관찰을 실행하고, 효과적인 대인관계 피드백을 유도하고, 통제와 동화의 수준을 적절한 수준으로 유지하는 리더는 집단 응집력에 긍정적인 영향을 준다.
5. 리더는 초반부터 집단 과정에 대한 투명성을 확보해야 한다. 왜냐하면 구조화 수준이 높을수록 개방성과 응집력도 높아지기 때문이다.
6. 집단 치료 시작 전에 치료에 대한 기대치를 높이려면 집단에서 지켜야 할 규칙들을 명확히 해야 하며, 집단 참여율과 응집력을 효율적으로 높이려면 필요에 따라 적절한 역할과 기술도 가르쳐야 한다.

애착이론가들은 멤버와 멤버, 멤버와 집단 간 애착이 모두 필요하다는 사실을 알고 있다. 진화론적으로 볼 때, 이런 조건이 확실하게 살아남기 위한 생물학적 기능 유지에 더 유리했을 것이다. 초기 발달 과정에서 보면 애착은 주위의 위협이나 위험한 상황에서 아이를 안전하게 해준다. 나이가 들면서 동료나 집단과의 유대 관계가 중요해지는데, 이런 현상은 상호 관계나 위계의 의미가 점점 더 복잡해지고 많아지기 때문이다 Lichtenberg 등 1992.[역주 31)] 유대 관계는 단순히 육체적으로 가깝게 지내는 것만이 아니라 복잡한 심리적인 의미나 내적 표상에 의해 유지되는 것이다. 회복 기간을 오래 유지하려면 유대 관계를 만들 수 있는 능력이 중요하다. AA는 알코올을 대신해서 중독자가 유대 관계를 맺을 수 있는 대상의 가능성을 제공한다는 의미가 있다.

만족감을 주면서 자상하게 대하는 것이 집단에 대한 정서적인 애착을 촉진 시키는 데 도움이 된다. 그러나 대상관계이론을 사용하는 전통적인 정신역동적 집단 정신 치료를 보면, 리더의 과제는 각 멤버가 사용하는 방어 기제들을 집단 멤버들이 해소할 수 있도록 돕는 것이다. 이때 방어 기제의 의미는 집단 안에서 생긴, 용납하기 어렵고 위협적인 대상관계 표상과 관련된 불안을 나름대로 다루기 위한 시도라고 볼 수 있다. 그런데 이러한 불안은 흔히 무의식적인 본능적 욕동들과 관련이 있어서 리더는 보통 이러한 불안과 방어를 해석한다. 그러나 코헛 1977이나 자기심리학적인 입장에서 보면, 이런 불안과 행동들을 왜곡되고 부적응적인 것으로 해석하기보다는, 이런 반응들이 자기대상 반응에 대한 발달적 욕구가 충족되지 못했던 과거와 관련이 있고 지금-여기 집단의 상호 작용 가운데 다시 반복되고 있다는 점을 중독자들에게 이해시키는 것이 최선이다. 자기심리학에서 깊은 영향을 받은 이러한 접근법은 중독자들에게 전형적으로 나타나는 취약성을 다루는 데서 전통적인 접근법보다 훨씬 더 지지적이고 만족도가 크며 덜 위협적이고 수치심도 덜 느끼게 한다.

역주 31) 그는 환자의 내부에서 작용하는 힘을 충분히 이해하려면 5가지 서로 다른 동기 체계를 고려해야 한다고 주장한다. 첫째는 애착과 제휴의 필요성에 대한 반응, 둘째는 정신 조절에 대한 필요와 생리적인 요구에 대한 반응, 셋째는 주장과 폭로에 대한 반응, 넷째는 부정적인 반응들에 대해 위축이나 반대로 반응할 필요가 있을 때, 다섯째는 감각적인 즐거움, 궁극적으로는 성적인 필요에 의한 반응을 말한다. 이들 체계 간에는 변증법적 긴장 상태가 있고, 그 안에서는 지속적인 상하 구조의 재편이 일어나고 있다고 본다. 그러나 이 다섯 가지 체계는 돌보는 이들로부터 호혜적인 반응이 있을 때에만 발달할 수 있다고 보고 있다(「역동 정신의학」, 하나의학사, 2002. p.77).

집단, 전이, 수치심, 대상 갈망

일단 집단 리더가 집단이라는 힘과 영향력을 이용해 중독자가 단주(약)를 해야겠다는 책임감을 내면화할 수 있게 했다면, 다음에는 그들의 물질 사용에 원인이 되는 것은 내적인 결함이라는 점을 이해하게 해야 한다. 이렇게 되려면 충분한 시간과 공간이 필요한데, 그들에게 인지 과정이 안정되고 감정적 동요를 지속적으로 감싸줄 수 있는 적절한 환경이 필요하기 때문이다. 이러한 과정에서, 약물을 사용해 감정 조절을 하는 것과 건강한 애착 행동이 어렵다는 점 사이에 어떤 관련성이 있는지 탐색해보고 이해할 수 있는 능력이 발달해야 한다.

파괴적인 힘이 성숙한 상호 관계를 침해하는 일을 탐색하는 것은, 울프1988가 말하는 '공감적 자기대상 분위기empathic selfobject ambience'에서만 일어날 수 있다. 대상에 대한 갈망, 의존심 때문에 생기는 수치심, 전이 관계와 연관되어 나타나는 적개심 등이 너무 자주 나타나고, 그 정도도 심각하여 개인 치료에서 혼자 감당하기 어렵기 때문에 집단 치료가 필요하다.

집단 치료에서는 전이 감정의 강도가 감소되고 여러 사람에게 분산될 수 있다. 집단은 안아주는 환경을 제공해서 분노나 의존심, 가까워지는 일에 대한 공포 때문에 생기는 심각한 어려움 등이 없이 적절하게 상호의존 관계를 맺을 수 있게 한다. 또 집단은 환자와 리더 사이에 일종의 안전지대를 만들어준다. 그들은 동일시를 통해서 더 안정적인 내적 자기와 대상표상들의 조합인 내적작동모델을 만들어낸다.

집단이라는 형식이 개인 치료에서 줄 수 없는 여러 중요한 치료 요소를 줄 수 있기 때문에 이러한 작업을 하기에는 훨씬 유리하다. 집단 치료에서는 중독자가 의존하고 싶거나 화를 내고 싶을 때 실제적인 위험 부담 없이 실험해 볼 수 있는 다양한 대상이 빙 둘러앉아 있기 때문에 이런 작업을 하기에 용이하다. 집단에서는 멤버의 수가 많아서 친근해진 대인관계에서 생기는 어려운 감정이나 성격 변화가 일어나기까지의 불편한 감정의 강도를 희석시킬 수 있어 좋다. 그러나 일대일 관계를 하는 개인 치료에서는 이러한 과정이 너무 위험할 수 있다. 집단 치료 장면에서는 인정받고 싶고, 의존하고 보살핌을 받고 싶은 욕구들 때문에 경험하는 강력한 적개심과 양가 감정을 충분히 견디게 해주는 안전지대의 치료적 환경이 제공된다. 대부분의 중독자는 친근한 관계에서도 나타나듯이, 개인 치료 장면에서 생기는 대상 갈망과 의존 욕구라는 강한 자극을 견디지 못한다.

코세프1975에 따르면 집단은 이렇게 되어야 한다.

> 환자의 의존 욕구가 집단 구성원들에게 분산되어 전이되기 때문에 치료사에게만 의존할 때 생기는 강력한 공포감을 막아주는 중간대상의 역할이 집단으로 전이된다. 그러려면 어느 정도 집단 안에서 자유로움을 나누고 지지해주는 분위기가 필요하다. 한편으로 환자가 자율적이어야 한다고 할 때, 처벌에 대한 공포와 좌절이 너무 심해져서 이를 막아줄 보루가 필요할 때에도 집단이 이런 역할을 맡아야 한다. 물론 이런 것은 일대일 개인 치료에서는 불가능한 일이다.[p.237]

임상 사례가 이해를 도울 수 있다.

> 메리는 회복 중인 알코올 중독자로 거의 2년 동안 단주 생활을 하고 있다. 병원에서 퇴원하자마자 프로그램에 다니기 시작했는데 아주 열심히 해서 많은 성장을 했다. 집단에 바로 적응하면서 편한 관계를 맺었으며, 아주 빠르게 여자인 집단 리더와 이상화 전이 관계를 발전시킨 것으로 보였다. 리더의 말 한마디 한 마디에 집중하고 매달리면서 리더에게서 받는 관심과 지지에 열중하고 있었다. 그러나 리더에 대한 존경심과 찬사는 1년 정도 지난 후에 갑자기 끝났다. 자기와 다른 생각을 하는 사람을 견디지 못하는 메리의 문제점을 지적한 다른 멤버를 리더가 지지한 사건 이후에 일어났다.
>
> 메리는 분노했으며 "내 문제를 지적한 그 여자는 나를 배반하고 비난한 병약

한 사람"이라고 소리쳤다. 그러나 대부분의 화는 집단 리더에게 향했다. 당황한 리더는 포용하고 해석을 통해 도와주려고 했으나 아무 소용이 없었다. 다행히 메리는, 비슷한 경험을 한 일이 있기 때문에 메리의 마음을 이해할 수 있다고 말한 다른 멤버가 있어 위안을 얻을 수 있었다.

감정 폭발이 있은 후 몇 주 동안 메리는 리더를 쳐다보려 하지도 않고 말도 잘 걸지 않았다.

그 후 두 달간이나 더 이상 집단이 안전하지 않아 떠나야겠다고 중얼거린 것 외에는 거의 말없이 지냈다. 그러나 메리는 자신이 떠나면 그리워하고 걱정해 줄 것 같은 사람들 때문에 떠날 수가 없었다. 그런 멤버들과 충분한 감정적 교류를 하고 있었기 때문이다. 결국 메리는 모임에 정기적으로 참석하게 되었다. 아직 리더와는 다소 조심스러운 관계로 거리감이 남아있었지만 다른 멤버들과는 아주 자유롭게 관계를 하게 되었다. 그러다가 서서히 리더와 가까워지더니 이제는 리더의 지시에 즐거운 마음으로 따를 수 있게 되었다.

드디어 어느 날 저녁에는 메리가 그동안 슈퍼바이저였던 리더와의 갈등에 대해 멤버들에게 얘기하기 시작했다. 리더를 직접 보면서 솔직히 털어놓고 고백을 하기 시작했다. "여러분도 알다시피, 나는 저분이 하신 말씀을 왜곡해서 받아들이고 두 달 전에 했던 것처럼 과잉 반응을 했던 것 같습니다."

해석은 더 필요 없었다. 집단은 그녀에게 안전하게 안아주는 환경을 제공했다. 내재화된 나쁜 부모 인물을 표상했던 집단 리더와의 강력한 전이감정을 메리가 해소할 때까지 집단 멤버들은 메리가 의존할 수 있는 '좋은 대상들' 이 되어 주었다. 만약 집단 멤버들이 충분히 그녀를 안전하게 붙잡아주지 않았다면 아마 치료에서 탈락해 예전에 자기를 만족시켜 주던 알코올이나 약물로 돌아갔을 것이다.

이처럼 집단에서는 전이가 여러 사람에게로 확산할 수 있어, 장기간의 회복에는 중요한 이점이 될 수 있다. 집단에서는 지속적으로 만나고 관계가 발전하면서 유대 관계를 맺기 위한 행동들이 활성화된다. 이렇게 되면 내적작동모델을 끌어내 탐색할 기회가 많아진다. 이렇게 만들어진 집단이라는 좋은 환경은 계속 되풀이되어 온 파괴적인 관계 방식을 개선하고 바꿔준다. 일단 집단이 애착 대상이 되면 더 많은 잠재적인 자기대상 후보들을 제공하고, 더 다양한 전이들을 만들어내며, 멤버들에게 특히 확장된 자기대상 기능extended selfobject functions, Harwood 1986을 확립할 가능성을 더 많이 제공하게 된다. 또 적대적인adversarial 경험과 효능감의 경험Wolf 1980[역주 32)]을 할 기회가 증가하고, 멤버들에게는 자기를 경계 지어주는 자기대상 기능self-delineating selfobject function을 경험할 가능성 또한 커진다. 자기를 경계 짓는 자기대상 경험은 분리된 자기 감각이 생기게 하는 기초이다Stolorow 등, 1987.[역주 33)]

그림 10-1은 집단 안에서 자기대상 전이들의 다양한 확장 가능성을 보여준다. 다음의 임상 사례에서는 이러한 자기대상 기능들이 집단 안에서 어떻게 활성화되어 치

역주 32) 코헛 사후에 새로운 세대의 자기심리학자들이 그의 이론을 세밀화하고 확장했다. 울프는 2가지 서로 다른 자기대상 전이의 개념을 세웠다. 하나가 '반대자적 자기대상 전이adversarial selfobject transference' 라는 개념으로, 환자가 분석가를 어느 정도 반대하면서 동시에 어느 정도는 지지를 유지하는 사람으로 경험하는 경우를 의미한다. 또한 반대해야 하는 환자의 필요성을 분석가가 받아들임으로써 환자의 자기에 대하여 자율성을 격려하는 존재로 분석가를 받아들이게 된다는 것이다. 두 번째 자기대상 전이는 '반사전이mirroring transference' 와 관련이 있지만, 극복을 하려는 내적 동기와의 관계 때문에 독자적인 이름을 가질 만큼 분명히 다르다. '효율성 자기대상 전이efficacy selfobject transference' 는 환자가 분석가의 내부에 환자 자신에게 꼭 필요한 자기대상 행동을 효과적으로 만들어내도록 허락하는 존재로 분석가를 받아들이는 것을 의미한다(「역동 정신의학」, 하나의학사, 2002, p.76-77).
「역동 정신의학」은 가바드(Gabbard)의 책을 이정태 등이 번역한 것이다. 현재 전 세계 정신과 전공의들이 제일 많이 보고 있으며 교과서처럼 공부하는 영향력 있는 책으로 평가받고 있다. 생물정신의학이 주류를 이루는 가운데 정신역동학의 중요성을 설득력 있고 다양하게 피력하고 있다.

역주 33) 객관성이라는 개념에 대한 도전으로 상호주관성intersubjectivity이라는 개념이 생기면서 논의가 활발해졌다. 단순히 방안에서 분석적 관계에 있는 두 사람이 존재하는 것만으로도 상호주관성의 상황이 존재한다고 주장한다. 격리된 마음isolated mind이라는 개념은 하나의 신화에 불과하다고 주장하면서 오히려 코헛이 버리려고 했던 상호작용적 맥락주의interactional contextualism를 주장했다(「역동 정신의학」, p.80).

역주 34) 자기대상selfobject이란 용어는 다른 사람들을 거울처럼 비춰주고, 이상화하고 근사성을 갖기를 요구하는 자기의 필요성에 반응하며, 그런 역할을 실행하는 다른 사람들을 통칭한다. 자기의 성장과 발달이라는 관점에서 보면 타인이란 독립된 사람들이 아니고 자기의 이런 욕구를 충족시켜 주기 위한 대상이다. 따라서 어떤 의미에서는 자기대상이란 사람들이 아니고 오히려 감싸주고 확인시켜주는 하나의 기능으로서 보아야 할지도 모른다. 코헛은 성장해 가면서 자기대상에 대한 요구는 없어지는 것이 아니라 평생 지속되며 신체적 생존을 위해 산소가 필요하듯이 우리의 정서적 생존을 위해 우리 주위에서 자기대상이 필요하다고 말한다.

료적 효과를 발휘할 수 있는지를 보여준다.

베티는 오랫동안 외래 집단 치료 프로그램에 다니고 있으며 1년 정도 단주 생활을 하고 있는 30대 초반의 활발하고 매력적인 여자다. 집단에서 흥분을 잘하고 다른 사람들에게 민감하게 반응하는 것이 보였다. 그러나 집단 밖에서 하는 것처럼 안에서도 다른 사람들을 얕보는 듯한 성향이 있는 것도 발견됐다. 새로운 멤버가 들어오면 바로 접근해서 강한 애착을 보이다가 바로 험담하면서 싫증을 내는 모습이 보였다. 이런 식의 행동 패턴이 계속되었다. 남자

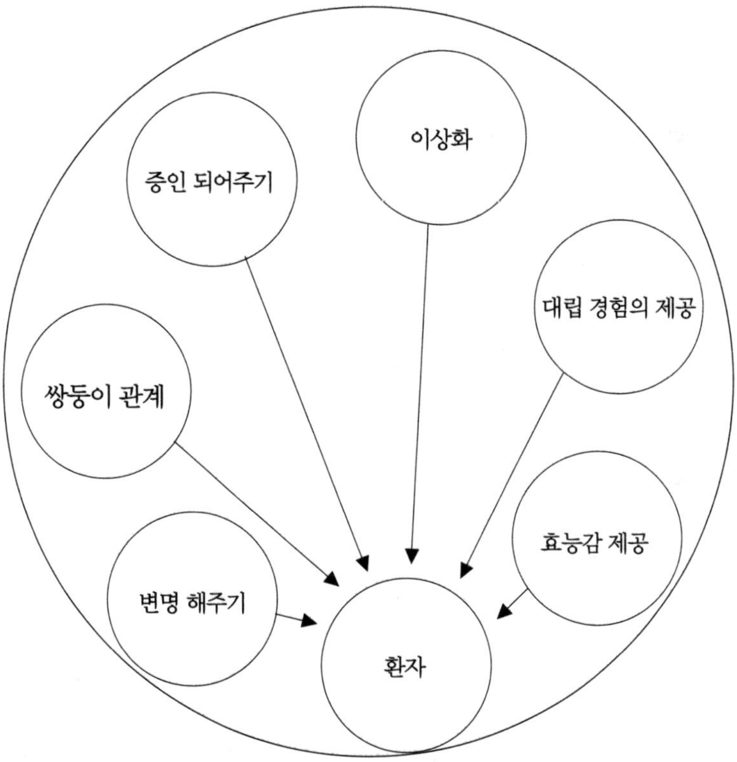

그림 10-1

어떤 대상으로서의 집단(안아주는 환경). 자기대상(감정 조절자)이란 자기 감각을 불러일으키고, 유지하고, 긍정적으로 영향을 주는 기능을 할 수 있는, 정신내적으로 숙련된 사람으로 정의된다. 역주 34)

멤버한테는 성적으로 유혹하는 태도를 보이는 데 비해 여자들은 경멸하는 것처럼 행동했다.

아들 넷에 외동딸로 지배적인 아버지 밑에서 자랐다. 그래서인지 여자들은 우습고 하찮은 존재로 보고 남자와의 관계도 사랑과 미움이 극명하게 분리되는 관계를 하는 것 같았다. 그렇지만 집단과 집단 리더에 대한 애착은 아주 강해서 그녀가 유발한 부정적인 자기대상 반응도 잘 견뎌냈다. 2명의 남자가 성적인 매력에 빠져 있었지만 다른 남자들은 조정하려는 베티의 행동 패턴을 계속 주시하고 있었다. 한 남자는 베티가 아주 도발적인 행동을 할 때도 보호하고 지지하는 모습을 보였다. 2명의 여자 멤버가 베티의 그런 행동에 문제를 제기한 데 반해 한 여자는 베티가 남자관계에서 겪는 어려움에 대해 이해하고 공감해 주었다.

여자 멤버인 앨리스가 베티의 새로운 동일시 대상이 되었다. 앨리스의 태도는 베티와는 정반대였다. 점잖고 침범하지 않는 성격 때문에 남자 환자들은 앨리스에게 항상 지지적이고, 존중하고, 받아주는 방식으로 반응했다. 베티는 앨리스한테서 과거에 어머니가 그랬듯이 피학적인 태도가 아닌 조용한 태도로 행동하는 것을 배울 수 있었다. 다른 멤버들과 함께 지내면서 베티는 오래전부터 가족 안에서 형성되었던 파괴적인 관계 패턴을 바꾸는 데 필요한 자기대상 반응들을 이끌어낼 정도가 되었다.

정리하면, 중간대상으로서의 집단의 가치는 동일시 과정을 촉진하는 역할을 한다. 동일시의 과정은 중독자로 하여금 다음과 같이 할 수 있게 돕는다.

(1) 다른 집단 멤버를 동일시해서 일련의 내면화된 분열된 자기 이미지split-image of self에서 벗어나 집단 멤버들과 동일시함으로써 좀 더 통일된 자기표상unitary representation of self으로 이동함.

(2) 마치 전체 대상인 것처럼 보이는 부분 대상(예를 들면 악한 대상으로만 보이는 치료사)에서 벗어남.

(3) 집단 리더에 의해 삼켜질 것 같은 공포가, 다른 멤버를 통해 현실적으로는 일어날 수 없는 일이라는 것은 점차로 알게 된다. 리더는 그럴만한 힘이 없는 사람이며, 집단원들이 환자와 역할을 나누는 것으로 환자가 갈망하는 치료사와의 융합fusion을 방해할 것이기 때문이다 Kosseff 1975, p.237.

코세프1975는 이 과정을 다음과 같이 요약하고 있다.

> 집단에서는 치료사의 실제 모습과 단점들을 지적하는 것으로, 환자가 치료사를 원시적 동일시primitive identification와 전능감omnipotence의 대상으로 삼는 데서 생기는 문제들을 도와줄 수 있다. 이러한 지적으로 환자가 치료사에 대해 긍정적이지 않은 태도로 대할 수도 있다는 점을 견딜 수 있게 되면서, 치료사와 처지를 바꿔볼 수 있는 능력이 생기고 자신을 더 가치 있는 존재로 보게 된다. 그러나 개인 정신 치료에서는 치료사로서 보이는 모습과 실제 치료사의 모습 간의 차이를 알아차리기가 쉽지 않다. 그런데 집단에서는 다른 멤버들이 환자가 계속 치료사 혹은 멤버들을 병적 동일시pathological identification의 대상으로 삼으려는 것을 방해함으로써 환자에게 그 사실을 깨닫도록 하여 결국은 받아들이게 한다. 또 환자 자신이 다른 사람들과 어떤 면이 다른지도 받아들이게 한다. 그러나 개인 치료에서는 치료사의 침묵이 병적 동일시 현상을 오히려 부추길 수 있지만, 집단 치료에서는 명백한 집단 행동과 상호 행동이 이런 병적 현상이 일어나는 것을 객관적으로 인지할 수 있게 해준다.
>
> 은밀하고 절박한 상황에서 생긴 치료사와의 동일시, 진정한 대상을 포기하고 내재화된(어쩌면 이상화된) 대상으로 대체, 그리고 참 자기의 가능성을 포기하고 순응적인 거짓 자기를 선택함 등은 지내온 경험들이 좋고도 다른 사람들과 구별되는, 자기에 대한 인식의 길을 열어준다. 치료사와의 융합이나 희생에 대한 위험이 사그라지면서, 환자는 분리와 진정한 개성화의 가능성에 대해 희망을 품게 된다. [p.237]

일단 치료를 마친 중독자들은 특히 불안해질 때, 다시 치료를 받으러 오려고 한다. 바로 이런 점이 평생 이용할 수 있는 AA 프로그램이 중간대상으로서 기능한다는 점을 명백히 보여준다. 많은 중독자는 AA를 떠나기 어려워하며 지속적인 접촉을 원한다. 그들은 AA 모임에서 단주 생활을 성공적으로 하는 사람이라는, 인정받는 경험을 주는 AA 활동을 통해 지속적으로 자신감을 얻는다. 이런 식으로 대상 항상성으로 정의되는 자기 승인의 감각이 생겨날 수 있다. 프로그램이 점차 모성적 기능을 하게 됨에 따라 아동기에 완성되지 못했던 것이 생겨나는데, 처음에는 중간대상으로서, 그리고 개인들이 프로그램의 가치들을 내재화하게 됨에 따라 나중에는 대상 항상성의 근원으로서 기능하게 된다.

치료 후반기의 집단 치료

집단 리더는 항상 처음 치료받는 중독자들에게 하는 치료적 조치들이 1년, 2년, 심지어 10년 이상 단주하는 중독자들에게는 아주 부적절할 수 있다는 사실을 잊어서는 안 된다. 치료 후반기에는 이제까지 가지고 있었던 병리적 성격에서 오는 문제와 다른 사람들과 진지하고 가깝게 지내는 데서 오는 어려움을 피하기 위한 여러 방어를 힘들지만 정면으로 바라볼 수 힘을 키워야 한다. 결국 중독자는 사람들과 건강한 애착 관계를 맺는 방법을 다시 배워야 한다. 이제까지는 사람들과 가까이할 수 없고 싸우지 않을 수 없었으나, 이제 술(약)에 의지하지 않고 대인관계에서 오는 갈등들을 스스로 위로하거나 감정을 조절함으로써 해결하는 방법들을 배워야 한다.

11
애착과 치료 동맹

정신 치료의 향상은 환자와 관계하는 능력을 개선하는 법을 익힐 때 가장 잘 이루어진다.

– 램버트와 바레이(2001)

삶의 최고의 순간들은 상호성과 동료의식을 통해서 온다.

– 윌 듀란트(1926)

심리학이나 정신 치료 전 분야에 걸쳐 치료에 관여하는 변수 중 치료 동맹처럼 강력한 증거를 가진 주요 개념은 없다Beutler 2000, Horvath 2001, Norcross 2001, Strupp 1998. 치료를 성공적으로 하기 위해 치료사가 제일 중시해야 하는 것은 좋은 치료 동맹을 맺는 일이라고 말하는 연구 결과들이 많다. 수많은 연구, 그리고 프로이트의 초기 논문1913까지 거슬러 올라가는, 역사적으로 축적된 전문가들의 임상 경험의 결과들은 치료 결과를 좌우하는 인자로서 작업 동맹을 어떻게 맺는가가 가장 중요하다는 사실을 말해주고 있다. 치료사와 환자 둘 다의 애착 유형에 대한 최근의 경험적 연구들은 치료에서 동맹이 실패하거나 성공하는 방식에 대해 새로운 정보를 제공해주고 있다.

이러한 연구 결과들은 치료적으로 상당히 중요하다. 중독자와 치료 작업을 할 때 어떻게 치료를 해야 하는가에 대해 많은 것들을 알려주기 때문이다. 애착 지향 치료Attachment-oriented therapy(AOT)는 사람들 사이의 관계와 암묵적 룰에 초점을 맞추고 있다5장 참조. 어떤 진정성을 주고받을 수 있는 친밀한 관계에서 나오는 질적인 변화를 유도하는 힘을 추구하는 것이다. 중독이나 모든 중독 행동은 관계나 친밀한 접촉을 제대로 할 수 있는 능력이 없어서 이를 대신하는 대체 행동이라고 할 수 있기 때문에, 중독자들을 치료 동맹 안으로 끌어들이는 도전은 굉장히 어렵고도 매우 중요한 일이다.

애착 지향의 치료 원칙

여러 다양한 정신 치료적 접근 방법을 망라해서 성공적인 치료 인자로 부가된 치료 동맹은 누가 치료사인가와 상관없이 일반화해서 쓸 수 있는 치료 인자로서 주목받고 있다. 그래서 애착 지향의 치료는 어떤 모델이냐 혹은 어떤 이론적 배경을 가졌느냐를 떠난 '범 이론적인, 즉 모든 이론적 관점을 통튼' 관점을 가지고 있다. 이러한 관점은 치료에 어떤 방법으로 접근하느냐가 아니라 치료에 어떤 태도를 갖느냐를 중시한다. 즉, 치료 기법이나 이론적 모델에 신경 쓰기보다는 누가 치료하는가와 어떻게 치료사가 환자와의 관계를 이끌고 가는가에 관심을 둔다. 그러니 아무리 정교하고 과학적으로 검증된 치료를 한다고 해도 치료 동맹이라는 기본적 요소가 만족될 때라야 치료 효과를 기대할 수 있다. 치료사가 무엇을 하는가보다는 어떻게 하면 관계를 위해 적절한 정서적 분위기를 만들 수 있는가가 더 중요하다. 그래야 환자가 치료라는 위험한 일에 안심하고 뛰어들 수 있는 분위기가 만들어지기 때문이다. 코헛1977은 발달 초기에 생긴 병리의 원인은 부모의 유별난 양육 방식이라기보다는 그 가정의 정서적 분위기라고 말한다. 마찬가지로 치료를 성공적으로 하려면 특별한 치료 기법보다는 적절한 치료 분위기가 더 중요하다는 것이다.

애착 지향의 치료에서는 전통적인 정신역동학적 모델이 말하는 것처럼 성숙해서 독립적으로 되는 것이 정신적으로 건강해지는 것이라고 보지 않는다. 보울비와 코헛도 말했지만, 정상적으로 발달한다는 것은 의존에서 자립으로 가는 것이 아니라 잘못되고 미성숙한 의존에서 성숙한 상호의존 상태로 바뀌는 것을 말한다. 이러한 관점의 변화가 중독 치료에서는 중요하다. 사람들과의 관계에서 성숙한 모습으로 의존할 수 있는 능력을 갖추는 일이 치료에서 아주 중요하다. 이제까지 의존해왔던 중독 물질(아마도 감정 조절을 위해 사용해왔지만 결국은 파괴적 의존 관계를 맺어왔던 것들)에서 벗어나 새롭게 감정을 조절해주는 성숙한 형태의 의존과 안정된 애착 관계를 찾는 일이 절대적으로 필요하다. 독립적이라는 말을 자세히 살펴보면 특히 중독자에게는 역의존counterdependence의 의미를 갖는다. 역의존은 모든 중독 과정에서 중요하게 나타나는 중독자의 자기애적 상태나 고립을 부추긴다.

애착이론에서는 정신적인 건강이나 인격적인 성숙의 정의를 독립적인 관계가 아닌 상호 의존의 능력이 있느냐 없느냐를 중시한다. 그러니까 상호의존적인 관계 안에 머물 수 있느냐가 첫 목표가 되는 셈이다. 설령 환자가 냉담해 있거나 화가 나 있거나 회피적인 태도를 보인다 해도, 애착 관계에 대한 공포심이나 여러 어려움을 공감적으로 이해하여 관계를 지속적으로 끌고 갈 수 있어야 한다. 보통 관계를 하는데 주거니 받거니 하며 여러 곡절을 겪는 협상을 하는 것이 결국은 관계를 만족스럽게 하거나 인간관계의 미묘한 것까지도 경험할 수 있게 도와준다. 이렇게 해서 결국은 치료 환경 밖의 생활에서도 사람들과의 상호 관계에서 생기는 미묘한 것들을 다루는 법을 배우게 된다.

상호 관계는 양쪽 다 이익이 되는 성장을 촉진하는 관계로 정의된다. 얽매여 있거나 공동 의존의 관계가 아닌, 상대의 경험을 잘 알고 이해하려고 노력하는 관계를 말한다. 이것은 물론 중독자와 중독자가 아닌 사람 모두에게 중요하지만, 제프리 로쓰2002도 말하듯이 '중독은 고립에서 오는 병' 이기 때문에, 상호의존의 능력은 특히 중독자에게 중요하다. 상호 존중과 신뢰감의 분위기 속에서 타인과 공감적으로 연결되는 일은 중독자에게 소외감과 외로움을 덜어준다. 이러한 관점에서 볼 때 상호성은 관계 안에 있는 각 개인에게 서로 정서를 조절해주며, 이러한 정서 조절은 정서적 안정과 정신 건강을 보증한다. 르위스 등2000이 말하기를 "전적인 자족감이란 백일몽이라는 것이 드러나고… 안정이란 당신을 잘 조절해주는 사람들을 발견하고 그들 곁에 가까이 머무는 것을 뜻한다"p.86.

모든 치료적 조치는 관계를 따라서 이동할 필요가 있다. 앞으로 얘기되겠지만, 성공적 치료의 열쇠는 어떠한 관계에서나 일어날 수 있는 불가피한 갈등을 다룰 수 있는 치료사의 능력과 기술에 달려 있다. 애착 지향의 치료 모델은 중독자의 관계 회복력을 고려한다. 의견이 안 맞고 갈등이 생겼을 때 관계를 지속시킬 수 있는 능력은 무엇인가? 동맹이 깨졌을 때 어떻게 관계를 빠르게 재조정할 수 있는가? 애착 지향의 치료는 오랫동안 애착 관계를 유지하면서 생길 수밖에 없는, 마치 밀물과 썰물처럼 일진일퇴하는 관계의 변화에 초점을 맞춘다.

이런 식의 접근은 엉켜버리거나 유아적인 만족감만 줄 위험이 있지만, 치료사가 지나치게 개입되어 생기는 역전이가 문제 되는 전통 정신분석의 모델과는 다르다. 오히려 애착 지향의 치료는 충분히 개입되지 못하거나 너무 거리를 두는 것을 염려한다. 결론적으로 애착 지향의 치료는 치료기법의 변화 혹은 심지어 이론의 변화보다는 원칙의 변화를 더 중시한다. 서로 존경하고 신뢰하고 책임감을 발달시키는 관계가 얼마나 중요한지를 더 강조한다. 환자 스스로 충심으로 관계를 맺을 때 다른 사람을 받아들이고 알게 될 뿐만 아니라 자기 자신을 받아들이고 알게 된다. 물론 이러한 일은 혼자 고립된 상태에서는 절대 일어날 수 없다.

다른 사람과 자신에 대해 깊이 있게 얘기를 나누는 일은 성인이라고 다 도달할 수 있는 기능이 아니다. 다른 사람과의 관계 안에서 자신의 감정을 소통하는 일은 중독자들이 소유하고 있지 못한 기술이다. 자기 자신을 알고 이러한 앎을 타인과 나누는 데는 자신의 감정을 말로 표현하는 능력이 필요하다. 속말이나 메에아레스 1993가 자기 이야기self-narrative이라고 지칭했던 것을 발달적으로 성취할 필요가 있는 것이다. 애착이론은 특히 마가렛 메인1995의 업적과 그녀가 계발한 성인애착면접AAI을 통해 아동기 때의 애착 유형과 성인의 구술 유형 사이의 상관관계를 보여주었다. 포나기 등1994은 반사적 자기 기능reflexive self function: RSF, 즉 자기와 다른 사람과의 관계에 대해 생각할 수 있는 능력이 친밀감을 위해서 반드시 필요하다고 한다. 자신의 과거를 자세히 말하는 것은 자신과 다른 사람을 아는 데 필요한 결정적 열쇠와도 같다. 홈즈1996가 말한 바와 같이, "속말을 할 수 있는 능력이 있다는 것은 다른 사람과 친밀하게 지낼 수 있다는 뜻이며 자신을 아는 것은 다른 사람을 아는 것과 밀접한 관련성이 있다" p.14.

다음 임상 사례가 이러한 원리를 자세히 보여준다.

> 앤드루는 5년 이상을 단주 생활을 했으며 정신 치료 집단에 오기 전에 AA에 적극적으로 다녔다. 몇 주가 지난 후, 집단 리더와 멤버들은 앤드루가 다른 사람들과 관계하는 스타일을 실망스러울 정도로 분명히 알게 되었다. 집단 안에서 실시간으로 재현되는 감정적인 문제들을 보면서 실제 대인관계에 심각한 어려움을 겪고 있었음을 알 수 있었다. 그는 다른 사람들의 아픈 경험과 이야기에 대해 지지적이고 동정할 수는 있었으나, 물론 한 번 정도는 필요한 교류를 했지만, 경험의 역사적인 내용을 넘어서는 것이 필요할 때는 다른 사람과 함께 머물러 있을 수 없었다. 앤드루의 이야기 스타일 중의 일부는 AA 모임에서 반복적으로 참여해서 만들어진 것 같았다. AA 모임에서는 대부분 돌아가면서 대본을 읽는 듯한 다소 상투적인 이야기 구술을 하고, 서로 나누는 대화는 강하게 제지하는 분위기이다. 앤드루는 자기가 얘기를 할 때 중간에 다른 사람이 개입하는 것을 견디지 못했다. 집단 멤버들은 그의 아픈 과거 일들의 수렁에 빠져 꼼짝할 수 없었기 때문에 산만해지면서 졸음을 참을 수가 없었다. 멤버들은 미안한 느낌이 들었지만 그의 감정에 끌려들어 갈 수 없었다. 문제는 새로운 멤버들이 처음 집단에 와서 강제로 자기 이야기를 해야 할 것 같다

는 압박감을 느끼는 것이었다. 보통 새로 오는 멤버들은 다른 멤버들이 이야기하는 것을 들으면서 시간을 보낸다. 앤드루의 문제는 자기 이야기에 스스로 빠져 있다는 것이었다. 거기에다 기계적이고 동어 반복적이었다. 집단 리더는 앤드루에 관한 무관심과 싫증, 기계적인 반응을 피하기 위해 의도적으로 노력할 수밖에 없었다(예: "끔찍하네요, 끔찍한 어린 시절이었군요, 그들이 그렇게 했다니 믿을 수 없군요" 등). 그렇게 해서 앤드루의 감정을 직접 다룰 수 있도록 유도했다. 메인이 말한 이야기 스타일과 애착에 관한 연구를 활용하여 치료사는 실제로 일어난 일과 이야기 속 사실을 구분할 수 있었다. 이야기의 내용보다는 이야기의 형태에 초점을 맞춰 치료사는 집단과 앤드루에게 앤드루가 과거 이야기에 집착하는 것은 잠재적인 보호자에게서 애착 행동을 불러일으키려는 희망 속에서 과거의 고통과 상처에 매여 있게 하는 수단이 되고 있음을 알게 해주었다. 여기에서 집단 리더가 취한 행동은 환자들이 무엇을 말하는가보다는 환자들이 어떻게 말하는가에 더 주의를 기울일 때 더 유익하다는 점을 상기시켜주었다.

중독과 작업 동맹

정신 치료 전반, 특히 중독 치료에 적용된 애착이론은 치료 장면에서 환자에게 어떻게 접근할 필요가 있는지에 대해서 중요하고 광범위한 함의를 갖는다. 애착이론은 새로운 이론이기보다 관계에 관한 새로운 사고방식이다. 특히 발달하는 아동들에게 애착이 제공하는 중요한 발달적 기능들과, 애착이 성숙한 성인들에게 제공하는 중요한 조절 기능에 관한 새로운 사고라고 할 수 있다.

그러나 치료적 기술도 작업 동맹의 형성만큼이나 중요하지만, 기술만으로는 대부분의 환자, 특히 중독으로 고통당하는 환자들이 치료사에게 가져오는 문제들을 해결할 수 없다. 좋은 이론과 이 이론에 따른 치료 기술들을 적절하게 사용할 수 있도록 훈련받는 일 또한 매우 중요하다. 그렇지만 램버트와 바레이2001의 말처럼, 애착 능력을 만들어주고 치료 동맹으로 인도하는 것은 바로 관계할 수 있는 치료사의 능력이다. 치료 동맹 없이는 환자에게 좋은 영향을 미칠 수 없다. 애착이 형성되지 않으면 치료사는 애착이론이 지시하는 치료적 기술들을 적용할 기회가 없다. 스트룹1999은 이론, 치료적 기술, 치료 동맹을 형성하는 능력이 하나로 통합되는 것이 왜 중요한지를 설명한다.

> 나는 어느 때보다도 강력하게 치료적 기술이 유능한 정신 치료사의 표시라고 믿는다. 치료적 기술들은 내가 치료적 목적을 향해 인간관계들을 능숙하게 다루는 것이라고 칭한 것으로 무장하고 있어야 한다. 내 생각에는 이러한 치료적 기술이 치료사의 개입을 가이드하는 지도 역할을 하는 이론(커트 르윈의 말을 빌자면, 좋은 이론만큼 실용적인 것도 없다)을 단단하게 뒷받침해주는 것 같다. 반데빌트에서 관찰한 것들 중의 하나로, 나는Strupp and Hadley 1979 숙련된 정신 치료사와 전혀 훈련이 안 되었지만 친절한 대학교수들을 비교해서 연구했다. 대학교수들은 불과 몇 시간의 치료 후에(말 그대로 인용하면) "할 말이 바닥나버렸다"고 흔히 말했다. 즉, 자료들의 바다에서 표류하며 어떻게 구성하고 진행해야 할지 몰라 했다. 마지막 분석에서 하나의 이론은 비교적 직설적으로 나타날 수 있다. 그러나 이론은 '문제'를 형성하는 것이 무엇이고 그것을 해결하기 위해 무엇이 행해져야 하는가에 대한 근거가 되어야 한다. 똑같은 이유로 치료사는 정신 병리의 복잡함과 방어 기제의 특성, 발달 상의 문제들과 수시로 변하는 인간관계 등을 잘 인지하고 있어야 한다. [p.35]

스트룹의 권유처럼, 애착이론도 중독의 문제는 건강하게 감정을 조절해주는 관계를 형성할 수 없는 무능력에 대한 해법의 결과라고 정의한다. 치료사가 중독 문제를 해결하거나 문제를 없애기 위해 먼저 해야 할 일은 중독자를 설득해 중독 대상에서 분리시키는 일이다. 그래야 치료나 회복 쪽으로 애착대상을 바꿀 수 있다. 애착이나 치료 동맹을 만들고 유지하려면 무엇이 중독을 만드는가에 관한 지식과 특별한 기술이 필요하다. 그래야 앞에서 말한 스트룹의 친절한 교수들처럼 탈진해서 바다에 표류하는 일이 없다.

다음 임상 사례는 중독 병력이 있는 새 환자가 얼핏 서로 상관없어 보이는 자료들을 제시할 때 치료사가 애착이론을 사용해서 이것들을 어떻게 조직하는지를 보여준다.

> 뉴욕에 있는 수잔의 옛 치료사가 이제는 진급되어 시카고 법인 지사장으로 발령받은 수잔을 소개해주었다. 전 치료사는 수잔에 대해 좋게 평했다. 최근 5년간 열심히 치료했고 코카인 중독에서도 벗어났으며 어렸을 때 받은 정서적 신체적 학대로 생긴 어려움도 많이 좋아졌다고 말했다.
>
> "그러나" 그 치료사는 조심스럽게 말했다. "그녀가 극복할 수 없을 것 같은 문제 하나가 계속 남아 있습니다. 강박적으로 쇼핑을 많이 하는 바람에 항상 빚을 지고 있어요."
>
> 수잔이 처음으로 면담을 하기 위해 찾아왔다. 아주 말쑥하게 차려입고 나타났는데 매끄럽고 검은 아르마니 세트와 페라가모 구두, 롤렉스 금시계 등 온통 명품으로 치장하고 있었다. 큰 키에 마르고 매력적인 외모가 마치 패션 잡지 보그의 광고 모델처럼 보였다.
>
> 또한 그녀는 정서적으로 혼란을 겪고 있었다.
>
> 정신이 멍해질 만큼 스트레스를 받고 있던 그녀는 풀이 죽은 채로 최근의 전근, 새로운 직책, 아버지의 죽음, 남자친구와의 결별, 옛 치료사와의 이별 등에 대해 말했다. 그녀의 얼굴은 우울하고 긴장돼 있었으며 시선을 잘 맞추지 못했다. 손가락은 신경질적으로 손톱으로 뜯어서 그런지 멍이 들고 피가 맺혀 있었다. 먹지도 자지도 못해 AA 모임에도 제대로 못 나간다고 했다.
>
> "운동도 중단했어요." 그녀는 슬픈 표정으로 말했다.

"코카인 할 때 최악의 상태에서도 최소한 한 가지는 할 수 있었죠."

"왜 운동을 중단했나요?" 치료사가 물었다. 수잔은 잠깐 바닥을 물끄러미 바라보더니 말했다. "아파트를 나오고 싶지 않았던 것 같아요. 이렇게 불쌍하게 있는 날 누가 보는 게 싫었거든요."

"당신은 고립돼 있어요. 그건 중독 치료에 치명적이지요." 치료사가 말했다.

"알고 있어요." 수잔이 치료사를 보면서 살며시 웃더니 고개를 끄덕였다.

"어쩔 수가 없는 거 같아요. 제가 할 수 있는 일이라곤 오직 일하는 것과" 수잔은 잠시 멈추더니 고개를 흔들면서 "…쇼핑이죠"라고 말했다.

치료사가 말을 하려고 하는데 수잔이 먼저 말을 했다.

"제 신용카드는 이미 바닥이 났어요. 네이만 마르쿠스 회사에서는 경고장이 날아왔고 삭스 지사에서는 계좌를 폐쇄하겠다고 경고했어요. 5천 달러나 연체돼 있거든요." 그녀는 눈썹을 찌푸렸다. "차라리 지금 정지를 시켰으면 좋겠어요. 5천 달러나 빚이 있어요." 수잔은 머리를 감쌌다. "저도 왜 이렇게 됐는지 모르겠어요." 치료사를 올려다보면서 그녀가 말했다. 화난 얼굴이었다. "마약 밀매상보다 더한 놈들이에요. 아시잖아요. 아르마니에서 신제품이 나오면 바로 연락해서 제일 먼저 사게 만드는 거요."

"마치 콜롬비아에서 막 가져온 질 좋은 마약을 우수 고객에게 알리는 마약 밀매상과 같군요."

"바로 그래요!" 수잔이 두 주먹을 불끈 쥐었다. "지금 5천 달러 빚이 있는데도 불구하고 아직 카드를 연장해주고 있어요. 아주 야비하게 이용하는 거죠."

"그런데 왜 계속 전화를 받는 거죠?"

뻔한 대답이 나올 걸 알면서 치료사가 물었다. 아주 슬픈 기색이 수잔의 얼굴을 스쳐갔다.

"그래요. 바바라라고 제 개인 상품구매 담당이 있는데 제게 아주 잘해줘요. 이제 저한테 연락을 주는 사람은 그 여자밖에 없어요. 저에게 친절하게 대해주는 유일한 사람이죠. 물론 그게 그 여자의 직업 때문이라는 건 알지요. 그렇지만 정말로 날 좋아해요. 그 여자와는 대화를 나눌 수가 있어요."

수잔의 눈에서 눈물이 쏟아져 나왔다.

"저주스러워요. 내게 잘해주는 사람을 이렇게 그리워할 정도로 불쌍한 처지가 된 겁니다."

"아니에요. 저는 그렇게 생각하지 않습니다. 누구나 그런 욕구는 있어요. 누구든지 내게 잘해줬으면 하는 마음이 있지요." 치료사는 수잔 쪽으로 다가가면서 안심하라는 듯한 자세를 취했다.

"자, 문제는 거기에 있지 않습니다. 진짜 문제는 그곳에서 그것을 얻으려고 계속 노력하고 있다는 겁니다. 마치 흘러간 옛 노래를 계속 부르고 있는 것과 같지요. 여러 해 전에 유행하던 노래 '전혀 잘못된 곳에서 사랑을 찾고 있어요 Looking for Love in All the Wrong Places' 처럼."

수잔은 억지웃음을 보였다.

"맞아요. 그런데 어떻게 이런 지경에서 빠져나올 수 있죠?"

"이것도 하나의 중독으로 보는 겁니다." 치료사가 말했다.

"다행인 것은 당신에게 문제를 해결할 수 있는 좋은 모델이 있다는 겁니다. 코카인 중독에서 작용하는 원리와 같은 원리가 쇼핑에도 적용되지요."

수잔은 이마에 주름을 잡으며 "혼란스러워요. 공통점을 잘 모르겠네요."

"자 보세요." 치료사가 손가락을 하나하나 꼽으면서 말했다.

"첫 번째, 감정과 스트레스에 압도당하는 생활을 하고 있지요? 두 번째, 기분을 조절하기 위해 약물을 한 것처럼 쇼핑도 마찬가지 아닌가요? 세 번째는 고립돼 있어요. 유일하게 진심이 통하고 접촉할 수 있는 사람은 구매 상담자들뿐입니다. 네 번째는 이 사실을 부끄러워하고 자존심이 많이 상해 있잖아요."

수잔은 망설이면서 자기 앞에 서 있는 치료사의 네 손가락을 봤다. 그러더니 고개를 끄덕였다.

"그런 것 같네요."

"보세요. 고립되는 것과 아픈 감정들을 자기 혼자 혹은 이런 감정을 도와줄 사람들보다는 어떤 물질을 이용해서 해결하려는 것이 바로 중독이란 놈이에요. 지난 몇 달간의 이별 때문에 치료사와 남자친구와 AA 집단마저 더 이상 당신을 도울 수 없게 됐죠. 결국, 바바라나 구매 상담원들 같은 나쁜 사람한테 돌아가거나 쇼핑 같은 것으로 고독감과 고립감을 해소하려고 했던 겁니다."

연구와 치료 동맹

노련한 임상의사라면 이미 직관적으로 알고 있는 것에 관한 경험적 증거들이 있다. 뛰어난 치료 기술을 가진 치료사는, 치료적 관계를 발달시키고 유지하는 것이 특별한 치료 기술이 영향력을 발휘할 수 있는 분위기가 되어주므로 치료사-환자 관계의 질이 성공적인 치료에 가장 중요한 치료 인자임을 안다. 친근한 애착 관계를 형성할 수 있는 능력과 애착 관계가 갖는 의미에 관한 연구, 그리고 작업 동맹 등이 중독과 반비례한다는 연구 결과가 있기 때문에 치료에 성공하기 위해서는 이러한 변수들이 중요한 의미를 갖는다. 다른 애착 유형들이 치료 동맹을 형성하는 개인의 능력에 어떻게 영향을 주는가에 대한 간단한 연구들과, 강한 치료적 관계가 치료 결과에 미치는 영향 등은 왜 애착 지향의 치료가 중독 치료에서 그렇게 중요한지를 설명해준다. 최근 10년 동안 미국 심리학회APA에서는 일련의 태스크포스 팀을 구성하여 조사연구를 지원했다Chambless와 Holland 1998, Chambless 등 1996, Nathan 1998, 심리학적 치료 과정 증진과 확산에 관한 연구를 위한 특별위원회 1995. 지원은 심리치료 지침을 세밀화하기 위한 경험적 연구를 위한 것이었다. 이 조사 연구의 목적은 통제가 잘된 연구에서 검증되고 어느 정도 방법론적으로도 유효한 여러 장애를 밝혀내려는 것이었다. 경험적 연구에서 기법과 과정이 검증된 치료들은 일정한 횟수의 면담을 위한, 고정되고 제한된 매뉴얼을 따르게 되어 있고 성인들에게만 사용할 수 있게 되어 있다.

태스크포스 팀에서 마련한 치료에서 강조하는 점은, 간결하고 말끔한 지침을 하나의 모델에 따라 지키는 동시에 경험이 많은 치료사가 여러 치료 경험에서 배운 것들을 배제하라는 것이다. 이렇게 표준화된 치료는 연구자들의 임상 경험을 강조하는데, 이러한 것은 표준화된 치료 매뉴얼에 따라 해야 할 것들을 그대로 요구한다. 결국 경험적으로 검증되고 지지된 치료 과정에 합치하는 모든 치료 방법들은 치료 매뉴얼처럼 읽는 것으로 끝이 난다.

이렇게 과정을 엄격하게 따를 것을 강조하지만, 이렇게 하는 것이 약점이 될 수도 있다. 매뉴얼은 공급자와 감독 치료사들의 활동을 어떤 규정에 따라 훈련하는 데 사용되기 때문에, 모든 사람이 똑같은 치료를 하게끔 치료가 표준화되어 있다. 이런 접근 방법은 장단점이 있다. 피할 수 없는 함정은 매뉴얼들이 치료를 표준화하는 데만 열중하다가 결국 한 인간이자 변화의 중요한 주체인 치료사를 배제하게 된다는 점이다. 그 과정에서 치료사는 성공적인 치료 결과에 가장 중대한 변수임에도 불구하고 변수로서 약화된다Norcross 2001. 실증 연구에서 검증됐다는 매뉴얼에 따른 치료가 치료사를 단지 매뉴얼대로 실행하는 사람으로 묘사한 것은 불행한 일이다. 노어크로스도 주장하듯이, 이러한 관점은 치료가 진행되면서 종종 진단명이 변화되는 환자들과의 강렬한 대인관계적 정서적 추구를 경험한 노련한 치료사들의 입장과는 판이하게 대조된다. 너무도 분명한 사실은, 치료사와 치료적 관계가 표준화된 정신 치료의 응용 요소로서 경험적으로 타당성이 입증될 수 있다는 점이다.

전 태스크포스에서 취한 편향되고 모순된 방향에 반발해서 미국심리학회 정신 치료 분과Division 29에서는 치료사와 치료적 관계의 변수를 설명하지 못하는 치료 테크닉들과 대조해서 경험적으로 지지된 관계들에 대한 정보를 확인하고 조작화하고 유포하기로 결정했다. 수많은 경험적 연구 결과들을 검토한 결과, 태스크포스 팀은 다음과 같이 결론을 내렸다.

- 어떤 치료법이냐에 상관없이 치료적 관계는 정신 치료 결과에 실질적이고도 지속적인 기여를 한다.
- 실행 가이드라인과 치료 가이드라인은 촉진적 치료 관계를 지원해주는 치료사의 행동이나 자질들을 명료하게 언급해야 한다.
- 치료적 관계를 포함하지 않고 실행 가이드라인이나 증거 중심의 효과적 정신 치료 리스트들을 보급하고자 하는 노력은 매우 불완전하며 임상적으로나 경험적으로 오도할 가능성이 있다.
- 치료적 관계는 신중한 개입, 환자의 성격 특성, 임상의 질 등과 함께 치료의 효능을 결정한다.
- 치료적 관계를 환자의 특정한 요구 및 성격 특성들(진단명도 함께)에 맞추는 것은 치료의 효능을 강화한다. [조정위원회, 태스크포스 29분과 권고, p.495]

결론적으로 태스크포스 29분과 의장은 치료사라는 사람이 가지고 있는 치료적 힘과 그가 환자와 맺는 관계는 매뉴얼화된 정신 치료 요법만큼이나 경험적으로 검증될 수 있으며, 더 중요한 것은 치료적 관계의 효과는 치료 결과에서 더 강력하게 입증되었다고 주장했다. 다음의 진술은 이 문제에 관한 29분과의 입장을 요약한 것이다.

> 여러 연구에서 보이는 일반적 흐름처럼, 환자의 기존 성격들을 탓하는 것으로는 설명할 수 없는 광범위한 치료 결과 변수들이 기술이나 학파와 상관없이 치료사 개인의 차이점이나 환자와 치료사의 치료적 관계를 개입시킨다. 이것은 지난 30년 동안 경험적 연구의 주요 내용이다. [Henry 1998, p.128]

동맹이란 무엇이고 왜 중요한가?

어떤 사람들은 치료 동맹을 사소하게 생각한다. 애착 지향의 치료도 단순히 돌봐주는 좋은 사람과 맺는 좋은 관계 정도로서 누구든지 별 훈련 없이도 할 수 있는 것으로 생각한다. 그러나 실은 따뜻하고 좋은 사람이 좋은 정신 치료를 하는 것 이상의 역할을 한다. 치료 동맹의 중요성을 칼 로저스의 재탕 정도로 오해하는 일을 막으려면 몇 가지 분명히 해야 할 것이 있다. 노어크로스2001는 효과적이고 훌륭한 치료적 관계를 만들기 위한 기법에 대해 말하면서 그 과정에서 생기는 복잡한 문제들을 제시한다. "효과적인 치료를 할 수 있는 정신 치료사는 특별한 방법을 쓸 수 있는 사람으로서 강력한 치료적 관계를 맺을 수 있고 각각 다른 사람과 상황에 따라 다른 방법과 관계 거리를 적절하게 유지하면서 응할 수 있는 사람이어야 한다는 연구 결과가 있다. 이렇게 되려면 상당한 훈련과 경험이 필요하다. 누구든지 정신 치료를 할 수 있는 것이 아니다." p.353

스트룹1998은 일련의 고전적인 그의 반데빌트 연구에서, 치료 도중의 조기 탈락이나 치료 실패의 가장 큰 원인은 치료사와 환자의 관계에서 생긴다고 말한다. 특히 이런 실패는 서로 비난하거나 부정적인 감정, 혹은 만족스럽지 못해 문제가 복잡해질 때 일어난다. 자신감 있고 유능한 경험자라도 이른바 '부정적 상보성negative complementary'의 문제를 효과적으로 다루기란 쉽지 않다. 스트룹은 이렇게 설명한다. "내가 말하는 부정적인 상보성은, 정신 치료에서 치료하고자 하는 딱딱한 껍질 속의 '질병'으로, 중요성을 갖는 타인들과 더불어 대인관계적 문제들을 실연하고자 하는 인간의 편재된 성향을 뜻한다" 1999, p.35. 수십 년의 연구 결과가 주요 치료 인자는 치료적 관계의 질에 달렸다는 사실을 보여주고 있다. 이 문제에 관한 연구논문을 검토한 결과 램버트와 바레이2001는 강력한 실증을 바탕으로 이러한 입장을 지지한다. "정신 치료의 향상은 환자와 관계하는 능력을 개선하는 법을 익힐 때 가장 잘 이루어진다."

다행히 환자와 관계를 잘하게 하고, 그렇게 함으로써 성공적인 치료에 좋은 영향을 미치는 강한 치료 동맹을 촉진하는 변수들에 대한 연구들이 많이 있다. 다양한 환자들과 이러한 관계를 맺는 일이 쉽지만은 않다. 여러 문헌에서도 말하지만 동맹을 맺는 능력은 단순히 훈련을 받거나 경험만 쌓는다고 되는 일이 아니다. 더구나 중독자들처럼 문제의 심각성에 비해 동기가 낮으면 치료 과정에 참여시키기가 결코 만만치 않다. 다른 치료들을 요구하는 등 환자 쪽의 변수들이 너무 다양하지만, 치료사는 좋은 치료 동맹을 유지하고 여러 변수에도 불구하고 안정적이면서도 강력한 치료 결과를 위해 예민한 반응과 지속적인 노력을 해야 한다.

호바쓰2001는 이러한 문제에 대한 연구논문을 검토한 후 치료 동맹의 중요성을 아래와 같이 요약하고 있다.

> 20년간의 실증연구 결과 치료사와 환자가 맺는 동맹 관계의 질이 치료 결과와 지속적인 관련이 있었다. 이러한 관계의 중요성은 치료의 유형과는 상관이 없었고, 치료 결과가 치료사의 입장에서 평가된 것인가 혹은 환자나 관찰자의 입장에서 평가된 것인가도 상관이 없는 것으로 보인다. 얼마나 강하게 연결돼 있는가는 치료 중 비교적 일정하게 유지되는 것으로 보이지만 환자는 처음에 생긴 동맹이 훨씬 임상적으로 유용한 지표가 되는 것 같다고 보고한다. 성공적인 치료를 보면 치료사나 환자 모두 치료 내내 동맹 관계를 잘 유지했다고 한다. 최근 연구에 의하면 치료사의 기술적인 문제와 인간적인 요인이 좋은 치료 동맹을 발전시키는 데 영향을 미친다. 물론 치료사의 훈련 수준과 동맹 관계의 질의 관계는 일정하지 않지만, 더 잘 훈련된 치료사가 심한 환자와 더 좋은 치료 관계를 만들 가능성이 높다 [p.365].

좋은 치료 동맹이 치료 결과에 미치는 영향을 생각해볼 때, 치료사와 환자 모두가 동맹에 기여한다는 것을 이해하는 일은 중요하다. 동맹을 형성하는 모든 복잡한 요인들을 전체적으로 평가해볼 때, 동맹의 개념을 환자가 치료사에게 갖는 전이로 한정시키는 초기의 단순화된 개념에서 벗어나는 것이 중요하다Freud 1913. 현재 치료 동맹의 개념은 치료 과제와 치료 목표에 대한 합의, 그리고 치료사와 환자 간의 상호 신뢰, 수용, 믿음의 형성에 관한 합의로 정의된다. 그러나 이러한 치료 동맹에 각자가 기여하는 바를 온전히 평가하려면 치료사와 환자의 애착 유형을 조사해야 한다.

애착 유형과 치료 동맹

마이어와 필코니스2001는 애착 유형과 치료 결과에 관한 논문들을 검토한 결과 각각 다른 애착 유형이 치료 동맹의 강도나 형성 속도에 영향을 준다는 많은 증거를 제시할 수 있었다. 치료사와 환자의 애착 유형은 동맹 형성에 기여한다. 각자 치료 관계에 뭔가를 가져오는데, 치료 도중에 생길 수밖에 없는 동맹의 손상이나 공감 실패를 두 사람의 관계가 수용, 복구할 힘이 있는가를 결정하는 것은 바로 두 사람의 조합된 관계 능력의 세기이다. 물론 관계 속에서 일어나는 불가피한 어려움을 해소할 책임은 치료사에게 더 많다. 달리 말하자면 치료는 두 사람 사이의 관계라고 묘사할 수 있는데, 이 관계에서는 한 사람이 다른 한 사람보다 문제를 덜 가지고 있다. 우리는 이 한 사람이 바로 치료사일 것으로 희망해본다.

애착이론은 환자와 치료사가 치료적 관계를 형성하는 데 기여하는 역할에 대해 점점 더 강조하는 방식으로 임상 작업을 인도한다. 이것은 역사적으로 형성된 전이의 전형적 개념을 수정하라고 요구한다. 이제 더 이상 전이는 일차적으로 환자에게서 생겨나는 것으로 간주되지 않는다.

자기심리학과 상호주관성 이론Stolorow 등 1987은 어떤 관계에서나 일어나는 상호 관계를 이해하는 데 이론적 관점을 제공한다. 모든 심리 현상은 다른 사람의 주관적 세계와 자기가 가지고 있는 주관적 세계의 상호 작용으로 만들어진다. 다른 사람의 상호주관적 세계와 자기의 상호주관적 경험의 상호 작용에 의해 하나의 시스템이라는 것이 만들어진다. 그래서 관계란 서로 협력해서 만들어지는 것이다. 갠스와 아론소1998가 말하듯이, "간단히 말하면 내가 너와 같이 있는 방식이 너와 내가 있는 방식을 결정하며, 이렇게 서로 주고받는 영향이 더 겸손하면서 실제적일 것이다." 바꿔 말하면 나와 너, 너와 나의 관계 방식은 너와 그 여자, 나와 그 남자의 관계 방식과 다르다는 것이다.

치료에서 치료사가 가진 상호주관적 세계는 환자가 가진 상호주관적 세계에 의해 영향을 받기도 하고 서로 영향을 주고받기도 한다. 대부분의 경우 치료의 성공은 치료사의 행동이 환자의 정서적 요구에 의해 얼마나 영향을 받는가를 결정한다. 브란샤프트와 스톨로로우1988가 말하듯이, "치료 상황에서 드러난 병리와 그 이후의 과정은 환자가 가지고 있는 장애와 그 장애를 이해할 수 있는 치료사의 능력에 의해 항상 결정된다p.251. 겉으로 드러난 병리는 전적으로 환자의 내부에 있는 병리적인 정신내적 근원으로부터 발생하지는 않는다. 치료란 환자의 애착 유형, 혹은 전이와 치료사의 애착 유형, 혹은 전이 사이의 상호 작용이다. 여기서 전이는 환자가 가진 내적작동모델IWM에 맞게 치료사를 변화시키려는 시도라고 이해할 수 있다. IWM은 "너와 관계하기 위해서 내가 어떻게 행동해야 하는지"를 지시한다. 치료사가 변화되는 정도만큼, 치료사는 자신의 역전이나 환자의 투사적 동일시에 사로잡혀 있다고 할 수 있다.

환자와 치료사 요인에 대해 토론할 때는 치료 동맹이나 성공적인 치료에 기여하는 흔히 알려진 치료사 변수(예: 대인관계 유형, 공감능력, 온화함, 화합하는 마음, 진정성)와 환자 변수(예: 동기, 애착 유형, 진단, 대상관계, 병적인 심리)를 서로 구별하는 것이 중요하다. 이러한 개념은 서로 배타적이거나 분리된 개념이 아니라 상호의존적이며 겹쳐 있는 개념이다. 스트룹1999은 뷰틀러 외1994의 연구 결과를 인용하면서 말하기를 "정확하게 말하자면, 치료적 관계는 치료사만의 능력이 아니라 치료사와 환자가 서로 의존하는 일련의 과정이다"p.34. 뷰틀러나 스트룹은 치료사의 자질과 환자의 자질 간의 중요한 차이점을 그리고 있다. 치료적 관계에 기여하기 위해 노력하고 있지만, 그것은 각자 타고난 능력에 의한 것이기보다는 서로 주고받는 관계를 통해 만들어지는 무엇이다. 연구 결과를 보면 치료 기술과 능력이 뛰어난 치료사는 환자와 치료적 관계를 효과적으로 만들고 유지할 수 있다. 환자는 여러 어려움을 초래하는 성격과 과거의 여러 경험 때문에 치료적 관계를 제대로 유지할 수 없다. 그러나 사실은 이렇게 어려운 환자일수록 가장 많은 도움을 받을 수 있다.

치료사의 기여도

여러 해 전, 얼빙 포스터와 미리암 폴스터1974는 치료사의 인간성이 정신 치료를 성공적으로 이끄는 열쇠라고 주장했다. 대부분의 뛰어난 치료사는 사람들이 가지는 다양한 정서 수준에 쉽게 접근할 수 있는 활달한 사람이라는 것이다. 친절한가 하면 거칠고, 심각하면서 재미있고, 배짱이 있으면서도 조심스러운 성격이라는 것이다. 폴스터는 환자가 이런 성격의 치료사와 많은 시간을 함께 보내면서 문제들이 사라질 것이라고 말한다. 환자는 좌절을 수용하고, 일으키고, 견디고, 다룰 줄 아는 사람을 경험할 기회를 얻게 된다. 결국 환자는 놀랍고 예기치 못한 일을 만날 때 자신의 성격들을 숨기지 않고 그것들을 맞이하는 인간이 된다는 것이 무엇인지 배우게 된다. 이러한 태도는 치료사가 자신의 삶을 충실히 살았을 때 가능한 일이다. 치료사는 공포와 불안, 용기와 의존 같은 것을 반드시 알아야 한다. 사랑을 두려워해서는 안 되며 화를 내는 데도 익숙해야 한다. 칼 야스퍼스1975가 말하는 '무한한 소통unlimited communication' 능력이나 폴스터가 말하는 '접촉의 달인connoisseur of contact'의 능력이 있어야 한다. 또한 프란츠 알렉산더1950가 말하는 '역동적 이성', 즉 지금 환자를 있는 그대로 볼 수 있으면서 동시에 어떻게 지금의 모습이 되었는지도 볼 수 있어야 한다. 치료사는 테오도어 라이크1954가 '제3의 귀'라고 부르는 것을 가지고

들을 수 있어야 한다. 그러나 치료사는 항상 이해하려고 노력하는 동안에도, 억지로 설명하거나 해석하기보다는 이해하려고 해도 잘되지 않을 때 생기는 긴장을 참아낼 수 있어야 한다. 라이크가 말하듯이 "잘못 이해하는 것보다 아예 이해하지 못하는 것이 낫다." 치료사에게 가장 중요한 것은 환자가 가지고 있는 감정의 악마뿐만 아니라 자기 마음속에 있는 감정의 악마도 찾아내 더불어 편안해질 수 있어야 한다. 마틴 부버1963는 때로 치료사가 감정적 부담이 지나쳐, 자신의 전 존재를 걸고 병든 영혼의 세계를 탐험할 수 없게 된다고 말한다. 부버는 늘 그렇듯이 웅변조로 이러한 탐색에 대해 묘사한다.

> 어떤 사례들에서는 치료사가 자신이 하고 있는 것 때문에 공포를 느낀다. 지금 자신이 하고 있는 것과는 완전히 다른 것을 해야 하는 게 아닌지 의심이 들기 때문이다. 자신의 직업과 부조화된 어떤 것, 자신의 직업이 규정하는 것들을 위협하는 어떤 것을 자기가 하고 있지 않나 의심하게 되는 것이다. 치료사가 해야 할 일이란, 올바른 방법론적 객관화에서 이 특별한 사례를 제외하고, 오랜 훈련과 실천을 통해 도달할 수 있는 전문가적 우월성에서 벗어나, 도와달라고 호소하는 한 사람과 요청을 받은 한 사람 사이에 놓인 기본적 상황으로 들어가는 것이다. 환자의 심연은 굳건하게 작용하는 치료사의 행동에 호소하는 것이 아니라 또 다른 심연인, 치료사의 자기에 호소하고 있다. 이 자기란 훈련과 경험을 통해 정립된 구조들 아래에 숨겨진 자기이며, 그 자체로 혼돈에 싸이고 악마들과 친한 자기이나 또한 몸부림치고 극복하려는 겸손한 힘을 은총으로 부여받은 자기이기에, 한없이 싸워 새로워질 준비가 되어 있는 자기이다. 이러한 부름을 듣는 것을 통해 지적인 직업 중 가장 노출된 직업(정신 치료사)의 패러독스가 분출된다. 결정적인 시기에 이르면, 치료사는 자신에게 의뢰되고 자신을 신뢰하는 환자와 함께 정신 치료의 방문을 닫고 떠나는데, 이 방 안에서 분석가는 자신의 체계적 방법론적 우월성을 가지고 군림하고, 자기가 또 다른 자기에게 노출되는 그런 세상으로 처음 걸어 들어갔다. [p.98]

한스 스트룹1978은 좋은 치료 작업을 위한 관계를 만드는 과정을 간결하게 요약하고 있다. 환자와 치료사의 성격을 조화시키는 일이 대부분 치료 초기에 성공적 치료 여부를 결정한다. 스트룹1978은 좋은 인간관계가 치료사의 치료적 개입에 선행되어야 한다고 말한다.

> 이해, 관용, 존경, 신뢰, 공감, 온정에 의한 상호 작용과 같이 좋은 인간관계라면 어떤 형태든 유익하고 건설적이라는 충분한 증거가 있다. 한 사람의 치료사가, 불행감과 패배감에 사로잡히고 사회에서 정신과 전문가에게 치료받아야 한다고 진단한 여러 문제에 시달려온 한 타인인 환자와 좋은 인간관계를 맺으면, 그 결과는 치료사가 주려 하는 좋은 것들을 환자가 받고 반응해서 일반적으로 치료적이 된다. 어떤 치료사에 의하면, 정신 치료란 환자가 좋은 인간관계를 통해 어떤 유익을 얻을 수 없는 그 시점에서 구체적으로 시작된다. 정신 치료 전문가들은 특히 좋은 인간관계에서 이익을 얻지 못하거나 인간관계 자체를 맺지 못하는 사람들에게 필요하다. [p.9]

스트룹은 이미 지난 일을 분석 기술로 해석하는 것으로는 환자를 변화시키지 못한다고 거듭 강조한다. '치료사-환자의 지금-여기 상황' 에서 되살아나는 것은 과거 중요 패턴들의 경험과 변형이다. 치료적 변화는 이성에 의해 일어나는 것이 아니라 환자와 치료사 사이의 정서적 관계에 의해 일어난다. 한 인간으로서의 치료사는 치료적 관계가 얼마나 중요하고 효과적인가를 결정하는 중요 요소이다. 착하기만 한 치료사는 치료 장면에서 환자에게 필요한 다양한 자극을 줄 수 없다. 치료사는 환자를 도발하기도 하고, 부드럽게 달래기도 하고, 보살핌과 사랑도 주어야 한다. 필요하다면 환자와 싸우기도 해서 진정한 인간관계를 맺는 데 필요한 다양한 정서 경험을 하도록 해주어야 한다. 치료사는 감정을 자유롭게 다룰 수 있어야 하며 치료적 목적에서 감정을 다룰 수 있는 훈련도 시켜야 한다. 치료사가 친절하고 이타적이고 관대해질 때마다 착해지고 싶은 욕구나 친절해야 한다는 생각에 좌우되어서는 안 된다. 다른 사람을 다독이는 마음과 관대한 마음은 자기 자신의 자존감이나 자신감으로부터 우러나온 것이어야 한다.

실증 연구들

긍정적 관심Farber와 Lane 2001, 상호 일체감, 진정성Klein 등 2001, 피드백, 정서적 관여Claiborn 등 2001, 애착 유형Meyer와 Pilkonis 2001, 자기 노출Hill과 Knox 2001, 역전이 관리Gelso와 Hayes 2001, 관계 해석Crits-Christoph와 Gibbons 2001, 공감Greenberg 등 2001 등이 모두 치료적 관계를 증진시키고 결국 치료 결과를 좋게 한다고 한다. 이러한 연구 결과와 다른 여러 변수는 3가지 치료 기술 군공감, 유연성, 부정적 과정으로 나뉘는데 이것들은 치료의 성공 여부를 결정하고, 치료 동맹이 형성, 유지되어 치료 결과를 강화하는 쪽으로 사용되는가를 결정한다.

공감

공감이 가지는 복잡한 의미 때문에 공감을 연구하는 데 딱 맞는 연구 패러다임을 찾기는 쉽지 않다. 수많은 요인이 있기 때문에 인과성(공감이 긍정적인 치료 효과를 증가시키는가, 혹은 공감은 좋은 치료 효과의 당연한 귀결인가)의 문제는 발견 사항들에 대한 단순한 분석만으로 해결할 수 없다. 구성 개념의 타당성, 몰지각하거나 부적절한 측정 방식, 제한된 예측 변수들의 범위는 좋은 경험적 자료들을 방해한다. 공감이 과학적 연구에 한계를 제기하는 것은 사실이지만, 다음 4가지 요소들이 공감, 치료 동맹의 강화, 성공적 치료 결과 사이에서 잠재적 매개체로서 기능한다는 것을 일관되게 확인할 수 있었다.

공감: 관계가 만들어지는 조건

공감은 관계를 강화시키고 치료사와의 만족을 증가시키며, 안전감을 증가시키고 안전 기지를 제공해 치료가 유지될 가능성을 높여준다. 관계란 신뢰감 없이는 굳어질 수 없으며 공감 없이는 서로 신뢰할 기회조차 주어지지 않는다. 공감은 성공적인 치료 결과와 밀접한 관계가 있다. 동맹이 강해지면 환자의 내적 경험을 반영하는 치료사의 행동과 발언이 증가한다는 연구 결과가 있다. 이러한 결과는 환자가 평가하든 제3의 관찰자가 평가하든 일관되게 나타났다. 이해받는다는 느낌은 환자의 만족감, 안전감, 자기 노출과 긍정적인 상관관계를 보인다. 연구 결과는 또한 공감이 치료 유지 가능성과 밀접한 관련이 있음을 보여주며, 적어도 한 개 이상의 중요한 연구 결과에서 알코올 환자의 경우가 특히 그렇다는 것이 드러났다. 샤페츠와 동료들1962은 한 번의 공감적 면담 이후 알코올 환자는 치료를 10배나 더 원했고, 40~50배 더 치료를 유지하고 싶어 한다는 사실을 발견했다.

공감: 교정적인 정서 체험

공감은 고립감과 소외감을 줄이고, 신경생리학적 변화를 가져오며, 자기 존중감과 자기 가치감을 증가시킨다. 정지됐던 발달 과정에서 생겼던 문제들이 해소되면서 신뢰감과 자율성, 자기 주장과 이완, 만족과 자기 배려 등의 능력이 커진다. 한스 스트룹1999은 특히 여러 해에 걸친 치료 결과에서의 공감의 중요성에 초점을 맞췄다. 그는 공감이란 용어의 부정확한 사용에 대해 말하면서, 독자는 공감이라는 말이 너무 쉽고 편하게 쓰이는 데 주의하라고 말한다. '공감을 듣는 능력과 밀접한 관계가 있는 것' 으로 아는 것은 불행한 일이라는 것이다. 공감적으로 듣는 능력은 단순히 들리는 내용만이 아니라 말하지 않은 내용까지 듣는 것으로, 치료사가 갖출 수 있어야 하고 당연히 가져야 하는 섬세한 자질이라는 것이다. 이 문제에 대해 프롬-라이히만1950의 글을 인용한다p.34.

> 정신 치료사는 경청하는 능력이 있어야 한다. 이 말은 당혹스럽게 하려는 것이 아니라, 있는 그대로 말하는 것이다. 경청 능력을 갖추게 되는 것과, 자기 자신의 떠오르는 문제나 경험에 의해 방해받지 않고서 다른 사람에 관한 정보를 그 사람이 되어서 수집할 수 있는 능력을 갖추는 것은 대인관계적 의사소통의 기술이다. 소수의 사람은 특별한 훈련 없이도 이런 기술을 갖고 있다. [p.7]

스트룹은 40년 동안의 정신 치료 훈련경험과 치료 결과를 토대로 다음과 같이 덧붙인다. "환자들에게 흥미와 존경심, 그리고 가슴 쓰린 연민을 가지고 경청하게 되는 것은 바로 경청되는 경험이 환자들에게는 부족하기 때문이다" p.35. 자기심리학은 인간의 이러한 기본적 욕구가 함축하는 의미에 대해 중요한 관점을 더해준다. 폴 오른슈타인은 다음과 같이 말한 적이 있다. "치료사가 주의 깊게 들으면 환자 자신이 어떻게 분석 받기를 원하는지 말해줄 것이다."

치료사가 가장 많이 아는 사람이기 때문에 환자는 치료사의 전문성을 그저 받아들이기만 하면 되는, 매우 지시적이고 시간제한적인 접근법들과는 달리, 자기심리학에서는 환자가 항상 옳다는 입장을 가지고 있다. 또 오른슈타인은 적절한 공감적 조율이 어떻게 환자의 요구를 알아내는 데 실마리가 되어주는지를 설명한다 Ornstein 1982, 사적인 대화.

아래의 임상 사례는 이런 점을 잘 보여준다.

40세의 변호사 페트는 마리화나를 피우고 갑자기 화를 내는 일이 많아져 부인이 걱정한 나머지 치료를 받으러 왔다. 첫 시간에 그는 자신도 마리화나 문제를 걱정하고 있으며, 전부터 끊을 결심을 했었다면서 치료를 받겠다고 쉽게 약속을 했다.

"단순히 대학시절의 유물 같은 것이죠. 이젠 정말 더 이상 필요 없어요."

"자신을 정직하게 보려 하고 과거의 행동을 파괴적인 것으로 여기시니 보기 좋군요." 치료사가 말했다.

"화를 참는 것보다 약 끊는 게 더 쉬워요." 페트는 몸을 의자 뒤로 기대면서 눈썹을 찡그렸다. 그러더니 치료사를 걱정스럽게 쳐다봤다. "솔직히 말씀드리지요. 지금까지 여러 해 동안 약을 끊으려고 노력했지만 그럴 때마다 분이 치미는 정도가 더 심해졌어요. 화를 전혀 참지 못하는 게 걱정입니다. 약이 어느 정도 화를 가라앉혀 주지요." 그러면서 화 때문에 가족과 친구들 사이에서 어떤 문제를 일으키게 되는지 얘기했다. 그는 찡그리면서 말했다. "정말 당황스러워요. 아무것도 아닌 일에 열 받아서 운전 중에도 짜증이 엄청나요. 아내는 제가 저녁 뉴스를 보는 것조차 싫어해요. 아나운서들한테도 소리를 지르거든요."

"이렇게 된 지 얼마나 됐죠?" 치료사가 물었다.

"성인이 돼서는 거의 늘 그랬어요." 페트는 몸을 앞쪽으로 세웠다.

"저 좀 도와주셔야겠어요. 그저께는 상사가 부르더니 한 번만 더 화를 내면 해고당할 것이라고 말했어요. 이제 아무도 나와 일하려고 안 해요. 정말 안 좋은 상황이죠."

"얼굴 표정이나 목소리만 들어도 걱정하고 있다는 걸 알겠어요. 화를 조절할 수 없다는 걸 두려워하고 있군요."

페트는 몸을 뒤로 기대면서 한숨을 쉬었다. "잘 보셨어요. 난 통제가 안 돼요. 그리고 이런 사실이 무서워요."

"성인이 돼서는 늘 화를 못 참았다고 했는데 어렸을 때는 어땠나요?"

"농담하시는 건가요?" 페트는 얼굴을 찡그리며 고개를 저었다. "아버지 외에는 아무도 화를 낼 수 없었어요."

"정말이에요? 그 얘기 좀 더 해보시겠어요?" 페트는 망설이더니 "그 일과 제 화가 무슨 관련이 있나요? 아버지에 대한 얘기가 무슨 도움이라도?"

치료사는 어깨를 으쓱하며 싱긋 웃었다. "아마도. 한 번 얘기해 보자고요."

페트는 팔로 의자를 꽉 잡고 남은 시간 동안 집안에서 어른으로 대접받기를 바랐던 아버지가 얼마나 자기도취적인 사람이었는가를 얘기했다. 때로는 어머니와 형제들을 인질처럼 잡아놓고 그 주에 자신이 일궈낸 영업 실적을 몇 시간씩 얘기하곤 했다. 페트가 어렸을 적에, 뻣뻣하고 경건한 신자였던 아버지는 일요일이면 예배가 시작되기 전에 가족들을 일렬로 세웠다. 그리고 자식들이 모두 성인이 되자, 교도소 수감자들이 그의 종교적 지도에 대해 찬탄하며 보내온 편지들을 복사해서 일주일에 한 번씩 자식들에게 보내왔다. 아버지는 당신이 보낸 우편물을 읽고 반응을 보이기를 요구했다. 페트는 아버지에 관한 얘기를 거의 40분 동안 쉬지 않고 쏟아냈다. 잠깐 숨을 돌리는 동안 치료사가 조용히 말했다.

"페트, 거의 시간이 됐어요. 아버지 문제는 대단히 중요한 것 같아요. 내 생각에는 다음 시간에 좀 더 탐색할 필요가 있는 것 같아요." 시계를 보더니 페트는 놀라 눈이 커졌다.

"와! 벌써 시간이 이렇게 됐네요. 말을 너무 많이 했군요."

치료사는 고개를 끄덕이며 웃었다. "그래요. 당신이 어렸을 때 아버지가 기회를 주지 않아서 그렇지 아버지에 대해 할 말이 많군요."

이후 몇 번의 면담에서 페트는 첫 면담에서와같이 아버지 얘기를 계속했다. 그는 아버지에 관한 말을 활기차게 해나갔고 거의 면담시간 내내 쉬지 않고 얘기했다. 그가 한 말에 대한 반응이나 코멘트를 하려고 치료사가 무슨 말을 해도 못 들은 척 무시했다. 때로 치료사가 언급하면 잠시 혼잣말을 멈추고 치료사를 상기된 얼굴로 빠르게 보고는 아직 말을 다 못했다는 듯이 계속했다. 마지막 면담이 끝날 때 치료를 끝내야 한다는 사실을 되풀이해서 말하자 페트는 웃으면서 말했다. "너무 많은 말을 해서 미안해요. 하지만 아직도 드릴 말씀이 너무 많아요." 페트는 떠나려고 일어서면서 말했다. "어떻게 이런 일이 일어났는지 모르겠어요. 2주 동안 아내나 직장 동료에게 화를 낸 적이 없어요."

페트는 치료가 성공적이었다고 보고했지만, 그가 혼자만의 생각에 빠져 혼잣말을 하는 것이 아버지의 자기애적인 산만함을 되풀이하는 것이 아닌가 걱정돼 치료사는 다음 면담에서 이 주제를 더 다루기로 했다. 면담이 15분쯤 지난 후 치료사는 그의 혼잣말을 끊으려다 말았다. 치료가 발달적 결함을 보완하는 것이라면, 바로 이것이 페트가 관계에서 필요로 하는 것이라는 점을 페트가 또한 치료사에게 전달하고 있다고 믿었기 때문이다.

"제기랄!" 페트는 치료사를 올려다보며 의자를 주먹으로 꽝 쳤다. "지난주 면담 끝 무렵에 이 치료가 어떻게 도움이 됐는지 모르겠다고 내가 말한 것 기억하시죠?"

치료사는 고개를 끄덕였다.

"그저께 아내한테 화를 냈어요. 왜 화가 났는지 이제야 알겠어요." 그는 치료사를 뚫어져라 쳐다봤다. "그건 아내가 내 말을 막을 때였어요. 빌어먹을! 그렇게 하면 정말 화가 나요. 아버지가 항상 그렇게 했어요. 아버지는 내 말을 들어준 적이 없었어요. 내가 말을 하려고 하면 저쪽을 보든지 아니면 손을 흔들어서 못하게 했지요. 한번은 큰 소리로 내가 하고 싶은 말을 들어달라고 했더니 땅바닥에 날 내동댕이치면서 팔을 꼼짝 못하게 밟고 다시 한 번 말대꾸하면 죽여버리겠다고 소리를 질렀어요."

"그런 식의 분노를 받아들인다는 건 끔찍한 일이지요." 치료사가 말했다.

"그래요. 공포였어요. 아버지가 날 죽일 것 같았어요." 페트는 치료사의 눈을 바라보며 말했다.

이어서 페트는 자신이 계속해서 삼켜야만 했던, 억압되고 표현되지 않은 분노의 패턴들을 보여주는 일련의 사건들에 대해 얘기했다. 자라면서 무시당하거나 방해받았다고 느낄 때마다 분노가 폭발했다. 분노의 동원은 그가 방해를 받거나 거부를 당할 때마다 그를 엄습해오는, 자신이 하찮다는 느낌과 대항해서 싸우는 유일한 방법이었다.

치료사는 공감적인 조율을 통해 페트의 중지된 발달이 다시 재개되려면 무엇이 필요한가를 분명히 들을 수 있었다. 그에게는 여러 해 동안 방해받고 거부당한 고통스러운 세월을 이해하고 포용해줄 수 있는, 달래주는 자기대상이 필요했다. 그 후 2년 동안 그의 분노는 치료사의 포용으로 인해 누그러졌다. 페트는 그 과정에서 자신의 독백과 아버지의 나르시시즘이 같다는 것을 알았다. 이것을 아는 데는 구태여 해석이 필요하지 않았다. 스스로 발견할 수 있도록 중단시키지 않고 무시당하지 않는 안아주는 환경이 그에게 필요했던 전부였다.

공감: 더 좋은 대상관계를 위한 통로

친밀한 관계를 맺는 능력은 다른 사람과의 공감적인 연결을 통해 가능해진다. 정확하게 다른 사람의 느낌과 감정의 신호를 읽는 능력은 관계를 더욱 깊고 풍부하게 할 뿐만 아니라 더 좋은 연인, 친구, 배우자를 능숙하게 찾는 능력을 증진시킨다. 자기심리학은 그전의 어떤 임상적 관점보다도 공감을 중요한 개념으로 이론적 구조물의 중심부에 위치시키고 있다. 코헛이 정의하고 임상에 적용했던 공감은, 모든 치료적 개입에 기초가 되는 핵심 내용을 포착하는 기능을 한다. 사법적인 공감의 사용은 치료 동맹을 위한 주된 도구일 뿐만 아니라, 자기심리학에서 자료 수집의 일차적 도구가 된다. 공감을 동정이나 상냥함과 혼동해서는 안 된다. 코헛1984은 '다른 사람이 지닌 내면의 삶을 객관적인 관찰자의 입장에서 경험하려는 시도' p.175라고 공감을 정의한다. 코헛1982은 공감이 갖는 2가지 기능을 구별하고 있는데, 첫째는 정보를 수집하는 기능, 두 번째는 사람 사이의 강한 감정적 유대다.

코헛1982은 유대나 애착의 기능을 확대시키면서, 이렇게 말한다. "넓은 의미에서 보면, 단순히 공감하고 있다는 것만으로도 임상과 일반적인 삶에서 치료적 유익이 있다p. 397. 코헛은 애착, 정서적 유대, 감정적 조율 등이 강력한 치유력이 있을 뿐만 아니라 행복이나 정신 건강에도 중요한 성분이 될 수 있다고 말한다. 애착과 감정 조율은 서로 생리적으로 영향을 주기 때문에 많은 사람이 아는 것보다 더 깊고 필수적인 기능을 수행한다. 르위스와 동료들2000은 부부관계를 안정되게 유지하는 데 애착이 중요하며 안전 애착이 중요한 조절 기능을 한다고 지적한다.

> 사랑은 서로에게 생리적인 영향을 주기 때문에 많은 사람이 아는 것보다 훨씬 더 깊게 서로를 연결해준다. 변연계의 조절 기능은 사랑하는 사람들이 서로의 감정과 신경생리, 호르몬과 면역 기능, 그리고 수면 리듬과 안정감을 조절하게 한다. 만일 한 사람이 여행을 떠나면 다른 사람은 불면증이나 월경주기의 지연, 혹은 함께 있을 때는 걸리지 않던 감기를 앓는다. [p.207-208]

그러나 이들은, 다른 사람의 감정적 리듬에 조율을 잘하는 기술을 터득하고 유지하려면 여러 해 동안 확실히 투자를 해야 한다고 말한다. 오랜 애착 관계에 수반되는 친밀함에 관한 중추신경계의 요건을 지배하는 생리적 실제들은, 빠른 해결과 신속한 해답을 원하는 사회적 요구들(관리 의료)과 종종 조화되지 않는다. "어떤 커플은 서로 사랑을 할 수 없는데, 사랑이 생길 만큼 충분히 시간을 함께 보내지 않았기 때문이다" p. 205. 인간의 정서적 삶과 관련된 생리적 실제와 심리적 실제들이 시간 제한적이고 단기적 영향들과는 맞지 않는다는 르위스 등의 언급은 치료적 요건들에 대해 시사하는 바가 크다.

공감: 감정을 담아주는 그릇

공감은 붙들어주지 않으면 압도하게 되는 감정들이 잘 처리되고 정화될 수 있도록 안아주는 환경을 제공한다. 공감이 제공하는 담아주기containment의 기능 덕분에 환자는 전 같았으면 두려워하거나 감추었을 감정들에 대한 숙달감을 발달시키게 된다. 이러한 숙달감은 감정 조절, 자기 위안, 변형적 내재화의 역량을 향상시켜준다. 공감을 능숙하게 사용하면 치료사는 환자의 경험을 더 잘 이해할 수 있고, 특정 경험에 대한 환자의 역량의 한계를 평가하는 데도 도움이 된다. 대리적 내성과 공감적 동일시를 통해, 치료사는 환자의 정서적 삶에서 어떤 정서가 결핍되어 있는지를 판단할 수 있다. 당연히 있어야 할 감정이 없는 경우는 환자의 발달 정지의 수준을 가늠하게 한다. 그러나 공감이 중요하다 해도 이것만으로는 충분하지 않다. 치료사가 환자의 경험을 확대시키는 공감적 반응을 줄 수 있을 때 치료 잠재력은 최고도에 달한다. 공감, 이해, 그리고 흔히 말하는 로저스식 반영Rogerian reflection은 환자의 자기감이 팽창되는 방식으로 이루어져야 한다. 공감이 잘 사용되면 환자는 자신을 더 포괄적인 시각으로 보고, 부정하고 자기 것이 아니라고 여겼던 원시적 욕구들을 깊이 성찰할 수 있게 된다. 자기심리학에서 말하는 원시적 욕구는, 즉각적인 만족과 완벽한 조율에 대한, 변형되지 않은 유아적 요구나 전능한 부모 대상omnipotent parental object과의 융합 환상과 관련이 있다. 환경적 실패로 인해 이러한 원시적 욕구는 분열되거나split off 억압된다. 이렇게 되면 유아적 좌절을 인생의 한계에 대한 성숙한 수용으로 변화시킬 기회가 박탈된다.

치료사의 공감적 반응이 능숙하고 정확할수록 퇴행 또한 촉진된다. 퇴행이 많아지면 환자의 원시적 욕구도 활발해진다. 반대로 치료사의 태도가 공감적이지 않고 예민하기만 하면 원초적 욕구는 위축되고 치료 전체가 겉돌면서 증상만 줄여주거나 편하게 해주는 쪽으로 가게 된다. 자기심리학이 왜 심층심리학이고 로저스식 접근과 공통점이 있는지가 바로 여기에서 드러난다. 자기심리학은 원시적 욕구의 활성화와 이러한 욕구를 만족시키려는 시도를 구별한다. 원시적 욕구는 마르지 않는 샘과 같아서 모든 중독에서처럼 욕구의 만족은 있을 수 없다. 중독이란 마치 밑 빠진 독에 물 붓기 같은 것이다. 퇴행을 조장하는 공감적 관계나 치료 동맹은 억압되고 금지된 소망(이전에 만족되지 못했던 발달적 요구들을 만족시키고 싶은 욕망)을 활성화한다.

어릴 때 부러진 팔을 20년이 지난 성인기에 바로잡을 수 없듯이, 치료를 받고 있는 이 성인에게 아동기에 받았어야 할 무언가를 제공하는 일은 치료사가 아무리 열과 성의를 다해도 실패하게 되어 있다. 오히려 환자들은 결코 있어보지 않은 것을 애도해내고 결코 생기지 않을 일을 수용하기 전에, 도움과 이해를 구하고 자신들이 현재 경험하고 있는 것을 설명해주기를 바란다. 공감적이고 안아주는 환경은 환자들이 이러한 애도를 해내고, 원시적이고 나이에 부적절하고 유치한 욕망(원시적 요구의 활성화를 종종 동반하는 즉각적 만족에 대한 욕망)과 관련이 있는 분노와 수치도 해소할 수 있게 한다.

유연성

치료 효과에 대한 문헌을 검토해보면, 치료적 접근이 주는 효과와 치료를 하는 사람이 끼치는 영향을 따로 분리하기는 쉽지 않다. 어떤 치료사들은 반응들의 집합을 바꾸거나 환자의 부정적 보완성, 분노, 저항, 무관심을 다루기 위해 즉흥적인 반응을 보이는 등 환자의 병리에 더욱 유연하게 반응한다. 노어크로스2001는 '관계 유연성 relational flexibility'을 가진 치료사들이 치료 초기의 어려움을 잘 극복하고 치료 동맹을 강화하여 치료 효과를 더 잘 높인다고 말한다. 연구 결과 치료 기법보다는 치료 관계를 더 중시하는 치료사가, 특히 치료 초기에 더 효과적인 치료를 한다고 말한다.

동맹에 대한 환자의 관점을 여러모로 들으려 하고, 치료 목표를 위해 협력을 구하는 태도 역시 치료 효과를 높인다.

유능한 치료사는 환자의 애착 유형이나 의사소통 패턴에 대해 흔히 환자의 생각이나 표현을 빌려 쓰기도 하면서 매우 유연하게 반응한다. 지나치게 통제하고 경직된 자세가 아닌 유연하고 열린 자세의 가치는, 지속적으로 관심을 받고 있는 연구 주제이다. 예를 들면 애매한 태도나 경직된 모습, 혹은 너무 비판적이거나 무관심하고 긴장되어 있거나 산만한 치료사는 치료 동맹을 깨뜨린다. 부적절하게 자기를 노출하거나 오랫동안 침묵하거나 너무 형식적이거나 전이 해석을 단정적으로 하는 치료사 역시 부정적인 치료 효과를 유발하고 동맹을 깨뜨려 치료 동맹을 형성하지 못한다.

치료 동맹이 무너지면 치료사는 환자가 치료적 관계를 사용할 수 있는 수많은 방식을 평가할 수 없게 된다. 스캇 루탄1985은 이 문제에 대해 독창적인 견해를 보인다. 노련한 치료사는 환자가 치료사의 주의를 끌고자 하는 여러 방식에 면밀하게 조율할 수 있어야 한다고 그는 말한다. 루탄은 환자가 치료사에게 어떤 관계 방식으로 접근할 때 치료사가 이와 전혀 다른 방식으로 반응하면 문제들이 생기기 쉽다고 경고한다. 그는 치료 장면에서 생기는 관계는 항상 3가지 측면이 있다고 말한다.

1. 전이적 측면	치료사는 전이 대상의 역할을 하면서 환자 안에 과거의 왜곡된 관계 패턴과 애착 유형을 불러일으킨다.
2. 전문가적 측면	치료사는 치료 기술을 갖춘 전문가로 간주되며, 여러 해에 걸친 그의 훈련과 경험은 그를 인간 발달과 행동에 관한 전문 기술과 지식을 갖춘 사람으로 인식하고 다가가게 한다.
3. 진정한 개인으로서의 측면	치료사는 분리되어 있고 자기 고유의 권한을 가지고 있는 한 개인으로 타인과 관계를 맺고 있는 한

사람으로서 간주된다.

임상 사례를 통해 이 점을 살펴본다.

36세인 스티브는 코카시아 출신의 독신 남성이다. 재발과 입원을 반복해 외래 치료에 의뢰된 환자이다. 입원 전에 그는 거의 4년간이나 AA에 적극적으로 활동했으며 12단계 프로그램도 열심히 했고, 스폰서도 있었고, 매일 AA 모임에 나갔지만 다시 재발하고 말았다. 치료는 거의 2년 동안 잘 진행되었고 성적 학대에 관한 얘기도 터놓고 할 수 있을 만큼 멤버들 사이에서 안전감을 느낄 수 있었다. 그 이듬해부터 그는 치료를 하면서 성적 학대와 그로 인한 상처들에 관한 기억들이 자세히 떠올라 거의 녹초가 될 정도로 아픔을 겪게 되었다. 치료가 진행되면서 치료사와 스티브는 아직 해결되지 않은 과거의 상처가 재발을 유도한다는 것을 확실히 알게 되었다. 스티브는 AA에서 말하는 평온함과 있는 그대로 수용한다는 것이 무엇인지를 깨닫기 위해서는 어릴 때 겪었던 모든 공포를, 괴롭지만 회상을 통해 점검할 필요가 있다는 것을 알게 됐다.
억압되었던 기억을 떠올려 검토하고 정리하는 동안 스티브는 왜곡된 기억과 환상, 그리고 공포에 의해 흐려진 더러운 물과 같은 회상 내용을 잘 정리해서 내보내는 일을 치료사가 인도하는 대로 맡겼다. 하루는 면담 시간에 평소와는 아주 다른 모습을 보였다. 보통 때는 치료사를 이상화된 전이대상으로 생각하는 것과, 이와 반대로 조심스러워하면서 의심하는 태도 사이를 왔다 갔다 하면서 권위자의 동기와 의도를 의심하고 믿지 못하는 모습이었다. 어떤 때는 치료사의 권고에 따르기도 했고, 그가 갈 필요가 있는 길로 인도하는 치료사(중독과 정신질환에 오랜 경험이 있는)를 믿고 따르기도 했다.
그러나 이번에는 달랐다. 스티브는 치료사의 의도에 의문을 제기하며 자신의 기억을 노출하거나 자신의 방어적 태도들을 노출하는 데 평소의 두려움을 보이지 않았다.

"안녕하세요?" 스티브는 앉으면서 환한 미소로 이렇게 말했다. "날씨 정말 좋죠?"

"그런 것 같군요. 하지만 솔직히 전 거의 온종일 사무실에 박혀 있었죠. 오늘 밖의 날씨 어때요?"

"정말 끝내주는 봄 날씨에요." 스티브는 자신의 긴 다리를 치료사 앞쪽으로 뻗으며 의자에 깊숙이 기대고 앉았다. "내일 있을 메츠팀 경기 티켓을 샀어요. 야구장 선수대기소 근처 베이스 쪽 자리는 처음입니다."

"야구경기 티켓이요? 당신이 야구팬인 줄 몰랐군요."

"팬이죠" 하며 스티브는 고개를 끄덕였다. "평생 팬이었죠. 하지만 항상 메츠 편이었던 건 아니에요. 한때는 신시내티 레즈를 좋아했어요." 스티브는 일어나 앞쪽으로 몸을 기울여 앉았다. 그의 얼굴은 상기되어 있었다. "신시내티는 이제 지나간 팀이죠."

"그 커다란 붉은 군단 말이군요." 치료사가 스티브에게 반응해 주었다.

"맞아요." 흥분한 스티브의 눈은 빛이 났다. "어떻게 그 팀을 아시죠?" 스티브는 벽에 걸려 있는 자격증을 힐끗 쳐다보았다. "맞다. 선생님 신시내티 대학 출신이군요."

"그래요." 치료사가 고개를 끄덕였다. "하지만 자라기는 오하이오에서 자랐어요. 어려서부터 레즈 팀 팬이었죠."

"저도요." 스티브는 무릎을 손으로 치며 크게 웃었다. "선생님이 오하이오 출신인 줄 몰랐군요. 저는 인디애나에서 자랐어요. 바로 오하이오 강변에서요."

"알아요." 치료사가 고개를 끄덕였다.

"물론 아시겠죠." 스티브의 얼굴은 상기되었다.

"선생님이 제 과거에 대해 얼마나 많이 아시는지를 잊어버린 순간이 있었어요. 스티브는 잠시 말을 멈추더니 치료사의 얼굴을 탐색했다. "제가 꼬마였을 때 아버지가 레즈 팀 경기에 절 데리고 간 일을 아직 말하지 않은 게 분명하군요."

"말 안 했어요. 그런데 그 경기 새 구장에서 했나요, 아니면 크로슬리 필드의 옛 구장에서 했나요?"

"크로슬리 필드 구장에서요."

스티브는 흥분해서 손뼉을 쳤다. "선생님이 크로슬리 필드를 아시네요." 스티브는 대답을 기다리지 않고 이어서 말했다. "아버지는 새 구장을 짓기 두 달 전에 나를 거기로 데려가셨어요."

"정말 그건 대단한 옛 구장이었죠. 안 그런가요? 꼬마였을 때 거기서 수많은 경기를 보았죠."

스티브는 다시 의자에 기대어 앉았다. 그는 평화롭고 만족스러운 미소를 지었다. 그는 치료사의 머리 뒤편 쪽 벽을 응시했다. 마치 그 벽 위에 과거의 상상적 이미지들이 펼쳐져 있기라도 하듯. 그는 눈물을 글썽이며 갈라진 목소리로 말했다. "그때가 참 좋았어요. 그건 아버지와 내가 항상 함께 나눌 수 있는 거였죠. 야구에 대한 애정 말입니다."

스티브는 거의 회기 내내 아버지와 나눈 풍요로운 관계에 대해 말했다. 그는 부모님이 이혼하고 어머니가 그를 데리고 시카고로 이사 가서 자신을 학대하기 이전의, 잊혔던 안전함과 사랑의 시간에 대해 말했다. 치료사가 야구를 향한 스티브의 열정을 전이 해석이나 저항으로 받아들이지 않고 함께 진심으로 공유해주면서 그들의 관계는 깊어질 수 있었다. 그날 이후 치료는 더욱 깊고 협력적인 방향으로 나아갈 수 있었다.

위의 사례가 보여주듯이 치료사들은 치료사와 머물고자 하는 환자의 방식을 항상 의식하고 있어야 한다. 홈즈1996는 환자를 다룰 때의 유연성에 관한 루탄Rutan의 견해에 동조한다. 환자 각각의 고유한 필요에 반응해줄 가능성이 더 큰 치료사가 더 유연한 치료사이다. 어떤 환자들은 자신이 싫어할 수 있는 치료사를 필요로 하고,

또 어떤 환자들은 자신이 사랑할 수 있는 치료사를 필요로 한다. 홈즈1996는 아래와 같이 진술한다.

> 어떤 집단에는 분석 도중에 반드시 일어나게 되어 있는 증오와 시기심을 제거하는 것이 분석 과제가 된다. 이렇게 함으로써 진정한 친밀감의 기초가 되는 타인에 대한 존중이 생겨난다. 투사적 동일시에서 오는 전능환상은 증오와 탈 애착의 현실을 부인하려고 하나, 결국 우울적 자리에서 이것은 직면될 수밖에 없다. 한편 이 치료사는 안전 애착 경험이 없는 한 환자를 본다. 분석가의 일은 결핍을 보완하고, 고통받는 사람에게 사랑의 유대가 발휘하는 힘을 신뢰할 수 있게 회복시키고, 잠시 환자가 치료사를 이상화하고, 또한 환자 자신이 찬사를 받으며 치료사와 평생 친구로 남는 것을 상상하는 것을 수용해주면서, 단계적인 방식으로만 그것도 최적의 탈 착각(disillusionment)의 조건에서만 탈 애착의 현실을 제시해주어 환자가 좀 더 자율적이 되게 한다. [p.68]

경험, 훈련, 재능

홈즈와 루탄은 종종 재능 있고 능숙한 치료사와 초보 치료사를 구별하게 하는 일련의 특수한 기술들을 언급한다. 능숙한 치료사는 자신이 가진 이론에 덜 제약을 받는다. 그러나 재능 있는 치료사들은 탄탄한 이론에 기반을 두어 경험을 통해 이론을 수정해나가기 때문에 이론을 딱딱하고 경직되게 적용하지 않는다. 이들은 재능 있는 추상 화가들처럼 언제 어떻게 룰을 깨야 하는지를 안다. 피카소의 초기 작품만 보아도 우리는 그가 얼마나 스케치와 그림에서 적절한 형태와 구성을 잘 유지하고 다루었는지를 알 수 있다. 고통스럽게 기초적인 기술을 완성한 후에야 비로소 피카소는 어떤 룰을 깨야 하고 그것을 어떻게 창조적으로 적용할 수 있는지 알게 되었다.

자신의 기술을 적용하는 데 유연성을 발휘할 수 있는, 능숙하고 재능 있는 치료사들도 마찬가지이다. 능숙한 치료사는 이론의 지시를 전적으로 따르지 않는다. 다만, 이론을 참고할 뿐이다.

능숙한 치료사와 초보 치료사를 찍은 비디오테이프가 이것을 입증한다. 다양한 이론적 배경을 가진 초보 치료사들은 치료 기술을 적용하는 데서 자신의 이론적 지향을 분명히 드러내는 데 반해, 능숙한 치료사들은 서로 이론적 관점이 다르지만 자신이 왜 그렇게 하고 무엇을 하는지에 대한 근거들은 조금씩 차이 난다 하더라도 치료에 직접 적용하는 기술의 측면에서는 비슷하다. 경험은 이론이나 이데올로기적 차이를 희석시키는 것처럼 보인다. 그리고 노련하고 능숙한 치료사들은 자신의 경험을 바탕으로 치료에서 효과가 입증된 유사한 것들을 실천한다. 능숙하고 재능 있는 치료사들은 미숙하고 재능이 부족한 동료보다 강한 자기 조절적 기술들을 즉흥적으로 고안해내고, 좀 더 유연한 기술적 레퍼토리를 가지고 있다. 연구 결과에 따르면 치료 동맹이 확립되는 데는 치료사의 친절함 그 이상의 것이 요구된다. 치료 동맹이 형성되려면 경험, 훈련, 재능이 필요하다. 그런데 재능은 어떻게 정의되는가? 어떻게 재능을 측정할 수 있는가? 이것은 가르쳐질 수 있는가? 한스 스트룹은 성공적 치료의 가장 핵심 요소라고 밝혀진 환자-치료사의 관계 변수를 정신 치료 훈련 프로그램이 어떻게 강화할 수 있는가를 평가하는 수년간의 연구를 통해 위의 질문들을 다루었다. 스트룹1999은 치료 동맹에 기여하는 요소들을 기술하고 있다. 그는 치료 동맹을 "치료의 진전에 중요한 요소로 일관되게 확인되는 치료적 관계의 현대적 구성 개념"이라고 표현한다.

> 이 지점에서 나는 이러한 자질들이 얼마만큼 선천적인지 전적으로 확신하지는 못한다. 물론 나는 이것이 좋은 정신 치료사의 '타고난 재능'의 일부라고 생각하는 경향이 있긴 하다. 다른 재능들처럼, 치료적 재능도 분명히 훈련될 수 있고 완성될 수 있다. 그렇지 않다면 우리의 훈련 프로그램의 타당성이 어디 있겠는가? 한편, 나는 유감스럽게도 연구 도중에 음악적 재능으로 말

> 하자면 '음치'에 비유할 수 있는 수많은 치료사를 발견했다. 또한 나는 위에서 언급한 기본적인 치료적 자질들은 치료 기술들과 함께 어느 정도는 정상 분포되어 있다고 믿는다. 그렇다면 우리는 68%의 치료사들이 '평균' 정도이고, 오직 16% 정도만이 탁월하다고 볼 수 있으며, 나머지 16%는 표준수준 이하라고 예상하게 된다. [p.34]

같은 맥락에서, 리즈Liese, 1998는 중독 치료와 프로젝트 매치 스터디Project MATCH Study를 논하면서 위 연구 결과에 의문을 던진다. 왜냐면 연구자들이 치료사-환자의 관계 변수를 통제하는 데 실패했기 때문이다.

> 유의미한 치료사 편차가 연구 대상이 되는 치료 집단들에 삽입되어 있는가 아닌가는 프로젝트 매치와 관련해서 나의 특별한 관심사이다. 세 가지 치료 조건에서 뛰어나게 재능을 보인 치료사들이 있었는가? 혹은 눈에 띄게 재능 없는 치료사들이 있었는가? 그렇다면 우리는 이러한 임상가들로부터 무엇을 배울 수 있는가? 그들의 재능(혹은 재능 없음)은 어떻게 표명되는가? 재능은 치료적 유대 연구에서 사용된 표준 유대 척도에 의해 측정된와 어떤 연관성이 있는가? 재능 있는 치료사와 재능 없는 치료사는 어떻게 닮았고 또 어떻게 다른가? 그들의 재능(혹은 재능 없음)은 수입에 영향을 주는가? 혹은 본 연구의 본래 목적에 더 근접해서, 치료사의 어떤 재능들이 특정 환자의 특성들과 상호 작용하고 치료 결과를 예측하게 하는가? [p.17]

빈더Binder 1999는 재능 있고 노련한 치료사는 치료의 흐름에 영향을 미치는 노하우와 예술성을 가지고 있다고 한다. 이들은 기교를 보여주며 실제 치료 상황에서 무엇을 해야 하는지 알고 있는데, 이러한 기교와 앎은 수업이나 슈퍼비전 혹은 처방된 기술적 전략이나 교과서가 지시하는 과제를 수행함으로만 얻어지지 않는다. "우리는 모두 지금 골프를 치고 있는지, 음악을 연주하는지, 정신 치료를 하고 있는지 알고 있다. 복잡한 기교들은 독서를 하거나 그것들에 대해 말하는 것만으로 숙달되지 않는다" p.711. 수많은 연구가 보여주었듯이, 지시된 기술적 처방들과 전략들이 그 자체로서 좋은 치료 결과를 예상케 하지는 않는다. 능숙한 치료사라면 누구나 불확실성, 불안정, 잠재적 갈등이라는 고유한 상황 속에서 환자들(문제에 대한 규정이 불충분하거나 진단명이 유동적인)에 따라 전형적인 치료 관계가 형성된다는 것을 안다. 빈더가 주장하듯이, 상황 또는 어려운 환자로 인해 치료적 만남에서 유연성이 필요할 경우, 지시된 방법에서 벗어날 수 있는 것이 바로 재능 있는 치료사이다.

41세로 알코올 중독에서 회복 중인 낸시는 2년간의 단주 끝에 치료에서 정체기를 맞았다. 현재의 치료사를 만나기 전에 낸시는 20년이 넘게 음주 문제와 싸워야 했다. 그녀는 다양한 치료 프로그램을 드나들었고 수많은 치료사를 거쳤지만 안식이나 성공을 거두지 못했다. 절제 관리법이나 인지행동치료, 심지어는 혐오 기법과 같은 모든 다른 치료들도 도움이 되지 못했다. 낸시는 아버지의 종교적 광신주의와 근본주의적 신앙으로 인해 AA나 이 집단의 치료에 대한 영적인 강조를 받아들일 수 없었다. 낸시가 상당한 회복에 도달했던 것은 AA에 가라고 강요하지 않으면서 단주를 권유한 치료사와 작업 동맹을 형성하면서 가능했다. 그녀의 결혼생활, 건강, 우울증은 모두 극적으로 개선되었다. 그러나 낸시는 바꾸기 어려운 것으로 판명된 반복적이고 서툰 대인관계에 젖어 있었다. 그때까지의 모든 노력(치료사와 낸시 모두)에도 불구하고 낸시는 자신의 부정적이고 패배적인 태도와 악성적인 자기혐오를 없애지 못했다. 그녀는 지난 몇 주간 그랬던 것처럼, 자신의 삶과 자신의 무기력한 처지를 한탄하면서 회기를 시작했다.

"이것 좀 봐요 선생님. 지난 몇 달 동안 나는 조금도 나아지지 않았어요." 낸시는 깊은 한숨을 내쉬었다. "아무래도 나는 자신에 대해 느끼는 방식을 결코 바꿀 수 없다는 걸 받아들여야만 할 거 같아요."

"그래요. 낙심할 만하죠. 당신은 평생 이러한 감정과 싸워왔죠." 치료사가 대답했다.

낸시는 치료사를 쳐다보았고 억지웃음을 지어 보였다. "당신은 너무 사랑스러운 사람이에요. 당신은 나와 여기에 늘 있으면서 내가 비참하다고 발작적으로 투덜대도 절대 낙심하지 않죠."

"난 당신이 발작적이라고 생각지 않아요. 그냥 어려움이 있을 뿐." 치료사는 낸시에게 웃음으로 답했다.

"그렇게 말해줘서 고마워요. 나는 당신이 항상 나를 판단하지 않고 이해해준다고 느껴요." 낸시는 매니큐어가 잘 칠해진, 다이아몬드 반지를 낀 손을 무릎에 포개 넣으며, 근육질의 긴 다리 한쪽을 다른 쪽 다리에 우아하게 꼬아 올렸다. 그녀의 치료사는 아르마니 스커트와 실크 블라우스를 멋지게 차려입은 이 매력적인 여인을 살펴보았다. 성공한 남편과 잘생긴 아이들이 있는 낸시는 불행하거나 삶에 불만을 품을 이유가 없어 보였다. 그러나 그녀의 치료사는 질기게 남아있는 그녀의 왜곡된 자기 이미지가 걱정되었다. 통찰과 긍정적인 시각으로 인해 이것은 좀 덜해지는 것 같았다.

"당신은 내가 자신에게 갖는 이런 느낌들이 어떻게 내가 자란 가정의 빈곤과 정서적 결여와 연결되는지 반복해서 말해주었어요." 낸시는 금목걸이를 잡아당기며 말했다. "하지만 나는 아는 것과 느끼는 것이 다르다는 것을 발견해가고 있어요. 이것이 어떻게 어디에서 왔는지 내가 아무리 이해한다고 해도 내가 느끼는 방식이 변화되지는 않아요."

"물론 그래요." 치료사는 말했다. "당신에게는 그것이 정말 절망스러울 거예요."

"절망스럽냐고요? 그게 날 절망이라도 시켰으면 좋겠네요. 선생님은 내가 자신의 분노에 닿을 수 있고 그것을 밖으로 표출할 수 있다면, 내가 빠져 있는 끊임없는 자기혐오에서 벗어날 수 있을 거라고 항상 말하죠. 하지만 내게 좌절하고 있는 사람은 바로 선생님 자신 아닌가요?"

치료사는 웃었다. "좋은 지적이에요, 낸시. 우린 이것에 대해 전에 얘기한 적이 있죠. 당신은 모두가 결국 당신에게 좌절하고야 마는 것에 너무 익숙해져 있죠. 그래서 나도 그렇게 되는 건 시간문제라고 생각하죠. 언제쯤 내가 이 테스트를 면할 수 있을까요?"

"오, 당신은 몇 달 전에 통과했어요." 낸시는 아르마니 스커트에 주름 하나를 잡으면서 이렇게 말했다. "단지 난 당신이 아직도 내게 질리지 않았는지 가끔 확인해보아야 하는 거 같아요."

"당신이 자신에게 그토록 쉽게 좌절하는데, 난들 안 그러겠냐는?"

"뭐 그런 거죠." 낸시는 웃었지만 다시 한숨을 쉬었다. "당신이 나를 바라보는 것처럼 나도 나 자신을 바라볼 수 있었음 좋겠어요. 그렇게 되면 나 자신을 판단하는 데 더 객관적이 되고 덜 비판적이 되겠죠."

"당신이 저기에 앉아있다고 상상해 봐요." 치료사는 의자를 가리켰다. "그리고 그녀를 내게 묘사해 봐요. 무엇이 보여요?"

"뭐라고요?" 낸시는 놀란 표정으로 치료사를 올려다보았다. "어쩌라는 말씀이에요?"

그는 다시 의자를 가리켰다. "저기 앉은 당신을 내게 묘사해 보라고요." 치료사는 다시 말해주었다. "그녀가 어떻게 생겼는지? 그녀에 대한 객관적인 의견을 내게 말해 달라고요."

일그러진 미소가 그녀를 스쳤다. 그녀는 저 빈 의자를 쳐다보았다. "나는 그녀가 좋은 여자라고 말하고 싶군요. 다른 사람을 돕고자 자기 길에서 벗어날 수 있는 착하고 다정한 사람이죠." 낸시는 깔깔대며 웃었다. 그리고 긴장한 채 치료사를 쳐다보았다.

"계속 해봐요." 치료사는 낸시를 격려했다. "좀 더 말해줘요."

"그녀는 정말 단정한 여성이에요. 정말로요. 내가 그녀를 어디선가 만난다면, 혹은 내가 그녀 이웃에 산다면 난 그녀를 더 잘 알고 싶어질 거예요. 그녀는 내가 매우 흥미를 느낄 만한 사람 같아요."

회기의 남은 시간은 낸시가 자기 자신에 대해 제3자로서 말하는 시간이었다.

이후 몇 달 동안에도 치료사는 낸시로 하여금 자신을 마치 타인처럼 얘기하도록 했다. 이러한 관점으로의 변화 덕분에 낸시는 치료적 난항에서 벗어날 수 있었다. 환자에게 자신의 경험을 '소유'하고 그 경험에 더 가까이 가게 하려고 일인칭으로 말하게 하는 일상의 지혜를 깬 치료사의 결정은 관례적인 치료 틀에 역행하는 것이었다. 치료사가 즉흥적으로 고안한 틀이었다. 치료사는 낸시의 상황이 갖는 고유한 성격을 참작해서 자신이 보통은 사용하지 않는 무언가 다른 것을 시도했던 것이다.

즉흥적인 고안(혁신적인 후렴구를 창조하는 재즈 음악가의 경우든, 망가진 게임에서 고립지대를 빠져나오려 안간힘을 쓰는 쿼터백의 경우든)은 재능 있는 음악가, 운동선수, 치료사들에게 중요한 특징이다. 재능 있고 유연한 치료사는 수많은 가능한 반응들의 목록을 사용할 수 있고, 치료 동맹 가운데서 생겨나는 어려움을 효과적으로 관리할 가능성이 더 크다. 빈더1999는 다음과 같이 말한다.

> 치료 능력의 최고 형태(치료사의 전문성의 핵심)는 기존의 작업 틀이 충분하지 않은 상황에서 즉흥적인 틀을 고안해낼 수 있는 능력이라고 나는 생각한다. 가장 숙달된 형태의 즉흥적 고안은 적극적으로 행동하는 반영(reflection-in-action)으로서, 이럴 때 작동모델은 정교하게 조율되거나, 문제 규정 혹은 문제 해결 중심의 환자와의 대화를 통해 전적으로 변경된다. 즉흥적 고안은 부정적 치료 과정의 관리와 같은, 치료사가 직면하는 가장 어려운 시련을 다루는 데 가장 중요하고 때로는 필수적 능력이다. 종종 적대적 전이(혹은 역전이) 형태라고 지칭되는 순환적이고 부적응적인 대인관계의 실연인 부정적 치료 과정은 흔히 일어나며, 치료 실패의 원천으로서 충분히 주목받지 못했다. [p.714]

부정적 치료 과정의 관리

치료 실패에 치료사가 가장 한결같이 기여하는 한 요소를 들자면, 그것은 부정적 치료 과정을 효과적으로 관리하지 못하는 치료사의 무능력이다. 부정적 과정과 치료 동맹의 붕괴는 사용된 이론적 접근과 모델과는 상관없이 어떤 형태의 치료 과정에서도 나타날 수밖에 없다. 이것은 부정적인 과정을 인지하고, 긍정적 치료 결과에 크게 기여하는 치료 동맹이 손상된 것을 효과적으로 복구하는 치료사의 능력이다. 인지되지 않고 복구되지 않은 동맹의 붕괴는 치료의 진전을 방해하거나 때 이른 치료 종결을 가져올 수 있다.

치료사들은 치료 관계에서 그들이 차지하는 위상의 가치를 과대평가하거나 오판하는 경향이 있는데, 치료적 작업의 초기 단계에서 특히 그렇다. 치료사가 치료 동맹을 판단하는 방식은 무엇이 중요한지에 대한 환자의 지각과 다르다. 치료사들은 치료의 목표나 과제에 대한 동의에 비추어 치료 동맹을 평가하면서, 특히 치료의 진전에는 환자에게 책임을 지우는 경향이 있다. 이와 반대로 환자들은 치료사가 다정한가, 유익한가, 이해심이 많은가에 강조점을 두고 있다. 가장 중요한 것은 부정적 치료 과정을 알아채고 그것을 능숙하게 다루어내는 것은 재능있는 치료사이다.

능숙한 치료사는 또한 부정적 과정을 다루는 일이 결코 스포츠 관람이 아니며, 환자에게 부적응적 관계 패턴을 바꾸는 방법을 말해주는 것 이상의 것을 필요로 한다는 것을 인식하고 있다. 르위스와 그의 동료들2000은 다음과 같이 말한다.

> 누군가와의 좋은 관계를 맺는 것을 기술하는 것은, 그것이 아무리 세밀하고 흔한 것이든 뉴런 조직 속에 그 관계성을 새겨 넣지 않는다. 자조(self-help) 책자들은 자동차 수리 매뉴얼과 같다. 왜냐하면 당신이 그것들을 온종일 읽어도 무엇 하나 고칠 수 없기 때문이다. 자동차를 수리한다는 것은 소매를 걷어붙이고 후드 아래로 들어가는 것을 뜻한다. 그리고 당신은 당신의 손에

> 때를 묻이고 손톱 아래에 자동차 기름이 끼는 것을 감수해야 한다. 감정의 지식을 자세히 검사하는 일은 스포츠 관람이 아니다. 그것은 변연계적 구속에서 생기는 밀쳐 내기와 서투름의 불쾌한 경험들을 요구한다. 만약 어떤 사람의 인간관계에 문제가 있다면, 그것은 아동기에 어떤 영향력 있는 관계가 그의 마음에 흔적을 남겼기 때문에 그렇다. 변연계의 연결이 뉴런의 패턴을 형성하고 나면, 이런 패턴을 다시 수정하기 위해서는 변연계 연결이 다시 일어나야 한다. [p.177]

애커만과 힐젠로트Ackerman & Hilsenroth 2001, p.173는 치료 동맹에 부정적으로 영향을 미치는 치료사의 개인적 성향들을 논하면서, 작업 동맹의 단절에 기여하는 치료사에 대해 더 많은 논의가 필요하다고 말한다. 스트룹Strupp 2001, p.173을 인용하면서 이들은 다음과 같이 말한다.

> 좋은 작업 동맹의 바탕을 헤치는 중요한 요소들로는 환자의 성격적 왜곡들과 부적응적 방어들 외에도 치료사의 개인적 반응들을 들 수 있다. 우리는 치료사들이 잘 조정된 사람들로서 치료 과정에 부정적 영향을 거의 미치지 않는다는 주장은 과대평가된 것으로 생각한다. 치료사들(잘 훈련되고 경험 많은 사람들이라 할지라도)도, 다른 사람들처럼 자신들이 능동적으로 관련된 개인적 갈등을 건설적으로 다루는 일이 종종 어렵다고 생각한다. [p.173]

단절된 치료 동맹의 회복

치료 결과에 영향을 미치는, 가장 어렵고도 중요한 요소는 치료사가 치료 동맹이 약해지고 파괴되는 것을 알아차리고 그것을 다루는 능력이다. 단절과 부정적 과정을 인식하는 능력은 경험 있는 치료사들도 입증해 보이기 어려운 기술이다. 이 주제에 대한 초창기의 연구들Rennie 1994, Safran 등 2001은 치료사가 동맹이 흔들리고 있음을 알아채고 환자로 하여금 자신의 불만족을 허심탄회하게 말할 수 있게 하는 것이 중요하다고 주장한다. 이렇게 하는 일은 종종 어려운 과제이다. 왜냐하면 레니1994의 연구 결과가 말해주듯이 환자는 종종 그들의 치료사를 보호하는 것이 관계를 유지하는 최선의 방법이라고 생각하기 때문이다. 그리고 많은 경우와 상황에서 환자들이 이런 염려를 개방적으로 말하기를 꺼린다는 점은 이해할 만한 일이기 때문이다.

스티븐 스컬스키Steven Skulsky 2002가 학회에서 발표한 내용에 의하면, 치료사들은 환자에게서 비난이나 부정적인 코멘트를 듣고 싶지 않다는 미묘한 메시지를 전달할 수가 있는데, 종종 치료사들은 위험 상황에 부닥쳐야만 자신의 이러한 점을 인식한다.

치료 관계에 환자가 감정을 여는 것을 주저하게 하는 치료사의 방식들에 관하여 주로 논하는 학회 워크숍에서, 중도적인 입장에 있는 이 발표자는 치료사들에게 지속적으로 자신의 과대 자기와 방어적 자기를 바라보라고 권유한다.

발표자인 스티븐 스컬스키는 이러한 문제를 악화시키는 세 가지 요소를 언급했다.

1. 교만
2. 어리석음
3. 호기심의 부족

스컬스키는 "다른 말로 하자면 나르시시즘이다. 이미 우리가 알고 있다고 생각한다면, 우리가 무언가를 알아내려는 욕망은 없어질 것이다"라고 말했다.

알지 못함의 불편함을 감수하기보다 우리는 새로운 경험에서 오는 불확실성을 피하려고 한다. 스컬스키는 어떤 것이 치료사들로 하여금 새로운 감정적 경험에서 배우도록 강요하지 않으면 치료사들은 종종 안일해지려 한다고 경고한다. 그는 덧붙이기를 "그런데 이것은 비온이 우리에게 감정적 교훈에 대해 가르치고 있는 것(우리는 모두 그냥 싫어하는 것이 아니라 강렬한 감정적 고통이나 불편함을 증오한다)이기도 하다. 모든 깊은 감정적 교훈이란, 우리를 두렵게 하는 감정들을 직면하는 일을 막기 위해 우리가 사용하는 방어들을 확인하고 이해하는 것을 말한다. 결론적으로 우리는 상황이 우리를 새로운 경험 속으로 차거나 소리 질러 밀어 넣지 않는 한 새로운 경험을 향해서 우리 자신을 여는 것을 피하려고 한다.

스컬스키는 어떻게 운동 부족과 과체중으로 인한 심장 발작이 그로 하여금 자기에 대한 이상화를 줄이고 사물을 있는 그대로 정직하게 보도록 할 수 있었는지를 묘사했다.

"내가 나의 약점들과 불완전함을 열고 인정하는 데는 심장마비로 거의 죽을 뻔한 경험이 필요했죠. 실제보다 더 부풀려진 나 자신에 대한 남근적 이미지를 축소하기 전에 나는 경험하고 싶지 않았던 깊은 감정들을 직면해야만 했어요."

스컬스키의 환자들이 맨 먼저 그의 변화들을 눈치챘다. "집단에 참여한 환자들은 내게 '죽을 뻔한 당신의 경험은 하느님이 주신 겁니다. 당신이 실수할 때 우린 당신에게 말해주는 게 겁났어요. 자신이 훌륭한 치료사라고 생각하고 그런 이미지를 유지하고자 하는 당신의 욕구가 우리를 사로잡고 있었죠. 이제는 우리는 좀 더 정직해질 수 있어요. 당신의 심장 발작은 당신이 실수할 때 우리가 그것을 말해줄 수 있는 자유를 준 거죠' 라고 말하곤 했어요."

스컬스키는 어떻게 해결되지 않은 경험들이 우리로 하여금 방어적 태도를 보이게 하는지 계속해서 설명했다. "건강한 신체처럼 건강한 정신도 어떤 양분과 음식을 섭취하는지에 주의를 기울일 필요가 있다. 우리의 몸이 음식과 물을 원하는 만큼, 우리의 영혼이 감정적 진실에 대해 갖는 갈망도 강렬하고 필수적이다. 우리는 한편에서는 안전의 작동, 방어성, 불안의 관리를 필요로 하지만, 동시에 다른 한편에서는 우리 존재의 새로운 측면들을 개방하고 경험하는 것이 안겨주는 불안에도 불구하고 이런 방식들을 발견하여 균형을 이뤄나가야 한다."

스컬스키는 "사람들은 감정적인 인식을 대단히 많이 부여받지 않았다. 그 대신 우리는 감정적인 경험을 위한 역량을 부여받았다. 그런데 이 역량은 우리가 새로운 감정적 경험들을 배우고, 감수하고 통합하는 작업을 기꺼이 하는 만큼만 발달하는 역량이다." 제임스 힐러만이 사용한 융의 비유들을 참조하면서, 스컬스키는 "사람들에겐 깊은 감정적 삶인 영혼이 없다. 대신 그들은 영혼의 가능성만 부여받았다. 당신이 얼마나 많은 영혼을 가졌는가는 당신이 자신의 영혼을 닮은 경험들을 얼마나 많이 다루느냐에 달렸다. 즉, 얼마나 고통을 직면하느냐, 얼마나 불안들을 직면하느냐에 달린 것이다."

프로이트의 정신역동 이론의 초기 전개와 유대-기독교적 유산 간의 유비를 묘사하면서, 스컬스키는 감정적 교훈이 두 가지 중요한 공통 기반 위에 놓여 있음을 설명한다.

1. 언약: 우리는 하등한 본능이나 욕구들을 버리고 취할 더 높은 가치들을 발견해야 한다. 무엇이 욕망보다 우선시해야 할 더 높은 승화이고 가치인가?
2. 거짓 우상의 부인: 어떻게 우리는 과대적이고 방어적인 자기의 파편들을 바라볼 용기를 계속해서 낼 수 있을까? 그렇게 하면 직면하기에 너무나 두려운 불안을 불러오고 불쾌한 감정들을 불러올 텐데?

치료사가 자신의 자기애적 취약성이 어떻게(환자로 하여금 치료에 대한) 부정적 코멘트를 회피하게 하는가를 기꺼이 알려는 태도는 치료 동맹의 붕괴를 인지하고 해소하는 데 중요한 기여를 한다. 연구 결과에 따르면, 성공적인 치료와 동맹의 복구 사이에는 밀접한 관련이 있다. 자기심리학은 최적의 좌절과 붕괴의 복구가 변형적 내재화와 정신 구조의 형성에 필수적인 더 큰 역량을 가져다준다는 점을 오랫동안 인지해왔다. 다른 말로 하자면, 환자는 감정 조절을 좀 더 내재화할 수 있고, 만족을 즉각적으로 지연할 수 있는 능력이 더 커지며, 정동 조절의 외부적 원천에 덜 의존하게 된다. 모든 공감 실패에 동반되는 실망들을 해결함으로써, 여러 중요한 발달적 성취들이 숙달된다.

1. 자기애적 상처를 해결하고 동맹의 붕괴를 복구하는 능력은 모든 관계에 전반적으로 퍼지게 되며, 환자에게 더 큰 희망을 주게 된다. 그들은 자신의 삶에서 중요한 사람들과 불화를 일으킬 수 있다는 것과, 이러한 불화가 관계를 파괴하지 않으리라는 신념을 갖게 된다.
2. 갈등 해결에 대한 자신의 능력과 기교를 확신하는 일은 환자로 하여금 절망에 덜 빠지게 한다.
3. 애매모호함이나 관계 안에서의 차이점들에 대한 수용 능력이 커진다. 환자들은 덜 경직되고 더 유연해지며, 자기와 타인에게 더 관대해진다.
4. 관계 안에서 친밀성과 만족이 늘어난다. 환자들은 "나는 나 자신이 될 수 있고 당신은 당신 자신일 수 있다. 그리고 때로 우리는 서로 의견이 다를 수 있고 서로 이해하지 못할 수도 있다. 그러나 우리가 대화를 계속하면 우리는 타협점에 이를 것이고, 적어도 서로 동의하지 않는다는 데 동의할 수 있게 될 것이다"라는 감각을 발전시켜 나가게 된다.
5. 가장 중요한 것은, 환자들이 스스로 감정을 통제할 수 있다는 감각을 발전시켜 간다는 점이다. 스피노자의 말처럼, 환자들은 변덕이나 자신의 감정 상태에 덜 속박된다. 스컬스키2002는 "우리는 모두 그런 만족스러운 경험(영화 '나 홀로 집에'에서 반복적으로 포착되는 경험들)을 원한다"고 말한다. 주인공인 소년은 집에 침입하려는 나쁜 강도(우리의 정신적 집에 해를 끼치려고 하는 박해적 대상들)를 물리칠 때마다 주먹을 불끈 쥐고 "그래, 이거야"라고 말한다. '그래, 나는 이것을 다룰 수 있어' 하는 감각이야말로 환자에게 자신의 대처 능력에 대한 새로운 신념을 심어준다.

치료사들이 스컬스키의 지적을 받아들이고 환자들이 치료사의 결점에 대해 솔직하게 말하기를 꺼린다는 점을 더욱 잘 인식하도록 좀 더 열심히 작업한다 하더라도, 이러한 갈등을 유익한 방식으로 다루기는 쉽지 않은 일이다. 사프란과 그의 동료들2001이 인용한 여러 연구에 따르면, 치료사들은 자신의 기교 뒤에 불편한 감정들을 숨기며 종종 방어적으로 반응하는 경향이 있다. 정신역동을 다루는 치료사들은 지나치게 전이와 해석의 사용에 의존하며, 인지 치료사들은 환자의 인지적 왜곡에 초점을 둔다. 유연성과, 치료사 편에서의 공감을 보여주는 반응들은 치료 동맹을 덜 손상시킨다. 다음은 전이 해석을 오용한 임상 사례를 보여준다.

> 집단 치료 훈련 프로그램의 10번째 회기에서, 한 젊은 여성은 집단 리더가 자의적이고 무관심하고 냉담하다며 그에게 분노로 맞섰다. 집단은 진행을 멈추었고, 리더에게 맞서는 일이 이번이 처음이었기에 집단 멤버들은 긴장한 채로 앉아, 리더가 어떻게 반응하는지 예의 주시하고 있었다. 고통스러운 순간이 지난 다음, 마침내 집단 리더는 답했다. "내가 당신의 아버지를 연상시키나요?" 그녀는 현재 관계의 권위 있는 만남에서 과거 아버지와의 관계로 안전하게 이동하게 되자 안심하면서 자신의 아버지와 리더 사이에는 닮은 점들이 있다고 곧 시인했다. 그녀와 집단 리더는 그녀가 아버지와 맺은 관계라는, 더 익숙한 지점들을 탐색하기 시작했다. 첫 맞섬의 위기는 점점 누그러졌고 집단은 문제가 덜 위협적인 방식으로 해결될 수 있을 거라 안심하며 다시 의자에 기대앉을 수 있었다.
>
> 집단 멤버들은 집단 내에서의 노골적인 분노 표현에서는 벗어날 수 있었으나 귀중한 치료적 경험을 놓치고 있었다. 사실 이들은 어떻게 직접적인 맞섬과 부정적 치료 과정을 회피하는가에 대한 예를 보게 된 것이다. 이 여성과 집단 리더 사이의 문제는 해결되지 않았다. 사실 이 문제는 나머지 회기들을 통해서도, 다른 집단원들에게도 해결되지 않은 이슈였다. 왜냐하면 처음에 맞섰던 구성원의 비판이 너무나 사실이었기 때문이다. 실제로 집단 리더는 자의적이

> 고 무관심하고 냉담했다. 그녀가 아버지와 맺은 과거의 관계로 옮겨가도록 촉구한 그의 태도는 그녀의 비판이 담고 있는 고통스럽지만 정확한 내용을 직면하기를 피하고 싶은 자신의 욕구를 반영하고 있다. 전이는 현재에 대해 부적절할 때에만 전이이다.

위의 사례와는 대조적으로 어떤 연구들은, 치료사들이 비방어적으로 반응할 수 있고 동맹에 정성을 들이고 자신들의 반응과 행동을 조정해나가고 생겨나는 불화에 대처할 수 있을 때 치료 동맹이 실질적으로 개선되고 더 강해진다고 주장한다. 오해받았을 때 부정적인 감정을 환자가 기꺼이 표현하고, 치료사 편에서 손상된 동맹을 복구하는 데 기꺼이 상호적인 노력을 기울일 때 위기에 처한 치료는 다시 나아갈 수 있게 된다. 환자 편에서의 일방적인 종결은 이런 식의 개선이 일어나지 않을 때 일어나는 경향이 있다. 동맹의 복구는 치료가 계속되게 하고, 때 이른 종결을 예방하는 데 그치지 않는다. 복구된 동맹은 치료 동맹을 더 강화한다는 증거들이 있다. 이것은 파괴되었다가 복구된 치료 동맹이 치료 기간 꾸준히 유지되거나 계속해서 증진되었던 치료 관계에 비교될 때도 참인 말이다.

애착이론은 부정적 전이나 치료 붕괴의 경우에 치료사가 취해야 할 태도에 시사하는 점이 있다. 보울비 1979b의 세미나 논문 「우리가 알지 말아야 할 것으로 가정된 것을 아는 것과, 우리가 느끼지 말아야 할 것으로 가정된 것을 느끼는 것에 대해 On Knowing what you are not supposed to know and feeling what you are not supposed to feel」는 환자가 항변할 수 있을 만큼 안전감을 느끼게 하기 위해 치료사가 창조할 필요가 있는 치료 환경의 유형을 언급한다. 홈즈 1996는 "환자의 항변을 인지하고 수용할 수 있는 치료사의 능력은 중요한 분리가 부재한 만큼이나 정신 건강의 토대가 된다. 보울비는 외상을 부인하는 것과 저항을 억압하는 것이 신경증의 중대한 요인이라고 본다" p.6. 보울비는 부모의 조율과, 저항을 보복하지 않고 수용할 수 있는 능력이 안전 애착의 토대가 된다고 느꼈다. 이와 마찬가지로 치료사도 환자의 적개심이나 분노를 보복하거나 두려워하지 않고 다룰 수 있을 때 치료에서 성공할 가능성이 크다.

환자의 기여

정신 치료에 관한 연구들은 치료에 효과가 있다는 것을 입증하는 데는 성공했으나, 대부분의 치료적 성과는 환자가 치료사를 능력 있고, 신뢰할 만하고, 수용적이고, 어려움을 말하는 환자에게 반응적인 태도를 보이는 돌보는 사람으로 지각하는 것이 결정적 요소임을 보여주는 많은 증거가 있다. 이러한 지각들은 치료사의 이론적 지향이나 훈련 또는 기교와 별로 상관이 없다. 또한 이러한 지각은 모든 환자에게 항상 명백하게 나타나지는 않는다. 환자들의 특징이 결정적이라는 것도 분명한 사실이지만, 치료사의 장점들을 환자가 지각하건 못 하건, 왜 환자들이 어떤 치료사와는 동맹이 되는 반면 다른 치료사와는 그렇지 못한지는 상당 부분 아직도 분명히 밝혀져 있지 않다. 환자와 치료사의 연합은 분명히 중요하며, 치료적 관계에서 인성이 중요한 역할을 한다. 정신 치료와 알코올 중독 치료의 성공은 훌륭한 작업 동맹의 형성에 달렸다는 증거들이 있기 때문에, 치료적 관계와 작업 동맹에 환자가 어떤 기여를 하는가를 이해하는 것은 중요하다.

정신 치료에서 환자가 동원하는 대인관계의 기교들은 치료의 잠재적 성패를 상당 부분 좌우한다. 치료에 환자가 기여할 것이 많고 병리가 약할수록, 치료도 성공할 가능성이 커진다. 반대로 환자의 장애가 심각할수록 그는(치료사의 재능이나 기교가 어떠하든 간에) 치료에서 얻는 혜택이 더 적다. 연구에 의하면, 단일한 요소로서는 환자들의 개인적 특성이 치료 동맹에 가장 크게 기여한다. 그러나 바람직한 치료적 변화를 이끌어 내는 데 작용하는 이러한 관계의 효능은 상당 부분 대인관계(특히 대인관계에 어려움을 갖고 있는 환자와의 관계)를 다루는 치료사의 인격과 기교에 달렸다. 심각한 정신병 환자와 같은 일부 환자들은 진정한 대인관계에서 오는 친밀감을 수용하지 못한다. 심각한 중독자, 만성 물질 중독자, 심각한 성격장애인은 치료사와 진정한 치료 동맹을 형성하기가 매우 어렵다.

치료의 초기 단계

환자가 기꺼이 치료를 시작하는 데는 많은 중요한 요인들이 작용한다. 가장 중요한 요소는 실제로 환자가 경험한 고통의 수준이다. 치료 초기단계에서의 효능은 치료사가 환자로 하여금 치료사로부터 도움을 받을 수 있다는 기대를 하게 하는 능력에 의해 강화된다. 그리고 이러한 능력은 환자가 치료에 대해 긍정적인 기대를 할 수 있는 능력에 의해 상당히 좌우된다. 이것은 환자가 치료사에게 의존해 있는 어떤 상태를 수용할 수 있어야 함을 요구한다. 정신 치료에 잘 반응하는 사람들은 치료가 그들을 도울 것이라고 기대하며, 이들은 치료를 불신하는 사람들보다 사회적으로 더 잘 통합되어 있고 불신감도 더 적다. 긍정적으로 반응할 수 있는 사람은, 과도한 탐욕보다는 사회적으로 결정된 역할들 속에서 타인을 더 쉽게 받아들이는 능력을 나타낸다. 하지만 환자가 피암시성이 클수록, 그리고 경험한 고통이 더 클수록 환자는 치료에 남아있을 확률이 더 크다Frank 1978.

환자가 치료사를 도움의 원천으로서 기꺼이 지각하도록 강화하는 중요한 요인들은 많이 있다. 환자로 하여금 치료사를 신뢰할 만한 정신 치료사로 믿게 하는 치료사의 능력은 확실히 중요하다. 치료사, 환자, 외부의 관찰자 등이 평가한 이러한 추론된 자질 간의 어떤 긴밀한 일치는 발견되지 않는다. 치료 결과와 치료사의 추론된 자질 간에 발견할 수 있는 가장 지속적인 관계는 바로, 치료사 자신이나 외부의 관찰자가 치료사에 대해 평가하는 것보다는 치료사에 대한 환자 자신의 지각에서 파생된 자질들이라는 점이다.

환자가 치료를 기꺼이 계속하고자 하는 것은 대개 환자가 치료사를 개인적으로 좋아하는 마음에 달렸다. 환자가 치료사를 믿을 수 있는 사람이라고 지각하면, 환자가 치료사를 매력적인 사람으로 생각할 가능성이 크다는 점 또한 발견된다. 신뢰성과 매력이라는 개념은 서로 배타적이지 않다. 연구 결과에 따르면, 전문가로 지각되는 사람이나 신뢰감을 불어넣는 사람이 환자의 태도와 행동 변화에 큰 영향을 미친다. 따라서 환자들은 매력적이고 믿을 만한 치료사가 해석이나 설명을 제시했을 때, 자신의 세계관이나 신념 체계와 다른 설명이나 해석들을 더 잘 받아들이게 된다. 따라서 제시한 충고에 대한 수용은 환자가 치료사의 능력, 기교, 예상된 엄밀성, 상호적인 이끌림 등에 대한 지각된 평가에 달렸다. 신뢰성처럼 매력도 대인관계적 유사성이나 양립 가능성의 문제와 밀접하게 관련되어 있다.

예상되는 바와 같이, 안전 애착 유형을 가진 환자들은 더 빨리 치료 동맹을 형성할 수 있고, 치료 끝 무렵에 가장 기능이 좋고, 더 긍정적인 치료 결과를 가져온다는 점을 발견할 수 있다Meyer and Pilkonis 2001. 또한 이런 환자들은 치료사와의 초기 접촉을 좀 더 긍정적으로 평가하는 경향이 있으며, 치료사들을 따뜻하고, 친근하고 반응적인 사람으로 묘사한다. 반대로 수많은 연구에 의하면, 치료 접수 때나 첫 번째 회기에서의 취약한 동맹은 조기 종결을 예고한다Barber 등 1999, Mohl 등 1991, Plotnicov 1990, Tyron and Kane 1993. 밀어내거나 불안한 애착 유형을 가진 환자들은 치료하기가 더 어렵고, 대개 초반에 치료 동맹을 형성하기가 더 어려운데, 일단 이들이 치료사와 결국 정서적으로 연결이 이루어지게 되면 치료적 개선은 때로 좀 더 극적으로 일어난다. 밀어내는 애착 유형을 가진 환자들은 치료 중간에는 취약한 동맹을 보여주지만, 치료 후반에는 강력한 동맹을 보여준다. 밀어내거나 집착적인 애착 유형을 가진 환자들은 친밀감을 원하고 유기에 대한 공포를 가지고 있어 밀접한 치료 동맹을 정착시키고자 애를 쓰는데, 이것은 그들이 잠재적 거절에 대해 염려하고 있기 때문이다. 어떤 조건에서는 불안전 애착 유형을 가지고 심하게 상처입은 환자들이 더 좋은 관계의 도정을 보이기도 한다. 이것은 일단 치료사가 문제 많은 환자를 치료에 끌어들일 수만 있다면, 성공적이고 때로는 극적인 성공을 거둘 가능성이 커진다는 것을 시사한다.

애착이론에서 이루어진 최근의 발전들은 어떻게 서로 상이한 애착 유형들이 한 사람의 내적작동모델의 표지자인 관계성의 유형을 반영하는가를 보여주는 개념 틀을 제공한다. 연구 결과에 따르면, 애착 유형이나 내재화된 관계 패턴들이 성인기 내내 대인관계적 상호 관계들의 질에 계속해서 영향을 미치는 특성들을 지속시키는 것으로 드러났다. 보울비의 내적작동모델은, 한 사람의 내면화된 자기 또는 타인에 대한 시각이 타인과의 관계 속에 머물기 위해 행동하는 방식을 어떻게 결정하는가를 설명하기 위해 제시된 하나의 메커니즘이다. 이러한 함축된 관계성의 규칙들은 치료에서 실행되지 않을 경우 종종 눈에 띄지 않은 채로 지나가 순응적 태도나 조기 종결의 결과를 가져오게 된다.

시험적 가설

애착이론과 자기심리학은 치료적 만남 도중에 환자들이 종종 무의식적으로 이러한 병리 발생적 신념들이나 원칙들을 바꾸려고 시도한다고 주장한다. 환자들은 자신이 아동기에 차용한 규칙들이 현재 치료사와 맺은 관계 안에서 유지할 만한 것인가 버려야 할 것인가를 결정하기 위해 관계를 '시험한다'. 치료사가 시험을 통과하면 환자는 더 이상 이러한 예전의 규칙들을 유지할 필요를 느끼지 못한다. 그리고 어떤 해석에 대한 요구 없이 자기 강요적인 보수적 행동들을 수정하게 된다.

자기심리학은 치료 관계 속에서의 실연의 중요성에 대해 유사한 시각을 가지고 있다. 스톤1996은 다음과 같이 말한다.

> 자기심리학은 환자들이 이전의 결함 있는 자기대상 경험을 치료하는 치료적 경험을 찾으며, 그렇게 함으로써 지금까지 결함 있는 불안정한 자기를 안정화하고 성장을 재개하려 한다고 주장한다. 원형적 자기대상은 장애를 지닌 환자에 의해 분리된 사람으로 경험되지 않고 자기의 일부로 경험되는데, 이것은 불완전하게 발전한 구조를 채우는 데 기여한다. …환자들은 과거에 자신들이 그랬던 것처럼 치료 상황에서 다시 외상을 입지 않을까 하는 두려움을 극복하기 위해 작업한다. 이전의 병리발생적 신념들을 버리는 과정은 환자들로 하여금 성장을 재개하게 한다. 공감적이고 가용한 자기대상들은 발달적 결함들을 채워주고 자기를 안정화한다. 이때 자기는 더 큰 응집성을 경험하며 자기의 목표와 이상을 다시 추구하게 된다. [p.170]

스톤은 신중한 진단으로 이러한 병리 발생적 신념들의 일부를 인지하는 것이 가능하기는 하나, 다른 신념들은 치료 도중에 나타난다고 덧붙인다. 종종 치료사들은 시험을 통과하거나 시험에 실패할 때까지, 자신이 시험당하고 있다는 사실을 알아채지도 못한다.

다음의 임상 사례는 알아채지도 못하고 지나가는 이러한 딜레마를 보여준다.

> 폴은 문제성 있는 수많은 코카인 사용 재발의 역사를 가지고 있다. 마지막 재발에 뒤이어 폴의 좌절을 느낀 스폰서는 치료사에게 다음과 같이 말하면서 그를 치료에 의뢰했다 "어떤 다른 것도 효과가 없을 것 같아서요." AA에 수년 동안 적극적으로 참여했음에도 불구하고 폴은 연이어 3개월 이상 코카인을 끊지 못했다. AA 프로그램에 참석하는 그의 동기와 적극성은 흠잡을 데 없었다. 그의 스폰서는 폴을 아는 다른 사람들처럼 혼란과 좌절감을 느꼈다. 그는 시키는 대로 다 했지만, 여전히 재발했다.
>
> 폴의 치료사는 폴이 지난 2년 동안 적어도 5명의 치료사와 치료를 하다 말다 했다는 것을 곧 알게 되었다. 초기 면접에서 왜 그렇게 많은 치료사를 만났느

냐는 질문에 폴은 선량한 웃음을 지어 보이며 "치료사들이 날 내치게 하는 데 재능이 있는 것 같아요"라고 말했다.

"당신을 내친다고요?" 치료사가 물었다. "왜 그들은 당신을 계속 내치는 것일까요?"

"내가 계속 재발하니까 내치는 거겠죠." 폴은 어깨를 움츠렸다. "아마도 제게 좌절을 느꼈을 거예요. 치료사들은 대개 저에게 최후통첩을 하게 되죠. 그들은 외래로는 치료를 계속할 수가 없다고 내게 말해요. 입원할 것을 권유하죠."

폴은 어깨를 움츠리며 "그들은 내 중독 상태가 너무 위험하다고 해요. 아마도 내가 그들을 두렵게 만드나 봐요. 내가 코카인으로 떠있을 때 아주 심하게 자기 파괴적인 행동들을 할 수 있기 때문이죠."

"그러니까 최후통첩이란 그들이 당신이 입원 치료 같은 것을 받기를 바란다는 건가요?"

폴은 고개를 끄덕였다. "그래요. 하지만 젠장, 난 이전에 두 번이나 입원 치료를 받았어요. 입원해 있는 동안은 상태가 좋았지요. 하지만 퇴원할 때마다 나는 재발했어요. 입원이 해결책이라곤 생각지 않아요."

"음, 당신이 해답이라고 생각하는 것이 뭔지 말해줘요."

폴은 놀란 표정을 지었다. "와, 정말 이런 걸 물어본 사람은 한 명도 없었어요. 다른 사람들은 다 내가 해야 할 것들만 말해주었죠. 정말 당신은 내가 하고 싶고 해답이라고 여기는 것을 알고 싶은 건가요?"

치료사는 의자 뒤로 기대앉으면서 고개를 끄덕이며 "그래요. 알고 싶어요"라고 말했다.

"나는 외래로 치료를 해보고 싶어요." 폴은 손짓을 해가며 말을 이었다. "입원 프로그램은 이미 다 아는 것들만 제게 알려줘요. 젠장, 전 거기서 일하는 웬만한 상담사들보다 프로그램이나 중독에 대해서 더 많이 알아요." 폴은 멈칫하더니 "뭐 그렇다고 다 안다는 건 아니고요. '자기 의지로는 방탕한다'에 대해

AA가 말하는 내용도 알고 있죠. 난 좋은 직장을 구했어요. 입원으로 이 기회를 놓칠 순 없어요"라고 말했다. 당신이 제안하는 건 뭐든지 다 하겠어요. 하지만 내겐 이렇게 함께 있으면서 도와줄 사람이 필요해요. 나를 통제하는 사람 말고요."

"당신은 통제당하기 싫어하죠?" 치료사가 물었다.

폴은 웃으며 말했다. "당신이 뭘 생각하는지 알아요. 중독자가 하는 일은 통제당하는 것이며, 중독 치료는 통제력을 스폰서나 상위의 권력에 양도하는 것이라고 말하고 싶으신 거죠? 나도 다 압니다. 나에게 문제가 있다면 타인들이 나를 너무 통제하도록 내버려둔다는 거죠."

"그 점에 대해 이떻게 이해하고 있나요?"

폴과 치료사는 회기의 남은 시간을 폴의 순응 문제를 다루는 데 할애했다. 유기에 대한 폴의 공포가 그로 하여금 모든 관계들(직업적, 개인적)에서 지나치게 순응적으로 만든다는 것이 곧 분명해졌다. 그의 약물 사용은 일부분 반항적인 행동화와 연결된 것처럼 보였다. 그와 치료사는 덜 파괴적인 다른 방식들에 대해 이야기했고, 그는 관계들 내에서의 자율성과 의존에 대한 자신의 필요를 표현할 수 있었다. 회기가 끝나기 전에 폴은 하나의 정보를 덧붙였다.

"참, 잊을 뻔했군요. 저는 입양된 아이입니다." 폴은 얼굴을 찌푸리며 말했다. "이게 그다지 중요하다고 생각하진 않아요. 이전 치료사는 이걸 중요하게 생각했죠. 그래서 이걸 당신에게 말해주어야 할 것 같아요."

치료사는 고개를 끄덕였다. "말해줘서 고마워요. 나도 당신의 지난 치료사와 같은 생각이에요. 이건 매우 중요한 사실이에요."

"정말인가요?" 폴은 치료사에게 궁금하단 표정을 지어 보였다. "저는 입양에 관해 기억나는 것이 전혀 없어요. 양부모가 저를 입양한 건 생후 3~4일 정도였으니까요. 그러니까 나는 생모나 생부를 전혀 모르지요." 폴은 치료사를 유심히 살펴보았다. "그래도 내가 입양아라는 것이 중요한가요?"

"물론이죠. 그래도 난 중요한 사건이라고 생각해요." 치료사가 말했다. "이 문제에 대해서는 나중에 좀 더 얘기하도록 해요. 하지만 오늘 끝내기 전에, AA 모임이 계속되는 동안 당신이 하고 싶은 것에 대해 짚고 넘어가도록 하죠."

폴은 열광적이고 열정적인 내담자임이 증명되었다. 그는 참여적이고 통찰력 있고 영리하고 따뜻하고 섬세한 사람임이 드러났다. 작업 동맹은 곧바로 형성되었다. 또다시 재발하지 않겠다고 단단히 결심하고, 반응적인 치료사와의 헌신적인 새로운 동맹 같은 것으로 무장한 폴은 기꺼이 치료사가 제안하는 모든 것을 따르기로 합의했다. 폴이 AA 모임에 참가해야 한다는 것을 치료사가 제안했을 때, 폴은 하루에 두 번씩 참가하기도 했다. 그리고 치료사가 예전의 코카인 딜러들에게서 갑자기 전화가 오는 것을 막으려고 폴에게 전화번호를 바꾸라고 권하자 폴은 직장과 집 전화번호를 모두 바꾸었다. 폴은 자청해서 두 명씩이나 스폰서를 구했다. 치료는 매우 빨리 진전되어 치료사는 폴이 일주일에 한 번씩 계속해온 치료 그룹에 합류할 것을 권했다. 폴은 곧장 동의했다. 그는 열심히 참여하는 집단원으로 인기를 끌게 되었다. 폴은 개인 치료에서 보여주었던 동일한 열정을 집단 치료에서도 보여주었다. 그의 재치와 유쾌한 행동과 지지적인 반응은 다른 모든 집단원들에게 인기를 끌었다. 폴의 섬세함은 전염성이 있었다. 집단은 폴과 빠르게 유대를 갖게 되었다.

이후 6개월 동안 치료는 탁월하게 진행되었다. 폴은 최장 기간 단약 상태를 유지할 수 있었고, 급기야 3년간의 단약 성취에 도달했다. 폴은 순조롭던 6개월간의 치료 끝에 AA에서 만난, 5년째 단약 중인 한 여성을 진지하게 사귀기 시작했다. 그들의 관계는 빠르게 발전했고 집단원들이 알아채기도 전에 폴은 그녀와 동거할 것이라고 선언했다. 모임의 일부 사람들이 그들의 빠른 관계를 우려했으나 대부분의 사람은 폴을 축하해주었다. 동거를 시작하고 3주 후에 폴은 재발했다.

폴은 차기 집단치료 회기에 빠졌고 개인 치료도 두 번 빠졌다. 마침내 다시 치료에 나왔을 때 폴은 양심에 가책을 느꼈고 비탄에 빠졌다. 만나자마자 빠진 그 여성과 맺은 새로운 관계가 가진 강렬한 강도는 그가 미처 통제할 수도 이해도 할 수도 없었던 어떤 강렬한 감정들을 촉발시켰던 것이다. 관계 안에서 갈등들은 쉽게 생겨났고 폴은 그것들을 다룰 준비가 되어 있지 않았다. 순응과 수동-공격적 행동화 사이를 오가는 폴의 모습은 여자친구가 수용하기에는 너무 지나쳤기에 그녀는 관계를 단절했다. 폴은 황폐화되었다. 그의 재발은 불가피한 것이었다.

회기 끝 무렵에 폴은 치료사를 쳐다보고 "어떻게 해야 하죠?" 하며 애원했다.

"이미 해오던 걸 해야지요. 치료에 나오고 AA에 나가야죠." 치료사는 폴에게 확신에 찬 웃음을 지어 보이며 "이 재발에 대해 함께 얘기하며 여기서 무엇을 배울 수 있는지 봅시다. 그래야 다음에 재발을 안 하죠"라고 말했다.

폴은 안심한 듯이 보였다. "고마워요. 난 당신이 화를 내고 치료를 그만둘 줄 알았어요."

"전혀요. 그런 일은 없을 거예요. 하지만 이번 재발에 대해서 얘기해야 하고 다음에는 당신이 어떻게 달리 행동할 수 있을지 알아봐야 해요. 재발보다 더 나쁜 건 재발을 하고도 그것을 검토해보지 않는 거예요."

폴은 치료 집단에도 다시 나가 자신의 재발에 대해 자세히 말했다. 집단은 그에게 지지를 보냈고 그가 다시 회복할 수 있도록 격려했다. 하지만 폴의 태도는 변했다. 그는 더 많이 시무룩했고, 철회되어 최근에 끝난 관계에 강박적으로 몰두했다. 그 관계 안에서 일어난 것들을 더 자세히 설명할수록, 여자친구를 먼저 방치한 것은 폴이었다는 것이 집단원들에게 명백해졌다. 그녀는 그가 자신에게 한 약속들을 끝까지 지키지 않는 데 점점 더 짜증이 났다. 그녀가 화를 내면 그는 더 순응했고 더 많은 약속들(그의 수동-공격적 충동이 결코 지켜내질 못할)을 했다. 집단은 부드럽게 폴에게 맞섰다. 그러자 그의 출석은 불규칙해졌다. 그리고 두 달 안에 다시 재발했다.

이 재발은 지속 기간과 심각도 면에서 한층 심각했다. 그는 코카인 사용으로 직장에도 결근했고, 이로 인해 고용주의 요주의 인물이 되었다. 그의 한 패턴이 직장에서도 치료 집단에서도 나타난 것이다. 그의 고용주는 치료 집단의 구성원들처럼 폴이 나오겠다는 말을 더 이상 신뢰할 수 없게 되었다. 개인 치료 회기에서 치료사는 폴에게, 그가 남들이 자신에게 하지나 않을까 두려워하는 것을 남들에게 하고 있다는 점을 강하게 상기시켰다.

폴은 들으려 하지 않았고, 3주 이내에 다시 재발했다.

폴이 집단 회기와 개인 치료에 나가지 못한 지 이틀 뒤에, 치료사는 폴에게서 사과의 전화를 받았다. 폴은 치료사가 아직도 그를 만나려고 하는지 슬그머니 물어보았다. 폴은 치료사가 "물론이에요. 당신을 만나고 싶어요. 다음 주에 당신의 본래 회기가 있잖아요" 하는 말을 듣고 깜짝 놀랐다.

폴의 마지막 재발 다음의 회기에서 치료사는 그에게 입원 프로그램이나 재활시설에 들어가게 하려고 했다. 폴은 상처 입은 분노로 "그래요. 그 말이 왜 안 나오나 했네. 최후통첩은 뭐죠? 당신이 원하는 것을 내가 안 하면 당신도 나를 버리겠지요?"

"아뇨. 당신이 무엇을 하든 난 당신을 계속 만날 거예요. 하지만 당신의 점점 늘어나는 재발 빈도와 코카인 사용이 당신의 사고를 흐리게 한다고 생각해요. 이런 악순환을 멈추게 할 무언가를 당신이 정말로 하기를 바랍니다. 당신은 통제 불능이에요."

폴은 치료사를 뚫어져라 쳐다보았다. 안도와 공포가 그의 얼굴을 스쳤다. "당신이 원하는 건 무엇이든 하겠어요. 제발 입원만 시키지 말아요. 병원에 처박는 일은 고등학교 때 처음 코카인을 했을 때 부모님이 내게 하신 거예요." 분노가 섞인 비웃음으로 폴의 얼굴은 일그러졌다. "그들은 나 때문에 골치 썩기 싫었던 거예요. 그래서 그놈의 병원에 처박은 거라고요. 다른 모든 사람처럼 부모님도 날 버린 거라고요."

"폴, 내 말 잘 들어요." 치료사는 폴의 주의를 끌려고 손을 들어 보였다. "당신은 다른 사람들이 당신을 유기하는 것에 너무 몰두한 나머지 당신이 다른 사람들을 얼마나 방치하고 있는지 보지를 못해요."

"내가 다른 사람들을 유기하다니요, 무슨 말씀이세요?" 폴은 턱을 떨어뜨리며 반항적으로 치료사를 쳐다보았다. "그 사람들은 나를 위해 있어준 사람들이 아니에요."

"내가 보기에 당신은 당신이 분명하게 보지 못하는 무언가에 사로잡혀 있어요." 치료사는 계속해서 말했다. "어디까지가 코카인 때문이고, 어디까지가 다른 사람들이 당신을 버리나 안 버리나 시험하려는 충동의 소산인지 모르겠군요."

폴은 몇 초 동안 조용히 앉아 있었다. 그는 한숨을 쉬며 자신의 턱을 만지작거렸다. 그리고 치료사의 눈을 강하게 노려보았다. "왜 당신은 나를 버리지 않은 거죠?"

치료사는 앞쪽으로 몸을 숙이며 폴과 눈싸움을 벌였다. "당신이 지금 하고 있는 것이 테스트라는 것을 알기 때문이죠. 그런데 내가 이 시험에 통과할까 봐 더 두려워하는 건지, 내가 시험에 실패할까 봐 더 두려워하는 건지, 당신이 어느 쪽을 더 두려워하는 건지 모르겠어요."

폴의 재발의 주제인 유기 공포와 재연들이 그 후 두 달간 치료의 주제가 되었다. 그런데 아무런 도움도 되지 않았다. 폴의 재발은 계속 빈번하게 일어났다. 그는 더 강도 높은 입원치료나 외래치료를 거부했다. 폴은 이 치료사도 "자신의 삶에서 다른 사람들과 마찬가지로" 자신을 유기할 핑계를 찾으려 한다고 계속해서 주장했다.

폴은 설득될 수 없었고 치료사의 권유들을 따르기를 거부했다. 치료사는 치료사가 자신을 유기하지 않을까 하는 폴의 공포가, 최악의 것이 현실로 나타나나 안 나타나나를 보려는 그의 충동으로 인해 추동된다는 것을 강하게 느꼈다. 치료사가 폴을 안심시킬수록 폴은 더 불안해졌다. 그는 치료사를 승자 없는 교착 상태로 몰아넣었다. 치료사가 폴이 입원 치료를 받지 않으면 치료하지 않겠다고 한다면, 이러한 치료사의 태도는 자신이 '행동하지' 않으면 자신은 유기될 것이라는 폴의 시험적 가정을 확인해주는 것이 된다. 만약 치료사가 폴을 외래 환자로 계속 치료하게 되면, 치료사는 자신이 폴을 온전히 기능하게 할 수 있을지 걱정하게 된다. 치료사는 폴과의 관계와 치료 동맹을 유지하는 한편 폴의 중독과 자기패배적인 행동들을 계속 직면하는 방식을 찾기로 했다.

폴은 다시 재발했다. 한 주를 통째로 결근하자 고용주는 폴을 해고했다. 그는 집단 회기에도 나타나지 않았으며, 애써 전화도 하지 않았고 일방적으로(다른 집단원들처럼 종결 4주 전에 통보하기로 약속했음에도 불구하고) 치료를 끝내겠다고 집단에게 통고했다. 며칠 후에 그는 치료사에게도 전화를 걸어서 앞으로 치료에 더 나오는 것이 싫다는 메시지를 남겼다. 2주 후에 치료사는 자동응답기로 마지막 전화 한 통을 받았다. 폴은 이런 메시지를 남겼다. "6일째 코카인을 끊고 있고 다시 치료로 돌아가고 싶어요. 물론 내가 한 이 모든 짓에도 불구하고 당신이 나를 기꺼이 만나주신다면."

치료사는 그에게 이렇게 답신 메시지를 남겼다. "물론 당신을 기꺼이 만나고 싶습니다. 준비되면 언제든 약속을 잡으세요."

그러나 전화는 결코 오지 않았다.

폴의 사례는 중독 환자와 작업할 때 치료사들이 직면하게 되는 서로 연관된 두 가지 딜레마를 보여준다. 중독자나 알코올 환자의 병리는 종종 그들의 약물 사용으로 악화되어, 이미 비효능적인 애착 유형을 더 파괴하는 결과를 가져온다. 때로 코카인처럼 강력한 중독성 약물은 대인 애착을 거의 불가능하게 만든다. 뇌의 정서 중추에 물질이 미칠 수 있는 잠재적인 정서적 유발과 강력한 재강화의 속성들은, 물질이 남용되기 이전부터 이미 뇌에 존재하는 기존의 모든 구조를 위태롭게 만든다. 수많은 약물이 갖는 강력한 힘들과 비교해볼 때 애착 관계가 갖는 조절력은 너무나도 미미하다. 약물에 대한 애착과 많은 물질이 만들어내는 재강화의 속성들은 다른 사람과의 애착에서 생겨날 수 있는 정서적인 영향보다 훨씬 더 강력하다. 또한 폴의 사례에서와같이 이성적인 능력(자신이 무엇을 하고 왜 하는지를 이해하는)도 어떤 목적에서건 통찰이나 자기 이해가 불가능할 정도로 훼손된다. 자기 이해와 동기부여 능력은 물질 남용에 의해 제거된다.

치료 동맹과 중독: 특수한 고찰들

폴의 사례가 보여주듯이, 중독 환자에 대한 치료는 치료 동맹을 형성하는 데서 일련의 특수한 장애물을 경험하게 한다. 가장 큰 장애물은 협력적인 치료 동맹의 형성이다. 강한 동기부여를 가지고 있거나 헨리 데이비드가 '고요한 절망' 이라고 부르는 고통 때문에 치료를 시작하는 많은 사람과 다르게, 알코올 환자나 중독자들은 자발적인 의지로 치료를 시작하지 않는다. 이들은 대개 가족, 고용주, 법원의 강요에 의해 치료를 시작하거나, 만성적인 물질 사용으로 급성적인 건강 문제를 경험하면서 치료에 임하게 된다. 이들은 부인 속에서 살며 심각한 감정적 격동 속에서 살고, 죄책, 우울, 수치, 인지적 손상으로 인해 고통을 받는다. 그리하여 치료 동맹을 형성시킬 수가 없거나 형성시키려고 하지 않는다. 그들은 자신들의 문제 대부분은 물질 남용과 연결되어 있거나 물질 남용으로 악화한다는 것을 알려고 하지 않는다. 많은 알코올 환자들과 중독자들은 노골적으로 고집을 피우거나 분노한다. 왜냐하면 환경적 여건들이나 자신의 삶에서 영향력 있는 타인들이, 자신들은 필요 없다고 느끼는 치료를 그들에게 강요하기 때문이다. 중독자들과 알코올 환자들이 자신들에게 치료가 필요하다고 인정할 때는, 비중독적인 방식으로 약물들을 사용할 수 있다는 은밀한 갈망(그들의 과거력이 그럴 수 없다는 것을 말해줌에도)을 품게 된다. 치료에 대한 그들의 순응은 자신의 물질 사용으로 인한 삶의 문제들과 물질중독에 직면하겠다는 진지한 열망보다는 죄책감이나 더 이상의 문제를 피하고 싶은 데서 비롯된 것이다. 따라서 중독자나 알코올 환자들이 노골적으로 치료에 저항하거나 반항하지 않는다 해도, 그들은 자신들에게 요구되는 것이 무엇이건 그것을 충족시킬 수 있다는 인상을 주려고 노력하면서, 삶의 문제를 다루는 자신들의 본래의 습관과 대인관계 패턴으로 돌아간다.

어떤 유형의 치료든 치료 과정에 환자가 적극적으로 참여하게 될 때 치료는 강화된다. 실제로 스트룹1999은 성공적인 치료의 중요한 변수의 하나로서 "적절한 환자, 즉 약간의 통찰에 도달할 수 있고 주로 정신분석의 모델을 따르는 치료적 맥락에 성실하게 임하며, '치료적 중립성' 에서 요구되는 것들을 수용할 수 있는 환자" p.34를 들었다. 대부분의 알코올 환자와 중독자의 사례에서는 치료사가 성공적 치료의 중요한 요소(훌륭한 환자)를 가지고 있지 않기 때문에 특수한 전략들이 요구된다. 위기 중에 있는 환자들, 치료 동맹에 능동적으로 저항하는 환자들, 수동적으로 순응하는 환자들에게 치료를 적용할 수 있는 능력의 발달은 중독 전문가들이 발전시켜야 할 기술이다.

위기는 환자의 애착 체계를 드러낸다

위급한 상황들은 종종 환자로 하여금 자신의 삶의 관점들을 전폭적으로 바꾸게 하고 자신의 상징적인 죽음에 직면하게 한다. 실존주의적인 관점에서 글을 쓰는 브라운과 얄롬1977은 대인관계 변화의 주요 원리들을 강조한다. "이러한 원리(변화는 불화와 불일치 상태 이후에 찾아온다)는 중요한 임상적, 심리적 배경을 가지고 있다" p.448. 이것은 특히 온전한 상태와 중독 행동 사이에서 격차를 보이는 물질중독자에게 참으로 해당하는 말이다. 중독자들과 알코올 환자들은 종종 "자기 자신만의 심층세계에 머물러 있는 상태를 경험하는데, AA 멤버들은 이것을 '바닥을 친다'고 표현한다" Brown & Yalom 1977, p. 448. 바닥을 치는 것은 치료와 치료 동맹의 형성에 두 가지 의미가 있다. 이것은 장애물임과 동시에 잠재적으로 매우 가치 있는 참조점이 된다. "환자들이 자신의 한계, 자신의 상징적 죽음을 직면하게 되면서 그들은 삶의 관점을 상당히 변화시키게 된다." Brown and Yalom 1977, p.448

그렇지만 치료사는 바닥을 치는 중인 많은 알코올 환자와 중독자들에게 동맹을 형성하는 기회의 창은 잠시 잠깐일 수 있음을 인식할 필요가 있다. 치료사는 환자로 하여금 자신이 내린 진단을 받아들이고 치료 동맹을 형성하도록 영향을 미칠 기회가 별로 없다. 많은 물질중독자는 위기가 지나면 재빨리 '봉합해 버리고' 자신들의 역기능적 애착 유형으로 재빨리 되돌아간다. 기회의 순간은 시라지고 갓 생겨나는 치료 동맹은 충분히 발전하지 못한다.

다른 상황들의 경우, 아직 진단되지 않은 알코올 환자들과 중독자들은 외래치료 과정에서 점점 고통의 정도를 드러낸다. 이럴 때 치료사는 환자가 약물을 계속 사용하거나 기본적인 치료 동맹을 동요시키지 않게 하면서, 환자의 약물 남용 문제를 다루어야 한다. 노련한 치료사라면 물질 남용자에게 물질로부터의 탈 애착을 협상해내는 방법을 찾아내어, 치료사에 대한 애착 동맹의 효과와 회복의 분위기가 온전히 실현되게 해야 한다.

> 지역 대학병원에서 접수를 담당한 한 카운슬러는 아놀드라는 32세의 증권중개인을 외래로 보냈다. 아놀드는 성인 주의력 결핍장애증ADD에 관한 라디오 광고를 듣고 대학병원에 전화해 약속을 잡았던 것이다. 아놀드도 이러한 증상들을 많이 가지고 있어서(주의산만, 충동성, 과잉행동 등) 곧 약물을 처방받았지만, 접수한 카운슬러는 그의 음주 경력을 우려했다. 외래치료사와의 첫 만남에서 아놀드가 명석하고 활력이 넘치고, 미남이고 성공한 젊은이라는 점은 명백했다. 하지만 그가 매우 불행한 젊은이라는 것 또한 명백했다.

무엇이 그를 치료에 오게 했는지, 그리고 치료사가 어떻게 도와줄 수 있는지 물었을 때, 아놀드는 "잘 모르겠어요. 대학병원 접수자가 당신이 내 ADD를 도와줄 수 있을 거라고 했어요."

"먼저 기분이 어떤지 얘기해 보세요." 치료사가 제안했다.

"기분요?" 아놀드는 치료사에게 웃어 보이며 "기분 좋아요. 단지 직장 일이 지겹고 인생 전체가 지겹죠."

"지겹다는 말이 기분 좋은 소리로 들리지는 않는데요. 지겹다고 느낀다면 힘들 텐데요." 치료사가 말했다.

"아뇨. 당신은 이해 못 해요. 난 기분 좋아요." 아놀드는 의자에서 긴장한 듯 몸을 움직이며 말했다. "난 단지 하고 있는 일을 좋아하지 않을 뿐이에요. 어떤 것도 제 관심을 오래 끌지 못해요. 이게 내 문제예요. 이거 말고는 다 좋아요."

이 지점에서 치료사는 아놀드의 느낌들에 주목하면서 다시 그 화제로 돌아갔다. "그래요. 그럼 잘 됐군요. 얼마나 오랫동안 이런 느낌들이 들었나요? 이 문제를 우리가 빨리 해결하는 길이 있을 거예요."

안도의 웃음이 얼굴에 스치며 아놀드는 의자 깊숙이 물러앉았다. "좋아요. 나도 그러고 싶군요. 당신은 아마 모르시겠지만 저는 문제를 직면해서 빨리 해결하는 것을 좋아하는 사람이죠."

치료사는 웃으며 말했다. "그래요. 나도 빠르게 그런 인상을 받고 있는 중이에요."

"좋아요. 나는 업무상 계좌들과 주식 시장에 집중해야 하죠. 한눈팔 시간이 없어요." 아놀드는 의자 팔걸이를 긴장한 듯이 툭툭 쳤다. "그런데 이 약물은 전혀 도움이 안 되는 것 같아요. 약물 용량을 높여달라고 계속 의사에게 부탁하는데 그는 지금도 최고 용량이라고 해요. 그는 아마 반대할 거예요." 아놀드는 치료사를 쳐다보며 얼굴을 찡그렸다. "그는 인내심을 가지고 약물이 효과를 보일 때까지 기다리라고 했어요."

"그 의사는 당신을 잘 아는 것 같지 않군요. 내가 받은 인상으로는 인내심이 당신의 장점은 아닌 것 같거든요."

"그래요. 당신 말이 맞아요." 아놀드는 웃으며 치료사를 가리키면서 "날카로우시군요. 그점 맘에 들어요."

"나는 또 당신이 감정들에 별로 관심을 두지 않는다는 인상을 받았어요. 당신은 문제를 포착하고 그것에 대해 뭔가를 행하는 쪽에 속하는 것 같아요." 치료사는 최대로 장난기를 부리며 말했다.

아놀드는 웃었다. "나는 곧이곧대로 말하는 사람들이 좋아요. 감정들에 대한 당신의 지적은 옳아요. 난 느낌이니 감촉이니 하는 것을 별로 좋아하지 않죠. 사실 내가 여기 오기를 주저한 이유도 바로 그거에요. 당신들에게는 감성이 전부 아닌가요?"

치료사는 어깨를 으쓱하며 "그럴 때가 많죠. 하지만 감정 말고도 중요한 것들이 있죠."

아놀드는 눈썹을 치켜세우며 말했다. "정말요? 경험해보지 못한 일인데요."

"경험이라고요?" 치료사가 물었다. "치료사로 일하신 적이 없는 걸로 아는데요."

"전 없어요. 우리 어머니가 수년간 치료사로 일하셨죠. 하지만 치료사로 일한 게 어머니에게 전혀 도움이 되지 않았어요. 어머니는 점점 더 감정들을 쏟아냈어요."

치료사와 아놀드는 회기의 남은 시간을 아놀드와 감정적으로 불안정한 어머니에 대해 이야기했다. 평생 대화치료에서 반복적으로 실패한 뒤에 어머니는 마침내 양극성 장애라는 정확한 진단을 5년 전에 받았다. 그녀의 증상들은 약물로 크게 호전되었지만 권유된 용량을 지키지 않는 것이 문제였다. 회기의 나머지 시간은 치료사에 대한 아놀드의 불신, 그리고 감정들에 대해 말하는 것은(특히 그의 어머니 사례에서) 문제를 악화시킬 뿐이라는 그의 신념에 초점이 맞추어졌다. 치료사는 접수자가 아놀드의 음주 문제에 대해 자신에게 알려주었다는 것을 밝히지 않기로 했다. 왜냐하면 치료 동맹의 형성이 관계의 초기 단계에서는 우선하기 때문이라고 믿었기 때문이다.

아놀드는 다음 약속을 잡는 데 동의했다. 아놀드는 회기가 진행되는 방식이 맘에 들었고 이후 두 달간 규칙적으로 치료사를 계속해서 만났다. 아놀드는 자신의 음주를 화제로 삼는 것을 피했고, 치료사는 이 화제를 꺼낼 수 있는 계기를 인내심 있게 기다렸다. 대부분의 시간은 감정들에 대한 아놀드의 두려움을 다루는 데 할애되었다. 치료사는 아놀드가 많은 것들에 대해 열정적인 감정을 품고 있지만 자신의 감정에 빠지게 되면 그의 어머니처럼 완전히 압도되지나 않을까 두려워한다는 것을 알았다. 아놀드는 감정들을 숨기지 않으면 자신도 어머니처럼 정신병자가 될 것이라고 확신했다.

"정말 힘들었을 거예요, 감정을 항상 절제하는 것 말입니다." 어느 날 치료사가 말했다. "그런데 어떻게 그렇게 할 수가 있었죠?"

"많은 방법이 있죠. 달리고 운동하고 나를 바쁘게 만드는 건 다 도움이 되었죠."

"술을 사용한 적은?" 치료사가 아무것도 모른다는 듯 물었다.

"가끔 마셨죠." 아놀드는 치료사를 의심스러운 눈으로 바라보며 "그런데 이걸 왜 묻죠?" 하고 물었다.

"그냥 궁금해서요." 치료사는 손을 살며시 내저었다.

"그냥 당신이 주말에 가장 통제 불능한 상태가 되고 감정이 격해진다고 말한 기억이 났어요."

"무슨 말을 하고 싶으신 거죠?" 아놀드는 의자 팔걸이를 계속 툭툭 치던 동작을 멈추고 물었다. "내가 술을 마시는 것과 주말에 내 감정이 더 격해지는 것 사이에 무슨 관련이 있다는 거죠?"

"술을 마시는 것이 당신이 감정을 조절하는 한 방법이라는 인상을 받았어요." 치료사는 아놀드를 유심히 살폈다. 그는 지금까지 회피해온 주제를 부드럽게 직면할 수 있을 만큼은 관계가 자랐다고 느꼈다. "당신의 음주는 일종의 자가 처방으로 보인다는 거죠."

"그래요?" 아놀드가 얼굴을 찡그렸다. "모든 사람이 긴장을 풀려고 술을 마셔요. 이게 뭐가 이상하다는 거죠?"

"이상할 건 없어요. 단지 당신의 음주가 실제로는 감정을 더욱 강렬하게 하고 더 조절하기 어렵게 만든다는 거죠." 치료사는 판단하지 않는 어조로 이렇게 말했다. "당신의 음주는 문제를 해결하기보다는 악화시키는지도 몰라요."

혼란스러운 표정이 아놀드를 스쳐갔다.

"뭐라고요? 사태를 악화시킨다고요… 어떻게?"

"여지 친구와 마지막으로 두 번 싸웠을 때 최악의 싸움은 당신이 술을 마시고 있었을 때였다고 하셨죠? 마음에도 없는 잔인한 소리를 그녀에게 퍼부었다고 말한 것으로 기억해요."

아놀드는 자신의 꼬았던 팔을 펴고 손으로 자신의 턱을 쳤다. "당신 말이 맞을지도 몰라요." 그는 치료사를 올려다보았다. "그럼 두 잔의 칵테일을 곁들인 점심에서 내가 고객과 언쟁한 것도 또 다른 예라고 생각하시나요?"

"그럴 수도 있죠. 어떻게 생각하세요?" 치료사가 물었다.

"중요한 문제를 지적하신 것 같군요." 아놀드는 사려 깊은 표정을 지었다. "당신 말이 맞다면, 어떻게 우리가 이걸 해결할 수 있죠? 문제 해결에 대한 저의 태도를 아시잖아요."

"상황에 따라 다르죠." 치료사가 대답했다.

"무슨 상황 말입니까?"

"당신이 알코올 중독자이냐 아니냐에 따라."

"알코올 중독자라고요?" 아놀드는 턱을 크게 벌리며 물었다. "왜 내가 알코올 중독자라고 생각하시는 거죠?"

치료사는 손을 들어 손가락으로 세기 시작했다. "하나는 당신 가족 가운데 알코올 과거력이 있다는 것, 두 번째는 당신이 3년 전에 음주 운전을 했다는 것이고, 세 번째는 당신의 여자친구가 당신의 음주에 대해 계속 걱정을 했다는 것, 네 번째는 당신도 지적하시다시피 지난 몇 년간 계속 음주량이 늘어났다는 것입니다." 치료사가 손가락을 세는 걸 멈추고는 아놀드의 면전에 꼽아진 네 손가락을 들이대었다.

아놀드는 잠깐 멍하게 앉아 있다가 다시 정신을 차렸다. 그는 바지 주름을 툭툭 쳐 펴더니 치료사를 뚫어져라 쳐다보았다. "좋아요. 내가 알코올 중독자라고 쳐요. 내가 음주량을 줄이고, 음주를 조절하고, 정상적인 음주를 할 수 있을까요?"

치료사는 고개를 저었다. "아뇨. 당신이 만약 알코올 중독자라면 정의상 정상 음주가 불가능해요. 당신이 중독자가 아니라고 생각한다면 다른 옵션들이 가능하죠. 하지만 이 옵션들을 살펴보기 전에 당신은 먼저 자신이 중독자인지 아닌지를 결정해야 해요. 만약 당신이 중독자라면 효과가 있는 유일한 방법은 단주입니다. 그리고 단주를 위해서는 AA가 최선의 방법이죠."

"AA라고요?" 아놀드는 머리를 저었다. "절대 나는 AA에 가지 않을 거예요. 아무튼 난 내가 알코올 중독자인지 확신이 없어요. 아마 난 약간 음주에 문제가 있는 사람일 거예요."

"음주 문제를 좀 가지고 있다는 것은 임신과 좀 비슷해요. 당신은 중독자이거나 아니거나 한 거고 중간은 없어요." 치료사는 단호하게 말했다. "자, 아놀드 씨 당신은 문제를 직면해서 고쳐야 할 것을 고치는 지각 있는 사람이라고 말했죠. 당신이 도산할 거라고 보는 주식에 대해 취할 행동과 동일한 행동을 당신의 중독 문제에 대해서도 취할 것을 권유합니다. 당신은 그것을 팔아치워서 손해를 막으려고 할 테죠."

아놀드는 치료사에게 유쾌한 웃음을 보냈다. "좋아요. 그런 방식 맘에 들어요. 나도 고객들에게 그들의 자산에 대해 전문가가 해주는 충고를 받아들이라고 권하죠. 당신은 제게 무슨 충고를 해주실 건가요?"

"내가 열거한 이 모든 근거로 보아 당신은 중독자예요. 나는 당신이 여기서 우리가 하는 것을 계속하고, 단주를 하고, AA 모임에 나갈 것을 권합니다. AA가 전혀 내키지 않는다면 강요할 생각은 없어요. 내 경험으로 볼 때, 치료에서 다른 문제들을 다루면서 AA에 나갈 때 치료가 가장 효과적이에요."

아놀드는 잠시 고요하게 있더니 치료사의 말에 맞섰다. "당신 말에 동의할 수 없어요. 난 내가 중독자라고 생각지 않아요. 그리고 음주를 조절할 수 있다고 봐요. 우리는 서로 갈림길에 있는 것 같군요. 어떤 선택을 해야 할지 모르겠군요."

"우리가 해야 할 것은 지금까지 해왔던 대로 하는 거죠." 치료사는 아놀드에게 긍정의 웃음을 보냈다. "제 말에 꼭 동의할 필요는 없어요. 함께 당신의 문제를 작업해 보고 어떤 결과가 있는지 봅시다. 효과가 없다면 얼마든지 다른 방법을 써볼 수가 있어요."

안도의 표정이 아놀드의 얼굴을 스쳤다. "좋아요. 어떻게 해나갈지 함께 얘기해보도록 하죠."

이후 몇 주 동안 아놀드는 현저하게 마음을 열어갔다. 그의 연상들은 부모의 경직성과 자신의 능력에 대한 확신 부족과 관련이 있었다. 아놀드가 치료사의 진단이나 치료적 권유들에 동의하지 않음으로써 치료 동맹을 위협하는 일을 치료사가 원하지 않았기 때문에, 치료 동맹은 더욱 깊어지고 강화되었다. 하지만 치료 초반에 아놀드가 보여준 재빠른 진전은 계속 유지되지 못했다. 이후 6개월간은 치료가 진척되지 않았고 아놀드는 조절 음주와 간헐적인 단주가 교대하는 절반의 성공을 경험했다. 결국 아놀드는 단주할 준비가 되었다고 느꼈을 때 음주를 포기할 수 있었다.

아놀드의 사례에서처럼 치료 동맹은 중독자들에게서 특히 큰 의미가 있다. 왜냐하면 이들의 상당수는 발달적 요구가 충족되지 않은 데서 오는 심리내적 결함과 관련된 고통을 가지고 치료에 임하기 때문이다. 이러한 관점에서 치료사는 아놀드가 과거 애착 대상들과 맺었던 애타게 하는 관계들에 의도적으로 반대했다. 그리고 초기에 경험했던 무시나 학대에서 비롯된 자기 안의 결함들을 메울 수 있는 교정적인 정서 관계의 위력을 활용했다. 오르몬트Ormont 2001는 발달 정지의 정서적 회복을 교정적인 경험으로 본다. 이러한 교정적 경험은 "인격 형성기에 환자에게 공급되지 못했던 것을 공급함으로써" p.345 치료적 관계를 통해서 일어나게 된다.

12

애착과 애착이론 지향의 치료법 : 장기적 함의들

단지 아동이 부모를 사랑하고 부모가 그를 사랑한다는 것을 안다는 것 하나만으로 그가 부모의 말을 경청하려는 때가 아동의 삶에서 한 번은 오기 마련이다.

– 애착 지향의 양육 연구소(Attachment-Oriented Parenting Institute)

연구들이 증거를 제공하고 애착이론과 자기심리학의 관계 모델이 애착 지향의 치료법들AOT에 이론적 기초를 제공한다면, AOT에 정신과 중심, 그리고 영적인 핵을 불어넣는 것은 마틴 부버1955의 철학적 인류학이다. AOT는 부버의 철학적 이해를 치료적 실천에 적용하는 방법인 대화 정신치료Friedman 1985의 개념적 교훈들과 상당히 합치한다. 부버1988는 "심리학과 정신분석이 인간을 이해하고 치유하는 데 성공하려면, 그것들이 인간에 대한 현실적인 개념에 바탕을 두어야 한다"p.8. 유대인 실존철학자인 부버는 자신의 인류학적 방법론에 일생을 바쳤다. 그는 무엇이 실제로 인간을 규정하고, 우리가 인간을 고유하면서도 의식을 가진 다른 동료와 유사하게 만드는 것을 어떻게 적절히 이해할 수 있는가 하는 문제를 던졌다.

부버는 고립된 채로는 우리가 결코 서로를 진정으로 알 수 없으며, 관계 내에서만 서로를 이해할 수 있다고 주장함으로써 이 질문에 답했다1963. "인간을 한 사람과 타자의 영속적인 만남으로 보게 될 때 우리는 인간이 무엇인가라는 질문에 대한 답에 근접하게 된다" p.18. 특히 대화 정신치료 학파는 진정한 대화와 진정한 만남 encounter에 내재된 치료 능력을 오래전부터 이해하고 있었다. '만남을 통한 치료' 와 '개인적으로 현존하기' 는 나-너 관계의 중요성에 대한 부버의 철학적 관점의 중요 요소가 된다. '사이' 만이 존재의 진정한 실재이며, 모리스 프리드만이 말했듯이 "행위는 경계들 사이에서 일어난다" p.24. 부버1988는 "실재의 삶이 모두 만남이라면 진정한 치유는 만남을 통해서 일어난다" p.21.

부버는 이론적 공식만 만지작거리는 사람이 아니라 매 사람과 매 순간을 고유한 방식으로 만나고자 했다. 부버의 명성이나 인기는 그가 I-It와 I-You 사이를 구별한 것에 근거한 것이지만, 정신 치료사들은 부버의 철학적 체계가 함축하는 바를 온전히 평가하지 못할 때가 많다. 정신 치료에 대한 부버1960의 가장 큰 기여는 단순히 I-You의 중요성에 대한 강조로 그칠 때가 많다. 부버의 대화적 접근에서 진정한 대화를 통해 타인을 만나는 것이 중요하기는 하나, 부버의 천재성은 I-You 공식에 있지 않다. 이런 공식은 부버 전에도 다른 사람들을 통해 제시되었기 때문이다. 그러나 직접적이고 상호적인 만남(한 개인이 자신의 전적인 존재를 가지고 온전히 현존한 상태로 만남에 들어가는)과, 주체와 객체의 간접적이고 비상호적인 만남(I-it) 간의 근본적 차이를 발견하는 과제를 분석 대상의 중심에 두었다는 점이다.

'나' 의 발달을 통해서만 영원한 '너' 가 그 고유성과 함께 직면될 수 있다. 부버1988는 "이 '나' 는 잠시 '너' 와 닮은 분리된 자기self를 직면하고 그런 다음, 충만한 의식 속에서 그 분리된 자기가 관계 안으로 들어가게 될 때, 그 분리된 자기너를 소유하게 된다" p.11고 말했다. 너가 온전히 분리되어 있을 때에만 나는 너를 진정으로 만날 수가 있다. 사람들은 이런 상황에서 자신의 타자성과 유사성을 인지할 기회를 얻게 된다. 여기에서 의식은 더욱 고양된다. 왜냐하면 선택의 요소가 존재하기 때문이다.

> 관계에 들어가는 것은 온전한 존재의 행위이다. 이런 행위로 우리는 자신을 인간으로서 구성하게 되고, 이것은 매번 다시 매 순간에서 영원히 반복되어야 할 행위이다… 이러한 거리가 주어져 있을 때, 인간은 자신과 멀고 자신과 대립한 타 존재와의 관계에 들어갈 수 있다. 왜냐하면 거리의 '극복'은 단순히 일치성을 뜻하는 것이 아니라, 거리와 관계라는 양극의 긴장을 의미하기 때문이다. [Buber 1988, p.12]

진정하고 분리된 나의 발견의 중요성은 아무리 강조해도 지나치지 않다. 부버는 1955년에도 저서에서 말했다. "개별화의 원리와, 인간 존재의 무한한 다양성이라는 근원적 사실과, 이 사람은 무한한 사람들 중 하나라는 것 등이 개별화의 원리에 핵심이 된다" p.124. 따라서 한 사람이 다른 한 사람을 진정으로 만나기에 앞서, 한 사람은 먼저 자기 자신을 알아야 한다. 우리가 자신을 알지 못하고 자신에게 진실해질 수 없는 정도가(그것이 내생적인 것이든 생물학적으로 내재한 것이든) 우리의 감정적 심리적 장애 정도를 결정한다. 고유하게 결정된 우리의 자기를 활성화하기 위한 추진력이나 추동이 방해를 받는다면, 우리는 영적으로 병들거나 신체적 질병이나 정신 병리에 취약해진다고 부버는 말한다. 부버에게서 역설은 자기심리학과 애착이론에 있어서의 역설과 마찬가지로, '자기'(I-You 관계에서의 I)의 발견이나 발전은 타인의 현존을 요구한다. 타인은 자기의 회복이나 활성화에 추진력이 되거나 자극이 될 수 있다는 점이다.

코헛과 그를 따르는 자기심리학자들처럼, 부버도 치료적 만남을 회복적인 환경(성장을 멈춘 정서적 도정이 다시 시작되거나 계속되게 하는)을 제공하는 것으로 본다. 로저스 학파의 좁은 의미에서의 수용acceptance과 확증confirmation은 치료의 목표가 아니다. 그것은 단지 멈춰 있고 끝나지 않은 자신들의 잠재력을 완성할 수 있도록 타인들을 돕기 위한 수단에 불과하다. 부버가 두 용어를 정의하는 방식에서 수용은 확증과 다르다. 수용은 타인을 있는 그대로 보고 만나주는 것과 관련이 있다. 확증은 타인이 있는 그대로를 확인함을 의미할 뿐 아니라 타인이 될 수 있는, 그의 잠재력을 확인해주는 것이다.

> 확증은 정적인 것으로 오해될 수 있다. 나는 타인을 만난다. 나는 그를 현재 그의 모습대로 수용하고 확증한다. 그러나 한 사람을 그의 있는 모습 그대로 확증하는 것은 첫 번째 단계에 지나지 않는다. 확증이란, 이 순간에 표출된 그의 모습이 내가 확증하고자 하는 바로 그 사람이라고 간주함을 뜻하지 않는다. 자신만의 역동적 존재 가운데 있고, 자신 특유의 잠재력 가운데 있는 타인을 받아들여야 한다. 현재 속에는 될 그 무엇이 감추어져 있다. 한 사람으로서의 고유한 방향감각인, 이러한 잠재성은 우리의 관계성 없이도 내게 느껴질 수 있으며, 이것이 바로 내가 가장 확증하고자 하는 점이다. 치료에서 이러한 개인적 방향은 치료사에게 매우 특수한 방식으로 지각될 수 있다. [Buber 1988, p.28-29]

이론적 불확실성

부버의 철학 체계를 해석하고 이해하는 데 열쇠가 되는 구절이 있다면, 그것은 그의 '좁은 분수령narrow ridge' 개념이다. 이 구절은, I-You 관계가 그 위에 놓이는 기초적인 부버의 관점을 뜻한다. "이 말(좁은 분수령)로 내가 의미하고자 하는 바는, 나는 절대적인 것에 대한 일련의 확실한 진술들을 포함하는 넓은 고원에 의지하기보다는, 두 심연을 나누는 좁고 가파른 분수령에 의지한다는 것이다. 이 분수령에는 표현 가능한 지식의 확실성은 존재하지 않고, 만남이라는 확실성만이 봉인된 채로 남아 있다" 1963, p.13. 부버는 타인을 진정으로 만날 때 생기는 '성스러운 불안전성holy insecurity'의 중요성을 강조한다. I-You 만남은, 모든 추상적 범주들을 느슨하게 하고 사실들에 부여된 확실성을 느슨하게 할 필요성을 요구한다. 치료사는 교조들, 이론들, 그리고 다른 닫힌 체계들의 확실성 속으로 철회하기보다는 타인을 진정한 경험 속에서 만나야 하며, 이러한 만남 이후에야 그들의 만남은 적절하게 이해될 수 있다. 자기 자신을 내놓지 않으면서 타인과 만나는 것은 겉치레이며 진정한 만남이 아니다. 부버는 다음과 같이 말한다1955.

> 상호성이 없는 가운데 타인을 돕는 것은 건방진 것이며, 이것은 마술을 행하고자 하는 시도이다. 환자를 지배하려고 하는 의사나 심리치료사는 그의 축복이 자라는 것을 방해한다. 치료사가 환자를 지배하고 환자를 향유하려는 욕망에 사로잡히거나, 지배당하고 향유 당하기를 바라는 환자의 소망을 치료될 필요가 있는 잘못된 상태 이외의 것으로 간주하고자 하는 욕망에 사로잡히는 순간, 치료사는 그 치료 형태가 얼마나 미묘하든 간에 오류에 빠질 위험이 있다. 이런 왜곡의 위험을 중심으로 사이비 치료사들이 생겨난다. [p.95]

하지만 때로 치료사는 자신을 언제 내놓지 않고 침묵할 것인가를 알아야 한다. 말을 하는 치료사의 일차적 동기가, 자신이 얼마나 유능하고 명석하고 도움이 되는가를 입증하는 것이 될 때 문제들이 일어나기 쉽다. 알코올 환자와 중독자들이 더 나아지는 것이 오직 치료사의 치유 능력을 반영하는 것으로서만 치료사에게 중요할 때, 치료에서의 진전은 위험에 빠지게 된다.

한 임상 사례가 이러한 잠재적 딜레마를 보여준다.

> 피트는 알코올 중독에서 회복된 지 10년이 되었지만, 여전히 해결되지 않은 자기애적 취약성을 가지고 있었다. 반복되는 중요한 어려움 중의 하나는 그가 타인들을 수용하지 못한다는 것이었으며 항상 통제하고자 하는 욕구였다. 위압적인 거구의 남성인 피트는 새 아내의 소극성과 우유부단함에 대한 분노에 찬 불평으로 회기를 시작했다.
>
> "부부관계에서 내가 마치 보호자처럼 행동해야 하는 게 신물이 나요." 피트는 "아내는 이것이나 저것을 하면 좋은지 아닌지 항상 물어보죠" 하고 투덜댔다.

그는 얼굴을 찡그리며 조롱조로 높은 톤의 여자 목소리로 이렇게 말했다. "지금 개 풀어놔도 돼요? TV 켜도 괜찮겠어요? 이렇게 해도 되겠어요, 여보?"

치료사는 피트의 경험 속에 최대한 깊이 빠져서 공감적으로 경청하고 있었다. 치료사는 관계 안에서 기댈 수 있는 강력한 파트너를 가지지 못하는 데 대한 좌절을 공감적으로 이해하려고 했다. 그는 피트로 하여금 결혼생활에서 모든 결정을 혼자 다 해야 하는 것이 얼마나 좌절하게 하고 짜증 나는 것인가를 알게 해주었다. 치료사가 스스로 말하지 않으려고 자제한 그것이 더 중요했다. 치료사는 피트가 일차적으로는 너무나 수동적이고 귀여운 성격(관계 초반에는 사랑스러운 특징이었던)의 여인과 결혼을 택함으로써 어떻게 이런 상황을 스스로 연출하게 되었는지는 말하지 않았다. 피트의 체격과 큰 목소리와 도발적인 존재감은 사람 대부분을 압도하는 측면이 있었다. 치료사는 피트에게 어떻게 그가 위압적인 행동으로 아내를 훨씬 더 순종적이고 순응적으로 '훈련시키는지'를 지적하려고 했다.

치료사는 피트의 분노가 사라질 때까지 공감적으로 피터에게 조율된 채로 있었고, 피트는 점차 결혼생활에서 느끼는 자신의 외로움과 고립감에 대해 부드럽게 말하기 시작했다.

"내가 내 느낌을 아내나 친구들과 나누려고 하면 사태가 악화될 뿐이에요. 다들 내가 잘못하는 것만 지적하려 한다니까요."

"다른 사람들에게 오해받는다는 느낌은 당신을 점점 더 방어적 분노에 빠지게 하죠. 그래서 더더욱 고립감이나 오해받는 느낌을 심하게 갖게 하고요." 치료사가 말했다.

"그래요. 나도 그런 거 같아요." 피트는 머리를 저었다. "도대체 왜 나는 내가 느끼는 방식을 모든 이에게 다 말해버리는지 생각하게 되네요. 사태를 악화시킬 뿐인데 말이죠."

치료사는 피트의 정서 상태에 조율되어 있으면서 그의 감정에 공감적으로 반응했다. 천천히 그러나 분명하게 피트는 관계에서의 어려움에 자신이 어떻게 기여하는가에 대한 자신만의 깨달음에 이르게 되었다.

"어떻게 내가 그녀 안에 소극성을 만들어놓게 됐는지 알겠군요. 나도 이런 건 싫어요." 피트가 얼굴을 찌푸렸다. "내가 그녀를 비판하거나 공격하면 이건 그녀가 저에 대해 더욱 주저하고 조심성 있게 만들 뿐이에요." 피트는 머리칼을 쓸어 올리면서 말했다. "알겠어요. 이런 건 효과가 없어요. 단지 사태를 어렵게만 할 뿐이죠. 하지만 때로는 나 자신도 나를 말릴 수가 없다는 느낌입니다."

회기 끝 무렵 피트의 생각과 느낌은 좀 더 견고해졌다. 치료사의 조율과 피트에게 그의 실수들을 보여주고자 하지 않음을 통해서, 치료사는 피트가 스스로 자신이 자기방어적인 어떤 것을 하고 있었다는 것을 발견할 수 있게 해줄 수 있었다. 치료사는 피트가 스스로 해답을 애써 발견함을 통해 만족을 경험할 수 있도록 해주었고, 자신이 옳고 유능하다는 것을 과시하고자 하는 욕구는 자제했다.

위 임상 사례가 보여주듯이 부버도 진정한 대화에서 복잡하게 얽힌 부분인 '만남을 통한 치료 과정'을 특히 강조한다. 따라서 부버가 상정하는 치료사는 인간의 전일성을 인식하기 위해 완전하고도 실제로 자기반성의 행위에 들어가야 한다. 달리 말하면, 치료사는 자신의 삶의 한 행위로서 이런 고유한 차원으로 들어가야 한다. 즉, 자신이 진정으로 살아있을 때 그에게 찾아오는 모든 것들에 자신을 개방해야 한다. 부버가 느끼기에 환자란 종종 허둥댄다. 환자는 치료사를 한 사람으로서 흥미롭게 느끼지 못한다. 왜냐하면 성취할 목표가 있는 관계에서는 두 사람이 동등할 수 없기 때문이다.

분리됨과 상호성이라는 건강한 균형을 유지하는 일이 항상 쉽지는 않다. 어떤 취약한 개인들에게는 자신의 분리됨에 대한 의식이 점점 자라가면서 관계를 통해 거리를 극복하는 일은 점점 더 어려워진다. 이러한 거리를 강조하고 술, 마약이나 다른 강박적 기분전환 또는 충동적 중독 행위로 채워지는 공간들을 만들어 냄으로써 사물세계의 유사-안전성 속으로 도피하고 싶은 유혹이 생긴다. 그러나 부버1963가 강조했듯이, 거리는 관계에 전제되어 있는 것이다. 일단 주어진 거리는 우리에게 관계 안에 들어가도록 허용한다. 달리 말하면, 나는 항상 I-You 관계에 선행한다. 정신 치료는 마땅히 그래야 하듯이, 치료사가 어떤 상황이나 환경 가운데서 줄 수 있는 것보다 어쩌면 훨씬 더 많은 것을 요구한다. 치료가 그토록 많은 것을 요구하는 이유는, 그것이 한 사람으로 하여금 고통과 불확실성과 진정한 대화의 왕국으로 들어가도록 요구하기 때문이다.

아래의 임상 사례는 파괴적인 중독 가운데서 싸우고 있는 한 개인과 치료해 나가면서 진정한 관계가 가질 수 있는 잠재적 힘을 보여준다.

> 알코올 중독과 우울증으로 30일간 입원 치료 프로그램을 마치고 퇴원한 테드는 치료 프로그램의 권유 사항들을 준수하고 개인 치료사를 찾았다. 그는 매주 치료 회기에 나오고 처방된 약을 복용하고 AA에 꾸준히 나가는 등 이후 두 달간 순조로운 진전을 보였다. 처음 그가 입원하고서 이혼 위기에 있던 결혼 생활도 이제는 안전함과 지지의 원천이 되었다. 직장에서의 승진은 그의 재정적 압박을 감해주었고 테드는 다시 한번 확신과 성공의 감각을 갖게 되었다.
>
> 테드는 매주 개인 치료에는 성실히 나갔지만, AA 모임에는 빠지기 시작했다. 곧이어 그는 치료사에게 약물치료를 중단하고 싶다고 말했다. "나 혼자 해결해보고 싶어요" 하고 테드는 말했다. 어느 날 테드는 "난 어떤 것에도 의존하고 싶지 않아요"라고 통보했다.
>
> 그의 치료사는 테드의 과대적 요소들이 재발할 수 있음을 상기시키면서 테드의 결정에 대해 다소 걱정했다. "지난번에도 이런 과대성 때문에 당신이 어려움에 빠졌다는 것 당신도 알잖아요. 당신은 금방 '내가 저런 알코올 중독자들의 한 명일 리가 없어. 나는 달라. 나는 특별하단 말이야' 라고 생각하게 될 거예요."

테드는 들으려고 하지 않았다. 곧 그는 약물치료를 중단했다. 몇 주 후에는 "요전 날 볼 게임에서 맥주를 몇 잔 마셨지만 아무 일도 없었어요"라고 말했다.

"AA 모임에선 당신에게 뭐라고 하던가요?" 치료사가 물었다.

"저런, 벌써 몇 주 전부터 AA에 안 나가는데요." 테드는 손을 내저으며 말했다. 테드는 어깨를 으쓱하고 희미한 미소를 억지로 지어 보이며 혹시 치료사가 거부 반응을 보이지나 않을까 하여 그의 얼굴을 살폈다.

"AA에 안 나가시는지 몰랐군요."

"네, 말씀을 안 드렸지요. 당신이 날 설득할 것으로 생각했거든요."

"맞는 말씀이죠. 아마 저는 AA와 약물을 같은 달에 끊지는 말라고 충고했을 거예요." 치료사는 찡그리며 말했다. "하지만 그렇게 하셨으니 이제 무슨 일이 일어나는지 살펴봅시다. 치료까지 그만둘 생각을 하시는 건 아니겠죠?"

"그런 생각을 한 적이 있어요." 테드는 이마를 찡그렸다. "내가 술을 다시 마시면 당신이 불행해 할 것으로 생각했어요."

"불행이라는 단어는 적절한 단어가 아니에요"라고 치료사가 말했다. "나는 당신이 모든 지지 시스템을 너무 빨리 포기하지나 않을까 염려돼요." 치료사가 앞쪽으로 몸을 기울이며 말을 이었다. "그러니까 당신은 더 이상 자신을 중독자로 생각하지 않는 게 분명하군요."

"네?" 테드는 어깨를 으쓱하며 "그 점에 대해선 별로 생각해보지 않았는데요."

"하지만 난 당신이 그 점에 대해 신중히 생각해보길 바랍니다. 왜냐하면 당신이 중독자라면 당신은 술을 안 마실 수가 없고, 당신의 우울증은 재발하기 십상이니까요."

테드는 못마땅한 표정을 지었다. "당신 말이 맞는다면, 난 알코올 중독자가 아닌 게 분명해요. 나는 지난 주말에도 술을 마셨지만 아무 일 없었어요. 나는 심지어 지난밤에도 와인을 한잔했어요." 테드는 몸을 일으켜 앉으며 자신의 가슴을 두드렸다. "나는 아직도 여기에 앉아 또렷하게 생각하고 있어요. 어떤 충동에도 빠져들지 않는다고요."

"테드, 진정해요." 치료사가 웃었다. "대부분의 중독자가 얼마간은 술 몇 잔 마시고 음주를 조절할 수도 있다는 것을 배울 만큼 당신은 충분히 AA에 출석하지 않았어요. 그런 일은 그리 드문 일이 아니에요. 중요한 건 그런 일이 6~12개월 정도 잘 되다가 일어난다는 거예요."

"그래요. 당신 말이 맞아요." 테드는 찡그리면서 고개를 끄덕였다. "당분간은 치료에 계속 나올 거예요. 하지만 난 지금 아주 좋아요. 중요한 것은 이거죠."

이 회기는 테드가 음주 실험을 계속하면서도 치료를 계속하는 데 동의함으로써 끝이 났다. 다음 몇 달간은 치료에 불규칙적으로 나왔다. 테드는 조절 음주에 더 많이 성공하고 있음을 계속 보고했고 자신감이 다시 생기는 것을 매우 기뻐했다. 그러나 몇 주 후에 행동과 태도 면에서 변화가 나타나기 시작했다. 그는 아내의 지지 부족을 불평했고 이 결혼이 제대로 된 결혼인지 의문을 품기 시작했다. 그녀는 테드가 소비하는 술의 양이 증가하는 것을 걱정했다. 두 달 안에 테드의 우울증은 다시 도졌다. 음주의 고통, 우울증, 자기애적인 방어들에 사로잡힌 채 테드는 자신이 통제에서 벗어나고 있다는 것을 정확히 보지 못했다. 아내와 가까운 친구들이 걱정했지만 소귀에 경 읽는 격이었다. 다른 모든 사람이 보는 것을 테드는 보려 하지 않았다.

테드가 "얼마나 사람들이 나를 못살게 구는가. 나는 이 문제를 통제할 수 있어. 내가 좀 휴식하고 좀 이해받을 수만 있어도 만사 오케이일 텐데" 하며 한참을 성토했다. 회기가 시작되고 15분 정도 지났을 때 치료사는 깊은숨을 들이쉬더니 테드의 말을 가로막았다.

"테드 날 봐요." 감정으로 가득 찬 목소리로 치료사가 말했다. "당신은 재발한 거예요. 당신은 처음으로 회복기에 들어갔던 2년 전의 지점으로 되돌아간 거라고요. 난 당신이 결혼을 망치고 자신을 죽음으로 몰아가는 것을 여기 앉아서 보고만 있지 않을 거예요. 난 당신이 약물치료를 다시 시작하고 AA로 되돌아갔으면 해요."

테드는 치료사를 물끄러미 바라보았다. 그는 항변하려고 입을 열었지만, 곧 멈추고 말없이 의자 뒤로 깊숙이 앉았다.

치료사의 목소리는 감정으로 갈라져 있었다. "여기 회기가 끝나면 오늘 밤 AA 모임에 가서 하얀 칩을 다시 뽑겠다고 약속해줘요."

테드는 팔꿈치를 무릎에 기대고 손으로 얼굴을 감쌌다. "알았어요. 알았다고요." 테드는 진저리치듯 말했다. "내가 그럴 필요가 있다고 생각하신다면 그렇게 할게요."

치료사는 순간의 진정성 가운데서 테드를 만났다. 이것은 흥미를 잃은 관찰자의 코멘트도 아니고, 애착이 없는 전문가가 중요한 이론적 개념을 말하는 것도 아니었다. 치료사의 메시지는, 우울증으로 멍해져 있고 술로 총기를 잃은 테드가 들을 수 있는 방식으로 전달되었다. 이 사례에서 테드의 치료사는 애착 지향의 돌봄이 권유하는 그런 입장과 매우 유사한 입장을 취했다. 애착 지향의 권유란 바로 아이들이 부모를 사랑하고, 또 부모가 그들을 사랑한다는 것을 안다는 이유 하나 때문에 부모의 말에 아이들이 귀를 기울이게 되는 순간이 평생에 한 번은 온다는 것이다. 마찬가지로 테드의 경우에서처럼, 환자가 애착 유대의 강도나 치료 동맹이 환자로 하여금 치료사를 경청하게 하기 때문에 유일하게 환자가 치료사를 경청하게 되는 때가 온다.

결론

부버의 메시지는 중요하다. 왜냐하면 알코올 중독과 약물 중독 치료도 온갖 형태의 치료들이 맞닥뜨리는 동일한 어려움에 빠지기 때문이다. 점점 더 좋은 기술과 대집단 치료, 치료 인원들과 국가와 연방정부 주도의 치료 정책들이 개입하는 수백만 달러 규모의 병원 체인들, 다양한 전문 분야들에 점점 더 중요성이 부여되지만, 이 모든 요소는 가까운 치료사-환자 관계에 반대된다. 부버와 그를 따르는 사람들 보울비나 코헛 등은 이러한 기술적 진보들에서 온전히 유익을 얻으려면 환자와 치료를 제공하는 사람 간에 필수적인 인간적 연결을 회복하고 확립해야 함을 상기시킨다.

AOT(애착 지향의 치료)의 장기적 목표들은 상호성과 안전 애착인데, 이것들은 물질 남용자들의 소외와 고립의 악순환을 부수도록 도와준다. 그러나 애착이 아무리 중요하다 해도, 분리됨의 감각을 유지하는 것 또한 중요하다. 애착과 자율의 양극단은 신중하게 관리되어야 한다. 안전 애착은 불안전하고 양가적인 애착 유형들이 줄어들 때에만 비로소 확립될 수 있다Ainsworth 1989. 장기 치료의 요건들이 성공적으로 충족되면, 물질 남용자는 건강한 상호성을 이해하고 경험하기 시작한다. 모든 알코올 환자와 중독자들은 알코올이나 약물 없이도 갈등을 해결할 수 있는 중요한 과제를 익혀야 한다.

물질 남용자 치료의 목표는 또한 자기애적 장애로 고통받는 환자들에 대한 정신분석의 목표와 유사하다. 코헛1984이 썼던 것처럼, 치료에서 치유란 환자가 치료 환경 밖에서 건강한 관계들을 형성할 수 있을 때 성취된다. AOT는 이것을 여러 가지 방식으로 성취한다. 이 기법은, 물질 남용자에게 애착 요구와 자기대상 요구가 착취적이거나 파괴적이거나 수치스럽지 않은 방식으로 충족되게 해주는, 예측 가능하고 일관된 홀딩 환경을 제공한다. 발달적 요구가 충족되지 않음으로써 물질 중독자는 인간적인 반응에 대한 강하고 압도적인 요구(대상 허기)를 갖고 있다. 그들은 이러한 반응이 불충분하다고 느끼고 자신들의 결핍에 수치심과 공포심을 갖는다. 집단 치료와 AA와 같은 12단계 치료 프로그램에 참여하는 동료들에 대한 동일시를 통해 이들은, 자신이 가지고 있지만 전에는 자기만 나쁘다고 느꼈기 때문에 받아들일 수 없었던, 자기 자신 안의 것을 수용할 기회를 얻게 된다. 이러한 정서적 취약성 수준에서의 수용은 자신만큼이나 취약한 사람에 의해 근본적인 공감 수준몰입 경험 immersion experience에서 자신이 이해받았다고 느낄 때, 오직 물질 중독자에 의해서만 수용될 수 있다. 이것은 한 수 위인 사람이 아닌, 친구나 동료로 지각되는 사람에 의해서만 제공될 수 있다. 진정한 상호성은 수치심 축소와 애착을 위해 꼭 필요한 촉매제이다. 개인 치료와 집단 치료는 모두 애착이론에 따라 이루어질 때 다른 형태의 치료보다도 훨씬 더 효과적으로 이러한 경험을 제공할 수 있다.

나는 이 책이 독자들에게, 내가 치료사나 집단 리더들이 치료 종결 시에 자신의 환자들이나 집단 구성원들에게 남기기를 희망하는 것과 동일한 이해를 남기기를 희망한다. 여기서 이해란 중독과 AA와 치료에 대한 이해이며, 치료에 대한 어떤 지침과 특수한 가이드라인이다. 그리고 가장 중요한 것은 미래에 대한 어떤 희망이다.

주고 인도하고 지지하고자 하는 모든 우리의 노력에도 불구하고 우리 각자는 삶, 회복, 성장과 관련해서는 결국 혼자이다. 이것은 인간 조건에서 비롯된 어쩔 수 없는 고통이다. 부버와 실존주의자들이 반복해서 우리에게 상기시키듯이, 우리는 결국 혼자이며 우리 운명에 대한 유일한 책임자이다. 우리가 개인적으로는 외롭고 홀로 책임을 진다고 하더라도, 우리가 삶에서 그리고 공동체 속에서 타인에게 도움을 받고 지지받고 격려받을 수 없다는 것은 아니다.

개인 치료에서건 집단 치료에서건 우리는 치료사로서 물질중독자에게 그들이 치료가 끝나고서도 간직할 수 있는 어떤 것을 줄 수 있다. 특히나 우리는 환자들에게 모든 사람이 필요로 하는 것, 애착 경험과 자신들이 속해있고 수용된다고 느낄 수 있는 공동체 감각을 제공할 수 있다. 소외되고 공허하고 이해받지 못한다는 느낌은 화학적 의존자들이 경험하는 고통이다. AA나 NA는 이들에게 소속감과 근본적으로 이해받는다는 느낌을 준다. 바로 이것이 애착 주제들, 신뢰, 안전함이 이 책에서 시종일관 부가되었던 이유이다. 사람들은 수용되고 사랑받고 인정받기를 바라는데, 그것도 무조건적으로 그렇게 되기를 바란다. 중독자든 비중독자든 우리 모두에게 일차적인 갈등은 우리 자신을 잃어버리지 않으면서 우리보다 더 큰 무언가에 소속되고 연결되는 것이다. 알코올 환자들과 중독자들은 아마도 이것을 조금 더 강렬하게 느낄 것이다. 자율과 독립에 대한 중독자들의 요구가 그토록 반항적이고, 자기중심적이고 까다로운 성격을 지니는 것도 바로 이런 이유 때문이다. 그들은 누구 또는 무엇엔가에 소속되는 것이 그들에게 개별성을 앗아갈 것이라는 두려움이 있다. 이것은 우리 모두에게 항구적인 주제이다. 나 자신을 잃어버리지 않으면서도 진정으로 가깝고 친밀해질 수가 있는가? 혹은 독립에 대한 나의 필요는 소외와 고립이라는 대가를 치러야 가능할까? 인간적인 친밀함을 얻으려고 나의 자율성을 포기하는 일 없이 나는 홀로일 수 있을까?

이 책에서 처방하는 치료 노선들을 따르는 치료법은 이러한 인간적 딜레마에서 비롯된 요구들을 충족시킬 수 있다. 이런 치료법은 물질 의존자들에게 자신의 정체성이나 자율성을 해치지 않고 그를 수용해주는 타인들과 가깝고 친밀해질 수 있게 한다. 또한 이 치료법은 자신의 분리됨을 위협하지 않고 타인과 가까워지는 도구들을 그에게 제공하면서도 그에게 개별성을 고무시킨다. 결국 이 치료법은 알코올 환자들과 중독자들로 하여금 모든 친밀한 만남이 불러일으키는 정서들과 갈등들을, 술이나 약물이 자신의 감정들을 가라앉히거나 완충시키거나 변형시키게 하지 않고도 넉넉히 다룰 수 있도록 한다.

여러 측면에서 좋은 치료란, AA와 매우 흡사하게, 안아주는 환경으로 볼 수 있다. 안아주는 환경이란 깊은 이해 수준에서 사적인 자기들과 공적인 자기들 간의 관계를 획득할 수 있는, 일관되고 안전한 공동체를 말한다. 또한 중독자들과 알코올 환자들은 자신만의 페이스에서 분리된 방식으로 발선해 나가도록 격려받을 수도 있다. 이 책 초반에서 월러스1975가 주장했듯이, 회복은 시간-의존적인 과정이다. 회복의 초기 단계에서는 알코올 환자나 중독자는 합류할 수 있게 환영받고, 안전하고 신뢰하며 치유적인 문화에 정착할 필요가 있다. 치료 후반에는 점점 다른 치료 단계들을 거치면서 이들은 어떻게 자신의 정체성을 잃지 않고 타인들로부터 자신을 소외시키지도 않으면서 분리된 존재로 있을 수 있는지 배우게 된다. AA가 너무도 적절하게 지적하고 있듯이, AA 멤버들은 회복 중인 알코올 중독자들이다. 멤버들은 결코 회복된 사람이 아니다. 우리의 성장과 진화는 우리 삶의 다양한 단계들을 통해 계속된다. 알코올 환자와 중독자를 회복하기 위한 일부분으로서 애착 지향의 치료법은 이러한 과정을 촉진하는 데 도움이 된다. 이것은 환자가 치료를 떠나든 단약 상태에 있든, 끝나지 않는 과정이다. 왜냐하면 소속되는 것과 홀로 있음은 우리 삶에서 항구적인 주제들이기 때문이다. 치료는 회복 중인 사람으로 하여금 아주 중요한 이런 인간적 과정들에 성공적으로 적응하는 방법들을 배울 수 있게 한다.

역자 후기

세 번째 별에는 술고래 아저씨가 살고 있었다. 어린 왕자는 잠깐 동안 만났지만 무척 실망했다.

"아저씨! 거기서 뭘 하세요?" 어린 왕자는 물었다.

술고래 아저씨는 빈 병과 술이 가득 찬 병들을 앞에 수북이 늘어놓고 말없이 앉아 있었다.

"술을 마시고 있지." 침울한 표정으로 대답했다.

"왜 술을 마시지요?" 어린 왕자가 물었다.

"잊어버리려고 그러는 거야." 술고래가 대답했다.

"무엇을 잊으려고요?" 어린 왕자는 딱한 생각이 들어서 물었다.

"부끄러운 걸 잊는 거야." 술고래는 사형대에 서 있는 것처럼 고백했다.

"무엇이 부끄러워요?" 어린 왕자는 도와주고 싶어서 자세히 물었다.

"술을 마시는 것이 부끄러워서." 술고래 아저씨는 이 말을 끝으로 영 말이 없었다.

어린 왕자는 어리둥절해 있다가 그곳을 떠났다.

"어른들이란 정말 알 수가 없군." 이렇게 생각하면서 어린 왕자는 여행을 계속했다.

중독의 문제는 탈출이 불가능한 뫼비우스의 띠와 같다고도 한다. 술고래 아저씨의 말처럼 시작과 끝이 꼬리를 무는 악순환의 고리를 타면서 서서히 침몰해가는 것이 중독 문제가 가지는 근본적인 문제이기 때문일 것이다. 그렇다고 어린 왕자처럼 이해할 수도 없고 무엇을 어떻게 도울 수도 없다고 투덜거리며 다른 곳으로 떠날 수도 없는 치료사라는 처지에 많은 고민과 갈등을 하면서 여러 해를 지내왔다.

적지 않은 시간을, 관계가 본질인 인간이 모든 관계가 끊어진 채 오직 술과의 일방적이고 절대적인 의존 관계만 겨우 남아, 사회적으로는 이미 죽은 상태로 생물학적인 삶만 살아가다가 짐승처럼 죽어가는 존재가 중독자들이다. 치료사로서 그들의 마지막 모습을 안타깝게 지켜보면서 지내왔음을 솔직히 고백할 수밖에 없다.
그런 과정에서 의존의 문제는 단지 의학적인 문제만이 아니라 사회·문화적인 문제이기도 하고 영적인 차원까지 뿌리를 내리고 있다는 것도 알 수 있었다. 그러면서 근·현대를 지배하고 있는 시대사상, 가치관과 세계관과도 밀접한 관계가 있는, 아주 복잡하게 얽혀 어디서부터 실타래를 풀어야 할지 쉽게 알 수 없는, 어떤 의미에서는 암보다고 더 무서운 병이라는 깨달음도 얻었다.

중독의 학술적인 병명은 의존이다. 의존은 애착의 문제이며 애착은 생존을 위한 가장 기본적이며 중요한 관계의 방식이다. 그러니 중독의 문제는 부적절하고 불완전한 애착 대상인 각종 중독 물질과 장기간 굳어진 관계의 문제일 것이라는 막연한 생각이 있었던 것은 사실이다. 가장 근원적인 존재 양태인 의존이라는 덫에 걸려들어 치료하기가 어렵고 힘든 일일 것이라는 추측은 하고 있었다.

플로레스의 이 책을 보고 무릎을 치고 말았다. 다윈의 친구인 헉슬리는 진화론을 보고 '아! 내가 왜 이것을 몰랐을까' 하고 탄식을 하고 나서 진화론의 적극적인 옹호론자가 되었다고 한다. 그때 그의 심정이 바로 이런 심정이었을 것이다. 이미 오래전부터 중독의 근본 문제를 애착 문제로 꿰뚫어보고, 거대 이론이었지만 여러 가지 이유로 푸대접을 받고 있었던 보울비의 '애착이론'을 다듬고 심화시켜 중독의 원인과 치료에 정교하게 다듬어낸 저자의 열정과 통찰에 크게 놀랐다. 왜 나만 몰랐을까 하는 자괴감과 함께 중독 문제에 관심을 가지고 많은 열정을 쏟고 있는 동학들과 당사자들에게도 이 책의 내용을 빨리 알려야겠다는 생각에 번역을 하게 되었다.

저자의 중독 문제를 보는 근본적인 입장은, 지금 어떤 식의 치료적 접근방법을 취하고 있는 치료사라도 큰 도움이 될 것으로 생각된다. 지금 열심히 하고 계신 분은 큰 위안을 얻을 것은 물론, 새로운 접근 방법을 개발하는 데도 깊은 통찰을 줄 것으로 확신한다.

왜냐하면 저자는 이 책에서 사랑과 인내와 경청과 공감과 같은, 관계에서 가장 중요하고 근본적인 덕목들을 끊임없이 강조할 뿐만 아니라 최근 밝혀지기 시작한 신경 생물학적인 사실들도 적극적으로 받아들이는 유연한 입장을 중요시하고 있기 때문이다.

끝으로, 이 보석같은 책을 발굴해 번역진에 소개하신 변상규 선생님과 눈출판사 발행인 임말희 선생님께 진심으로 감사를 드린다.

김갑중 | 한마음 정신병원 원장

References

Ainsworth, M.D.S. (1969). Object relations, dependency and attachment: a theoretica review of the mother-infant relationship. *Child Development,* 40, 969-1025.

______. (1989) Attachment beyond infancy. *American Psychologist,* 44, 709-716.

Ackerman, S.J. and Hilsenroth, M.J. (2001). A review of therapist characteristics and techniques negatively impacting the therapeutic alliance. *Psychotherapy,* 38(2), 171-185.

Alcoholics Anonymous. (1939). Alcoholics Anonymous. New York: AA World Services.

Aledort, S.L. (2002). The Omnipotent Child Syndrome: The Role of Passionately Held Bad Fits in the Formation of Identity. *International Journal of Group Psychotherapy,* 52, 67-88.

Alexander, F. (1950). *Psychosomatic medicine.* New York: W.W. Norton.

Alonso, A. & Rutan, J.S. (1993). Character change in group therapy. *International Journal of Group Psychotherapy,* 43, 439-452.

Amini, F. (1996). *Attachment Theory & Group Psychotherapy.* American Group Psychotherapy Association 35th Annual Conference. Feb. 23. San Francisco, CA.

Arensberg, F. (1998) A consideration of Kohut's views on group psychotherapy. In N. H. Harwood & M. Pines (Eds), *Self experience in group.* (19-23). London: J. Kingsley Pub.

Bacal, H.A. (1985) Optimal responsiveness and the therapeutic process. In A. Goldberg (Ed) Progress in Self Psychology. New York: Guilford Press, pp. 202-226.

______. (1992). Contributions from self-psychology. In R. Klien, H.S. Bernard, & D. L. Singer (Eds), Handbook of group psychotherapy (55-86). Madison, CT: International University Press.

Barber, J.P., Luborsky, L., Crits-Christoph, P., Thase, M.E., Weiss, R., Frank, A., Onken, L., & Gallop, R.(1999). Therapeutic alliance as predictor of outcome in treatment of cocaine dependence. *Psychotherapy Research,* 9, 54-73.

Bartholomew, K. (1990). Avoidance of Intimacy: an attachment perspective. *Journal of the Society for Personal Relations.* 7, 147-178.

Bateson, G. (1971). The cybernetics of self: A theory of alcoholism. *Psychiatry,* 34, 1-18.

Beebee, B. (1993) Contributions from Infant research. Film shown at the 16th Annual Conference on the Psychology of the Self. Toronto, Canada, October, 1993.

Beutler, L.F. Machado, P.P., & Neufeldt, S.A. (1994). Therapist variables. In A.E. Bergin & S. L. Garfield (eds.) *Handbook of psychotherapy and behavior change* (4th ed.) New York: Wiley and Sons, pp.229-269.

Beutler, L.F. (2000). David and Goliath: When empirical and clinical standards of practice meet. *American Psychologist,* 55, 997-1007.

Binder, J.L. (1999) Issues in Teaching and Learning Time-Limited Psychotherapy, *Clinical Psychology Review,* 19, 705-719.

Bion, W.R. (1961) *Experiences in groups. New York:* Basic Books.

Blum, K., Cull, J.G., Braverman, E.R. & Comings, D.E. (1996). Reward Deficiency Syndrome. *American Scientist,* 84, 132-145.

Bollerud, K. (1995). A model for treating sexually abused substance abusers. Paper presented at The Addictions: Contemporary Treatment Issues, Harvard Medical School, March 3-4, 1995.

Bowlby, J. (1958). The nature of the child's tie to his mother. *International Journal of Psycho-Analysis* 39, 350-373.

______. (1973) *Attachment and loss*: Vol. 2. Separation: Anxiety and Anger. New York: Basic Books.

______. (1979a) *The making and breaking of affectional bonds.* London & New York: Routledge.

______. (1979b) On knowing what you are not supposed to know and feeling what you are not supposed to feel. *Canadian Journal of Psychiatry,* 24, 403-408.

______. (1980). *Loss: Sadness and Depression.* New York: Basic Books.

______. (1988). *A secure Base. Clinical Applications of Attachment Theory.* London: Routledge.

Brandchaft, D. & Stolorow, R. (1988). The difficult patient: Intersubjective perspective. In N. Slavinsky-Holy (Ed.), *Borderline and narcissistic patients in therapy* (pp.243-266). Madison, CT: International Universities Press.

Brown, D.G. (1985). Bion and Foukles: Basic assumptions and beyond. In M. Pines. (Ed.), *Bion and group psychotherapy*

(192-219). London Tavistock Routledge.

Brown, S. (1985). *Treating the alcoholic: A developmental model of recovery.* New York: John Wiley & Sons.

Brown, S.A., Inaba, R. K., Gillin, J. C., Steward, M.A., Schuckit, M.A., & Irwin, M.R. (1994). Alcoholism and affective disorder: Clinical course of depressive symptoms, *American Journal of Psychiatry,* 152, 45-52.

Brown, S & Yalom, I. (1977). Interactional group psychotherapy with alcoholic patients. *Journal of Studies on Alcohol,* 38, 426-456.

Buber, M. (1955) *Between man and man.* Translated by R.G. Smith. Boston: Beacon Press.* Second publication date 1961.

______. (1960). *I and Thou.* Translated by Walter Kaufmann, New York. Charles Scribner's Son.

______. (1963). *Pointing the way,* Translated by Maurice Friedman. New York: Harper Torchbooks.

______. (1988) *The knowledge of man* Translated by Maurice Friedman. Highlands, NJ: Humanities Press International, Inc.

Burlingame, G.M., Fuhriman, A., & Johnson, J.E. (2001). Cohesion in Group Psychotherapy, *Psychotherapy,* 38, 373-384.

Carnes, P. (1983). *Out of the shadows: Understanding sexual addiction.* Minneapolis, Minnesota: Comp Care Publishers.

Carnes, P. (1991). Don't Call It Love: *Recovery from Sexual Addiction.* New York: Bantam Books.

Center for Substance Abuse Treatment. (1994). *Assessment and Treatment of Patients with Coexisting Mental Illness and Alcohol and Other Drug Abuse.* Treatment Improvement Protocol (TIP) #9. U.S. Department of Health & Human Services, Washington, D.C.

Chambless, D.L., et al. (1996) An update on empirically validated therapies. *The Clinical Psychologist,* 51, 3-16.

Chambless, D.L., & Hollon, S.D. (1998) Defining empirically supported therapies. *Journal of Consulting and Clinical Psychology,* 64, 497-504.

Chafetz, M.E., Blane, H.T., Abram, H.S., Golner, J., Lacy, E., McCourt, W.F., Clark, E., & Myers, W. (1962) Establishing treatment relations with alcoholics. *Journal of Nervous and Mental Disease.* 134, 395-409.

Claiborn, C.D., Goodyear, R.K. & Horner, P.A. (2001) Feedback. Psychotherapy, 38, 401-405.

Covington, S.S. (1997). Women, addiction, and sexuality. In: Straussner, S.L.A., and Zelvin, E., (Eds.) *Gender and Addictions: Men and Women in Treatment.* Northvale, NJ: Jason Aronson, pp. 71-95.

Crits-Christoph, P. & Gibbons, M.C. (2001) Relational Interpretations. *Psychotherapy,* 38, 423-427.

DeCasper, A.J., & Fifer, W.P. (1980). "Of human bonding; newborns prefer their mother's voices." *Science,* 208(4448):1174-6.

Diamond, N. (1996) Can we speak of internal and external reality? *Group Analysis,* 29, 303-316.

Dies, R.R. (1992). Models of group psychotherapy: *Shifting through confusion. International Journal of Group Psychotherapy,* 42, 1-18.

Durant, W. (1926). *Story of Philosophy.* New York: Simon & Schuster.

Ekman, P. (1992). An argument for basic emotions. *Cognition and Emotions,* 6, 3/40: 169-200.

Ezriel, H. (1973). Psychoanalytic group psychotherapy. In L.R. Wolberg E.K. Schwartz (Eds.), Group Therapy (183-210). New York: Stratton Intercontinental Medical Books.

Fairbairn, W.R.D. (1952) *Psychoanalytic studies of the personality.* London: Routledge & Kegan Paul.

Flores, P. (1982) Modification of Yalom's interactional group therapy model as a mode of treatment for alcoholism. Group, 6, 3-15.

______. (1988). *Group psychotherapy with addicted populations.* New York: The Haworth Press.

______. (1997). *Group psychotherapy with addicted populations: An integration of twelve-step and psychodynamic theory. Binghampton,* NY: Haworth press.

______. (2001) Addiction as an Attachment Disorder: Implications for Group Psychotherapy. *International Journal of Group Psychotherapy,* 51, 63-81.

Flores, P. & Mahon, L. (1993). The treatment of addiction in group psychotherapy. *International Journal of Group Psychotherapy,* 43, 143-156.

Foulkes, S.H. (1975) *Group Analytic Psychotherapy.* London: Interface (Gordon and Breach Science Publishing Ltd.)

Fonagy, P., Steele, M., Steel, H., et al. (1994). The theory and practice of resilience. *Journal of Child Psychology and Psychiatry* 35, 231-257.

Frank, J. (1978) *Psychotherapy and the human predicament.* New York: Schocken Books.

Friedman. M.S. (1985) *The Heading Dialogue in Psychotherapy.* New York: Jason Aronson Press.

Fromm, E. (1950). *Psychoanalysis and Religion.* New Haven, CN.: Yale University Press.

Fromm-Riechmann, F. (1950). *Principles of intensive psychotherapy.* Chicago: University of Chicago Press.

Gans, J.S. & Alonso, A. (1998). Difficult Patients: Their Construction in Group Therapy. *International Journal of Group Psychotherapy,* 48, 311-326.

Ganzarian, R. (1992). Introduction to object relations group psychotherapy. *International Journal of Group Psychotherapy,* 42, 205-224.

Gelso. C. J. & Hayes, J. A. (2001) Countertransference Management. *Psychotherapy,* 38, 418-422.

Greenberg, L.S. Elliott, R. Watson, J. E., Bohart, A. (2001) Empathy, *Psychotherapy,* 38, 380-384.

Grant, I., Reed, R., & Adams, K. (1980). Alcohol & drug related brain disorder: *Implications for neuropsychological research. Journal of Clinical Neuropsychology.,* 321-331.

Group for the Advancement of Psychiatry. Dual Diagnosis. (1993). In: *Residents' Guide if people with Chronic Mental Illness.* Report No. 136. Washington, DC: American Psychiatric Press. 145-161.

Guntrip, H. (1974). *Schizoid Phenomena, Object Relations and the Self.* London. Hogarth Press.

Harwood, I. (1983) The Application of self-*psychology concepts to group psychotherapy. The International Journal of Group Psychotherapy.* 33, 469-488.

______. (1986) "The need for optimal, available selfobject caretakers: Moving toward extended selfobject experiences." *Group Analysis,* 19, 291-302.

______. (1998) "Advances in group psychotherapy and self psychology: an intersubjective approach." In I. Hardwood & M. Pines (Eds.) *Self experience in group.* (30-45), London: J. Kingsley Pub.

Harlow, H. F. (1958). The nature of love. *American Psychologist,* 13:673-85

Hamilton, V., (1985). John Bowlby: an ethological basis for psychoanalysis. *In Beyond Freud, Ed.* J. Reppen. New York: Analytic Press.

Henry, W. P. (1998). Science, politics, and the politics of science: The use and misuse of empirically validated treatment research. *Psychotherapy Research,* 8, 126-140.

Hazan, C., & Shaver, P. (1994). Attachment as an organizational framework for research on close relationships. *Psychological Inquiry* 51-22.

Heyman, S. E. (1995). *What can neuroscience teach us about addiction?* Presented at: The Addictions: Contemporary Treatment Issues. March 3-4. Harvard Medical School. Boston, MA.

Hill, C. E. & Knox, S. (2001) Self-Disclosure. *Psychotherapy,* 38, 365-372.

Horvath, A. O. (2001) The Alliance. *Psychotherapy,* 38, 365-372.

Hofer, M. A. (1996). On the nature and consequence of early loss, *Psychosomatic Medicine,* 58, 570-581.

Holmes, J. (1996) *Attachment, Intimacy, Autonomy. Using attachment theory in adult psychotherapy.* Northdale, NJ: Jason Aronson, Inc.

Horner, A. (1979). *Object relations and the developing ego in therapy.* New York: Jason Aronson Press.

Irons, R. R. & Schneideer, J.P. (1996). Addictive Sexual Disorders. In Addictive Psychiatry. Miller, N.S. (Ed). p.2-21. New York: Haworth Press.

Izard, C.E. (1971). *The Face of Emotion.* New York: Appleton Century-Crofts.

Jaspers, K. (1975). On my philosophy. In W. Kaufman (Ed.), *Existentialism from Dostoevsky to Sartre. New York:* New American Library (orig. 1941).

Jerrell, J. M. & Ridgely, M. S. (1999) Impact of robustness of program implementation on outcomes of clients in dual diagnosis programs. *Psychiatric Services,* 50(1), 109-112.

Jonnson, V. E. (1973). *I'll quit tomorrow.* New York: Harper & Row.

Jones, R. K. (1970). Sectarian characteristics of Alcoholics Anonymous. *Sociology,* 4, 181-195.

Jordan, J. (1986). *The meaning of mutuality.* Work in Progress, No. 23. Wellesley, MA: Stone Center.

Kanas, N. (1982). Alcoholism and group psychotherapy. In E. M. Pattison & S. E. Kaufman (Eds.), *Encyclopedic handbook of alcoholism.* (1011-1021). New York: Gardner Press.

Kaplan, H. I. & Sadock, B. J. (1993). *Comprehensive group psychotherapy.* (3rd Ed.) Baltimore, MD: Williams & Wilkens.

Karen, R. (1994). *Becoming attached: first relationships and how they shape our capacity to love.* New York: Oxford University Press.

Kaufman, E. & Reoux, J. (1988). Guideline for the successful psychotherapy of substance abusers. *Americans Journal of Drug and Alcohol Abuse,* 14, 199-209.

Kelly, G. (1963). *A theory of personality. The psychology of personal constructs.* New York: W. W. Norton & Co.

Kemker, S. S., Kibel, H. D., & Mahler, J. C. (1993). On becoming oriented to inpatient treatment: Inducing new patients and professionals to recovery movement. *International Journal of Group Psychotherapy,* 43, 285-302.

Khantzian, E. J. (1982). Psychopathology, psychodynamics & alcholism. In E. M. Pattison & S. E. Kaufman (Eds.), *Encyclopedic handbook of alcoholism* (581-597). New York: Gardener Press.

______. (1994). Alcoholics Anonymous *-Cult or corrective?* Paper presented at Fourth Annual Distinguished Lecture. Manhasset,. NY: Cornell University.

______. An Interview with Dr. Edward J. Khantzian. In Psychotherapy *Book News,* July 29, 1999, 8-13.

______. Reflections on Group Treatment as Corrective Experiences for Addictive Vulnerability. *International Journal of Group Psychotherapy,* 51, 11-20.

Khantzian, E. J., Halliday, K. S., & McAuliffe, W. E., (1990). *Addiction and the vulnerable self.* New York: Guilford Press.

Kishline, A. (1994). *Moderate drinking: The moderation management guide for people who want to reduce their drinking.* New York: Crown Trade Paperbacks.

Klein, M. (1948). *Contributions to Psycho-Analysis* 1921-1945. London: Hargrove.

Klein, Mh H., Kolden, G. G., Michels, J. L. & Chisholm Stockard, S. (2001) Congruence or Genuineness. *Psychotherapy,* 38, 396-400.

Knapp, C. (1996). *Drinking: A love story.* New York. Dell.

Kohut, H. (1972). *Thoughts on narcissism and narcissistic rage.* Psychoanalytic Study of the Child. 27, 360-400.

______. (1977) Preface in J. D. Blaine & A. D. Julius(Eds.), *Psychodynamics of drug dependence.* NIDA Publication No. ADM 77-470. Washington, DC: Superintendent of Documents, U.S. Government Printing Office.

______. (1978) Creativeness, charisma, group psychotherapy. In P. Ornstein (ed) *The Search for the self* (Vol.2). New York: International Universities Press.

______. (1982) Introspection, empathy, and the semi-circle of mental health. *International Journal of Psychoanalysis,* 63, 395-407.

______. (1984) *How does analysis cure?* Chicago: University of Chicago Press.

Kohut, H. & Wolfe, E. S. (1978). The Disorders of the self and their treatment: An outline. *International Journal of Psychoanalysis,* 60, 413-424.

Kosseff, J. W. (1975). The leader using object-relations theory. In Z. A. Liff (Ed.), *The leader in group* (212-242). New York: Jason Aronson.

Kraemer, G. W. (1985). Effects of differences in early social experience on primate neurobiological-behavioral development. In M. Reite and T. Fields (Eds.) *The Psychobiology of Attachment and separation.* New York: Academic Press.

______. (1992) A Psychobiological theory of Attachment. *Behavioral and Brain Sciences,* 15:493-541.

Krystal, H. (1982). Character disorders: Characterological specificity and the alcoholic. In: M. E. Pattison & E. Kaufman (Eds.), *Encyclopedic handbook of alcoholism* (607-618). New York: Gardner Press.

Kurtz, E. (1979). *Not-God: A history of Alcoholics Anonymous.* Center City, MN: Hazelden.

______. (1981). Shame and Guilt: Characteristics of the dependence cycle. Center City, MN: Hazelden.

______. (1982). Why A. A. Works. The intellectual significance of Alcoholics *Anonymous. Journal of Studies on Alcohol,* 43, 38-80.

Kushner, M. G., Sher, K. J., Wood, M. D.,& Wood, P.K. (1994). Anxiety and drinking behaviour: Moderating effects of tension-reduction alcohol outcome expectancies. *Alcoholism: Clinical & Experimental,* 18, 852-860.

Laing, R. (1969). *The self and others.* London: Tavistock Publications.

Lambert, M. J. & Barley, D. E. (2001). Research summary on the therapeutic relationship and psychotherapy outcome. *Psychotherapy* 38: 357-364.

Leshner, A.I. (1996). Understanding Drug Addiction: Implications of Treatment. *Hospital Practice. October* 15. 1-11.

_______. (1997a) Drug Abuses and Addiction Are Biomedical Problems. Hospital Practice: A Special Report, April, pp.2-4.

_______. (1997b) Introduction to the special issue: The National institute on Drug Abuse's (NIDA's) Drug Abuse treatment Outcome Study (DATOS). *Psychology of Addictive Behaviours,* Dec., 4, 211-215.

_______. (2001). Addiction: A brain disease with biological underpinnings. In *Voice,* Vol. 6, Issue 1. 1-3.

Leszcz, M. (1992). The interpersonal approach to group psychotherapy. *International Journal of Group Psychotherapy,* 42, 37-62.

Lewis, T., Amini, F., & Lannon, R. (2000) *A general theory of love.* New York: Random House.

Lichtenberg J. D., Lachmann, F.M. and Fosshage, J.L. (1992) *Self and Motivational Systems.* Hillsdale, NJ: Analytic

Press.

Lichtenstein, H. (1961). Identity & sexuality: A study of their interrelationship in man. *Journal of American Psychoanalytic Association,* 9, 179-260.

Liese, B.S. (1998). Project MATCH and the issue of Psychotherapy Talent. The *Addictions Newletter,* 5, 1-25.

Lorenz, K. (1953). *King Solomon's Ring.* London: Methuen.

Madsen, W. (1974). *The American alcoholic. Springfield,* IL: Charles C. Thomas.

Main, M. (1991). Metacognitive knowledge, metacognitive monitoring, and singular vs. multiple models of attachment. In Attachment Across the Life Cycle (Ed.) C. Parkes, et al. London: Routledge.

Main, M. (1995). Recent studies in attachment: overview with selected implications for clinical work. In *Attachment Theory: Social, Developmental, and Clinical Perspectives,* (Eds.) J. Cassidy & P.R. Shaver, pp.845-887. New York: Guilford.

Main, M. (1996). Introduction to the special section on attachment and psychopathology: Part 2. Overview of the field of attachment. *Journal of Clinical and Counseling Psychology,* 64, 237-243.

Mahler, M.S. (1968). *On human symbiosis and the vicissitude of individuation.* New York: International University Press.

Mahler, M.S. (1979). *The selected papers of Margaret Mahler, Volumes I and II.* New York: Jason Aronson.

Marlatt, G.A. (1983). Controlled-drinking: A commentary, *American Psychologist,* 38: 1097-1110.

Marlatt, G.A. (Ed). (1998). *Harm reduction: Pragmatic strategies for managing high-risk behaviors.* New York: Aronson.

Marlett, G.A., Larimer, M.E. Baer, J.S. & Quigley, L. A. (1993). Harm reduction for alcohol problems: Moving beyond the controlled drinking controversy. Behaviour *Therapy,* 24, 461-503.

Marrone, M. (1998) *Attachment and interaction.* London: Jessica Kingsley Pub.

Marziali, E., Munroe-blum, H. & McCleary, L. (1997). The Contribution of Group Cohesion and Group Alliance to the Outcome of Group Psychotherapy. *International Journal of Group Psychotherapy,* 47, 475-497.

Matano, R. A. & Yalom, I. (1991) Approaches to chemical dependency. Chemical dependency & interactive group therapy- a synthesis. *International Journal of Group Psychotherapy,* 41, 269-294.

McHugo, G. J. Drake, R. E., Teague, G. B. & Xie, H. (1999). Fidelity to assertive community treatment and client outcomes in New Hampshire Dual Disorders study. *Psychiatric Services,* 50 (8), 818-824.

Meares, R. (1993). The Metaphor of Play. Northvale, NJ: Jason Aronson.

Meissen, G., Powell, T.J., Wituk, S.A., Girrens, K. & Arteaga, S. (1999). Attitudes of AA contact persons toward group participation by persons with a mental illness. *Psychiatric Services,* 50(8), 1079-1081.

Meyer, B. & Pilkonis, P.A. (2001) Attachment Style, *Psychotherapy,* 38, 466-472.

Miller, M.S. (1995). *Treatment of addictions: Applications of outcome research for clinical management. Binghampton,* NY: Haworth Press.

Miller, W.R. & Brown, S.A. (1997) Why Psychologist Should Treat Alcohol and Drug Problems. *American Psychologist,* 52. pps. 1269-1279.

Minkoff, K., (1995). *Assessment and treatment of dual diagnosis: Serious mental illness and substance abuse disorder.* Paper present at The Addictions:Contemporary Treatment Issues, March 3-4, Harvard Medical School. Boston, MA.

Minkoff, K. & Drake, R. E. (1992). Homelessness and dual diagnosis. In Lamb, H.R., Bachrach, L.L. & Kass, F. I. *Treating the Homeless Mentally Ill: A Task Force Report of the American Psychiatric Association.* Washington, D.C. American Psychiatric Press.

Mohl, P.C., Martinez, D., Ticknor, C., Huang, M., & Cordell, L. (19910. Early dropouts from psychotherapy. *Journal of Nervous and Mental Disease,* 179(8), 478-481.

Morahan-Martin, J., & Schumacher, P. (2000). Incidence and correlates of pathological Internet use among college students. *Computers in Human Behaviour,* 16(1), 13-29.

Morrison, A.P. (1989). *Shame: The underside of narcissism. Hillsdale,* NJ: Analytic Press.

Nathan, P.E. (1992). A response to Alcoholism, politics, and bureaucracy: The consensus against controlled drinking in America, *Addictive Behaviour,* 17(1), 63-65.

Nathan, P.E. (1998). Practices guidelines: Not yet ideal. *American Psychologist,* 53, 290-299.

National Association of State Alcohol and Drug Abuse Directors and National Association of Mental Health Program directors. (1998). *National Dialogue on Co-occurring Mental Health and Substance Abuse Disorders.* June 16-17, Washington, D.C.

National Association of State Mental Health Program Directors. (1999). *Transforming Knowledge and Research into Practice in the Public Health Sector: Focus on Dual Diagnosis, Criminal Justice/Mental Interface and Psychiatric Rehabilitation/Recovery.* Best Practices Symposium Proceedings, New Orleans, LA, October 27-28, 1999.

Newsweek Magazine, (1996). *The Story of the Unabomer.* April 22, 1996.

Norcross, J. C. (2001) Purposes, Processes, and Products on the Task Force on Empirically Supported Therapy Relationships. *Psychotherapy,* 38, 345-354.

Ogden, T. H. (1982). *Projective identification and psychotherapeutic technique.* New York: Jason Aronson.

Ogden, T. H. (1983). The concept of internal object relations. *International Journal of Psychoanalysis,* 64, 227-241.

Orford, J. (1985) *Excessive appetites: A psychological view of addiction.* New York: Wiley.

Ormont, L. (1992). *The group therapy experience.* New York: St. Martin's Press.

Ormont, L. (2001). Meeting Maturational Needs in the Group Setting. *International Journal of Group Psychotherapy,* 51, 343-360.

Ornstein, P. (1981). The bipolar self in the psychoanalytic treatment process. Clinical & theoretical considerations. *Journal of American Psychoanalytic Association,* 29, 353-375.

Ornstein, P. (1982). *Self Psychology.* Lecture Series: University of Cincinnati, January-March, 1982.

Paparo, F. & Nebiosi, G. (1998) How does group psychotherapy cure? A reconceptualization of the group process: from self psychology to the intersubjective perspective. In I. Hardwood & M. Pines (Eds.), *Self experience in group.* (70-82) London: J. Kingsley Pub.

Parsons, O.A. & Farr, S. P. (1981). The neuropsychology of alcohol & drug use. In S. B. Felskov & T. J. Boll (Eds.), *Handbook of clinical neuropsychology* (320-365). New York: John Wiley & Sons.

Pattison, E.M. (1979). The selection of treatment modalities for the alcholic patient. In J. H. Mandelson & N.K. Mello (Eds.), *The diagnosis and treatment of alcoholism.* (229-255). New York: McGraw-Hill.

Peele, S (1989). *Diseasing of America: addiction treatment out of control.* Boston: Houghton Mifflin.

Pendery, M.L., Maltzman, I.M., & West, L.J. (1982). Controlled drinking by alcoholics? New findings and a reevaluation of major affirmative study, *Science,* 217, 169-174.

Piaget, J. (1954). *The Construction of reality in the child.* New York: Basic Books.

Pinker, S. (1997). *How the Mind Works.* New York: W.W. Norton & Co.

Pines, M. (1998). The self as a group: the group as a self. In I. Hardwood & M. Pines (Eds.), *Self experience in group.* (24-29), London: J. Kingsley Pub.

Plotnicov, K.H. (1990). *Early termination from counseling: The client's perspective.* Unpublished doctoral dissertation, University of Pittsburgh, PA.

Polster, E. & Polster, M. (1974). Notes on the training of Gestalt therapy. *Voices: The Art and Science of Psychotherapy,* 10, 38-44.

Prochaska, J.O. & DiClemente, C.C. (1992). Stages of change in the modification of problem behaviours. In M. Hersen, R.M. Eisler, & P.M. Miller (Eds.), *Progress in behaviour modification,* Vol. 28 (184-214). Sycamore, IL: Sycamore Press.

Project MATCH Research Group. (1997). Matching alcoholism treatments to client heterogeneity: Project MTCH post-treatment drinking outcomes. *Journal of Studies on Alcohol,* 58, 7-29.

Ray, O. (1983). *Drugs, society, and human behaviour.* (3rd. Ed.), St. Louis, MI: C.V. Mosby Co.

Reiger, D.A., Farmer, M.E., Rae, D.S., Locke, B.Z., Keith, S.J., Judd, L.L. & Goodwin, F.K. (1990). Comorbidity of mental disorders with alcohol and other drug abuse. *Journal of the American Medical Association,* 264, 2511-2518.

Reik, T. (1954). *Listening with the Third Ear: The Inner Experience of a Psychoanalyst.* New York: Farrar, Straus.

Rennie, D.L. (1994).Client's deference in psychotherapy, *Journal of Counseling Psychology,* 41 (14), 427-437.

Rice, A.K. (1965). *Learning for leadership.* London: Tavistock Publications.

Ridgely, M.S., Lamber, D., Goodman, A., Chichester, C.S. & Ralph, R. (1998). Interagency collaboration in services for people with co-occurring mental illness and substance use disorder. *Psychiatric Services,* 49(2), 236-238.

Robertson, J. (1953). *A two-year-old goes to hospital.* Film. University Park, PA: Penn State Audio Visual Services.

Roth, J. (2002). Personal communication. *American Group Psychotherapy Association,* Feb. 26, New Orleans, LA.

Rutan, J.S. (1985). Paper presented at Harvard Medical School seminar on group psychotherapy, Psychodynamic group therapy, Nov. 12. Boston, MA.

Rutan, J.S. & Stone, W.N. (1993). *Psychodynamic group psychotherapy.* (2nd. Ed.). New York: The Guilford Press.

Ryan, C. & Butters, N. (1980). Further evidence for a continuum of impairment encompassing male alcoholic men. *Alcoholism,* 4, 190-198.

Safran, J.O., & Segal, Z.V. (1990), *Interpersonal process in cognitive therapy.* New York: Basic Books.

Safran, J.D., Muran, J.C., Samstag, L.W. & Stevens, C. (2001) Repairing Alliance Ruptures, *Psychotherapy,* 38, 406-412.

Schacter, D.L., (1990). Memory. In M. Posner (Ed.), *Foundations of Cognitive Science.* Boston: MIT Press.

Schneider, J.P. & Schneider, B.H. (1991). *Sex, Lies, and Forgiveness: Couple Speak on Healing from Sex Addiction.* Center City, MN, Hazelden Ed. Materials.

Schuckit, M.A. (1973). Alcoholism & Sociopathy. Diagnostic confusion. *Quarterly Journal of Studies on Alcohol,* 37, 157-164.

Skulsky, S. (2002). *Affective Learning.* Paper presented at the American Group Psychotherapy Conference, Feb. 25, New Orleans.

Shane, M., Shane, E., & Gales, M. (1997). *Intimate attachments: Toward a new self psychology.* New York. Guilford Press.

Shore, J.J., (1981). Use of paradox in the treatment of alcoholism. *Health and Social Work,* 38, 11-20.

Sobell, M.B., & Sobell, L.C. (1973). Individualized behavior therapy for alcoholics,. *Behaviour Therapy,* 4, 543-556.

Sobell, M. B. & Sobell, L.C. (1993). *Problem drinkers: Guided self-change treatment.* New York: Guilford.

Sobell, L.C. (1995). *Natural recovery from alcohol problems.* Paper presented at workshop. The Addictions: Contemporary treatment issues, March 3-4, Harvard Medical School. Boston, MA.

Spitz, R. (1945). Hospitalism: an inquiry into the genius of *psychiatric conditions in early childhood.* Psychoanalytic Study of the Child, I, 53-74.

Squire, L.R., Knowlton, B., & Munsen, G. (1993) "The structure and organization of memory." *Annual Review of Psychology,* 44, 453-495.

Steering Committee (2001) Empirically supported therapy relationships: Conclusions and recommendations of the Division 29 Task Force. *Psychotherapy,* 38(4), pp.495-497.

Stern, D.N. (1985) *The interpersonal world of the infant.* New York: Basic Books, Inc.

Stern, D.N. (1995) *The motherhood constellation.* New York: Basic Books, Inc.

Stolorow, R. Brandchaft, B. and Atwood, G. (1987) *Psychoanalytic treatment: An intersubjective approach.* Hillsdale, NJ: Analytic Press.

Stone, W.N. (1992). The place of self psychology in group psychotherapy: A status report. *International Journal of Group Psychotherapy,* 42, 335-350.

Stone, W.N. (1996). Self Psychology and the higher mental functioning hypothesis: complementary theories. *Group Analysis* 29, 169-181.

Strupp, H.H. (1978) A reformation of the dynamics of the therapist's contribution. In A. Rozier (Eds.) The therapists'contribution to effective psychotherapy: An empirical assessment (62-91). Elmsford, NY: Pergamon Press.

Strupp, H.H. (1980) Humanism and Psychotherapy: A Personal Statement of the Therapist's Essential Values. *Psychotherapy: Theory, Research and Practice.* Vol. 17, 396-400.

Strupp, H.H. (1980b). Success and failure in time-limited psychotherapy further evidence (Comparison 4). *Archives of General Psychiatry,* 37, 947-954.

Strupp, H.H. (1998). The Vanderbilt I study revisited. Psychotherapy Research, 8, 335-347.

Strupp, H.H. (1999). Essential Ingredients of a Helpful Therapist. *Psychotherapy Bulletin,* 34, 34-36.

Strupp, H.H. & Hadley, S.W. (1979) Specific versus nonspecific factors in psychotherapy: A controlled study of outcome. *Archives of General Psychiatry,* 36, 1125-1136.

Sullivan, H.S. (1953). *The interpersonal theory of psychiatry.* New York: W.W. Norton & Com.

Surkis, A. (1989). *The group therapist's quandary:* To lead or to treat? Workshop presented at Tenth International Congress of Group Therapy, April, Amsterdam.

Task Force on Promotion and Dissemination of Psychological Procedures. (1995). Training in and dissemination of empirically validated psychological treatments: Report and recommendations. *The Clinical Psychologist,* 48, 3-23.

Tiebout, H.M. (1954). The ego factors in surrender in alcoholism. *Quarterly Journal of Studies on Alcohol,* 15, 610-621.

Thune, C.E., (1977). Alcoholism and the Archetypical Past: A Phenomenological perspective on Alcoholics Anonymous, *Journal of Studies on Alcohol,* 38, 75-89.

Tournier, R.E. (1979). Alcoholics Anonymous as treatment and as ideology. *Quarterly Journal of Studies on Alcohol,* 40, 230-239.

Treadway, D. (1990). Codependency: Disease, Metaphor, or fad? *Family Therapy Networker,* 14(1), 38-42.

Tyron, G.S., & Kane, A.S. (1993). Relationship of working alliance to mutual and unilateral termination. *Journal of Counseling Psychology,* 40, 33-36.

Vaillant, G.E. (1978). Alcoholism and Drug Dependence. In *The Harvard guide to modern psychiatry,* Nicholi, A.M. (Ed.) pp.567-577, Belknap Press, Cambridge, MA.

Vaillant, G.E. (1983). Natural History of Medical Alcoholism V: Is Alcoholism the Cart or the Horse to Sociopathy? *British Journal of Addiction,* 78, 317-325.

Vaillant, G.E. & Milofsky, E.S. (1982). The Etiology of Alcoholism: A Prospective viewpoint. *American Psychologist,* 37, 494-503.

Vannicelli, M. (1992). *Removing the road blocks: Group psychotherapy with substance abusers & family members.* New York: The Guilford Press.

Walant, K.B. (1995) *Creating the capacity for attachment: Treating addictions and the alienated self.* Northvale, NJ: Jason Aronson Inc.

Wallace, J. (1975). *Tactical and strategic use of the preferred defense structure of the recovering alcoholic.* New York: National Council on Alcoholism.

Wallace, J. (1977) Alcoholism from the inside out: A phenomenological analysis. In *Alcoholism, development, consequences and interventions.* Estes, N.J. & Heinemann, M.E. (Eds.) pp.3-14. C.V. Mosby Co., St. Louis, MI.

Wallace, J. (1977). Between Scylla and Charybdis: Issues in Alcoholism Therapy. *Alcohol Health and Research World,* Summer, pp 15-34.

Wallace, J. (1978) Working with the preferred defence structure of the recovering alcoholic. In S. Zimberg, J. Wallace & S. Blume (Eds.) *Practical approaches to alcoholism psychotherapy.* (pp.19-29). New York: Plenum Press.

Wallace, J. (1984). *Myths and misconceptions about Alcoholics Anonymous!* New York: AA World Services.

Washton, A.M. (1989). Cocaine may trigger sexual compulsivity. *U.S. Journal Drug & Alcohol Dependence,* 13(6):8.

Washton, A.M. (1992) Structured outpatient group therapy with alcohol & substance abusers. In J. Lowinson, P. Ruiz & R. Millman (Eds), *Substance abuse: A comprehensive textbook.* Baltimore, MD: Williams & Wilkens.

Weinberg, J.R. (1975). A.A.: An Interpretation for the Nonbeliever. Center City, MN: Hazelden.

Wells, H.L. (1982). Chronic brain disease: An update on alcoholism, Parkinson's disease, and dementia. *Hospital and Community Psychiatry,* 33(2), 111-126.

West, M.L. & Sheldon-Keller, A.E. (1994). Patterns of Relating: *An Adult Attachment Perspective.* New York: Guilford.

Wilkenson, D.A. & Carlen, P.L. (1981). *Chronic organic brain syndromes associated with alcoholism: Neuropsychological & other aspects.* In Y. Israel, F. Grace, H. Kalent, R.E. Popham, W. Schmidt & R.G. Smart (eds), Research advances in alcohol and problems, Vol. 6. NY: Plenum Press.

Winnicott, D.W. (1965), *The Maturational Process and the Facilitating Environment.* New York: International Universities Press.

Wolf, E.S. (1980) On the developmental line selfobject relations. In A. Goldberg(ed) *Advances in self psychology.* New York: International Universities Press.

Wolf, E.S. (1985). The search for confirmation: technical aspects of mirroring, *Psychoanalytic Inquiry* 5, 271-282.

Wolf, E.S. (1988). *Treating the Self: Elements of Clinical Psychology.* New York and London: The Guilford Press.

Yalom, I.D. (1974). Group therapy and alcoholism. *Annals of the New York Academy of Science,* 233, 85-103.

Yalom, I.D. (1995). *The theory and practices of group psychotherapy.* (3rd. Ed.). New York: Basic Books.

Yalom, I.D. (1985). *The theory and practices of group psychotherapy.* (3rd. Ed.). New York: Basic Books. **Yalom, V.J. & Vinogradov, S.** (1993). Interpersonal group psychotherapy. In HK. Kaplan & B.J. Sadock (Eds.), *Comprehensive Group Psychotherapy,* (3rd. ed., pp.185-194). Baltimore: Williams & Wilkins.

색인